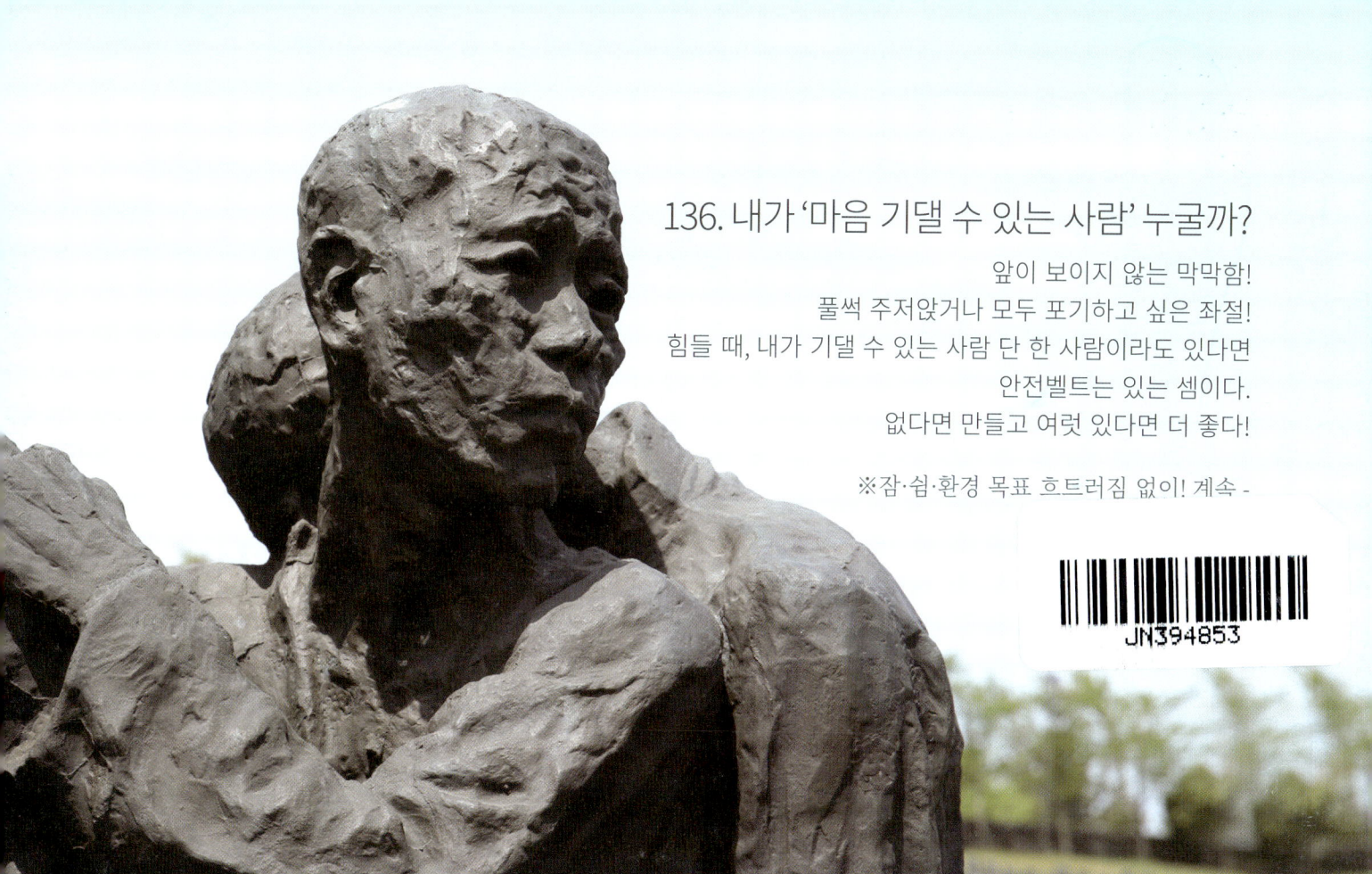

136. 내가 '마음 기댈 수 있는 사람' 누굴까?

앞이 보이지 않는 막막함!
풀썩 주저앉거나 모두 포기하고 싶은 좌절!
힘들 때, 내가 기댈 수 있는 사람 단 한 사람이라도 있다면
안전벨트는 있는 셈이다.
없다면 만들고 여럿 있다면 더 좋다!

※잠·쉼·환경 목표 흐트러짐 없이! 계속 -

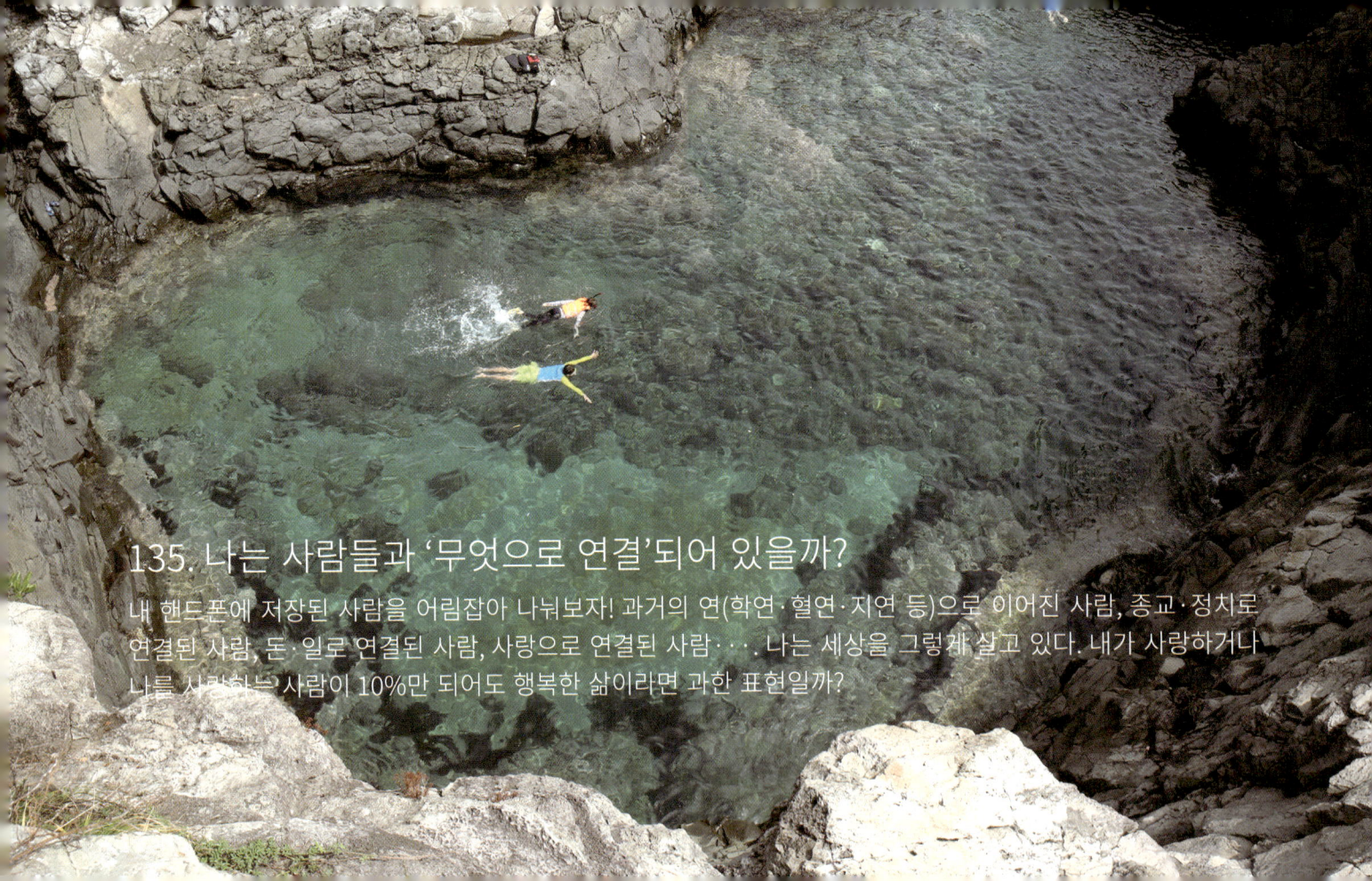

135. 나는 사람들과 '무엇으로 연결'되어 있을까?

내 핸드폰에 저장된 사람을 어림잡아 나눠보자! 과거의 연(학연·혈연·지연 등)으로 이어진 사람, 종교·정치로 연결된 사람, 돈·일로 연결된 사람, 사랑으로 연결된 사람…. 나는 세상을 그렇게 살고 있다. 내가 사랑하거나 나를 사랑하는 사람이 10%만 되어도 행복한 삶이라면 과한 표현일까?

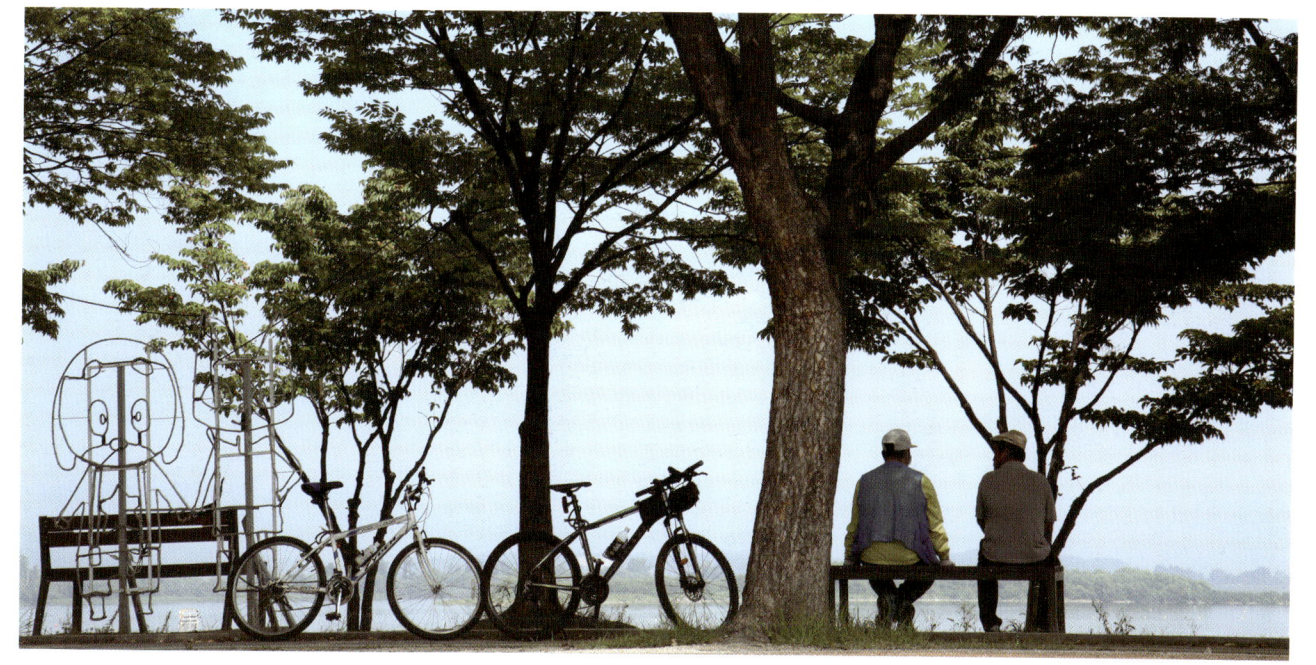

137. 나는 '누구에게' 스트레스를 가장 많이 받을까?

곰곰이 생각해 보면, 가장 가까이 있는 사람임이 분명하다. 관계에 있어서 가장 가까운 사람이거나, 공간적으로 가장 가까이 있는 사람이다. 그렇다면 조금 멀리 떨어지면 스트레스가 덜할까? 그 사람으로부터 스트레스 덜 받는 방법 생각해 보기

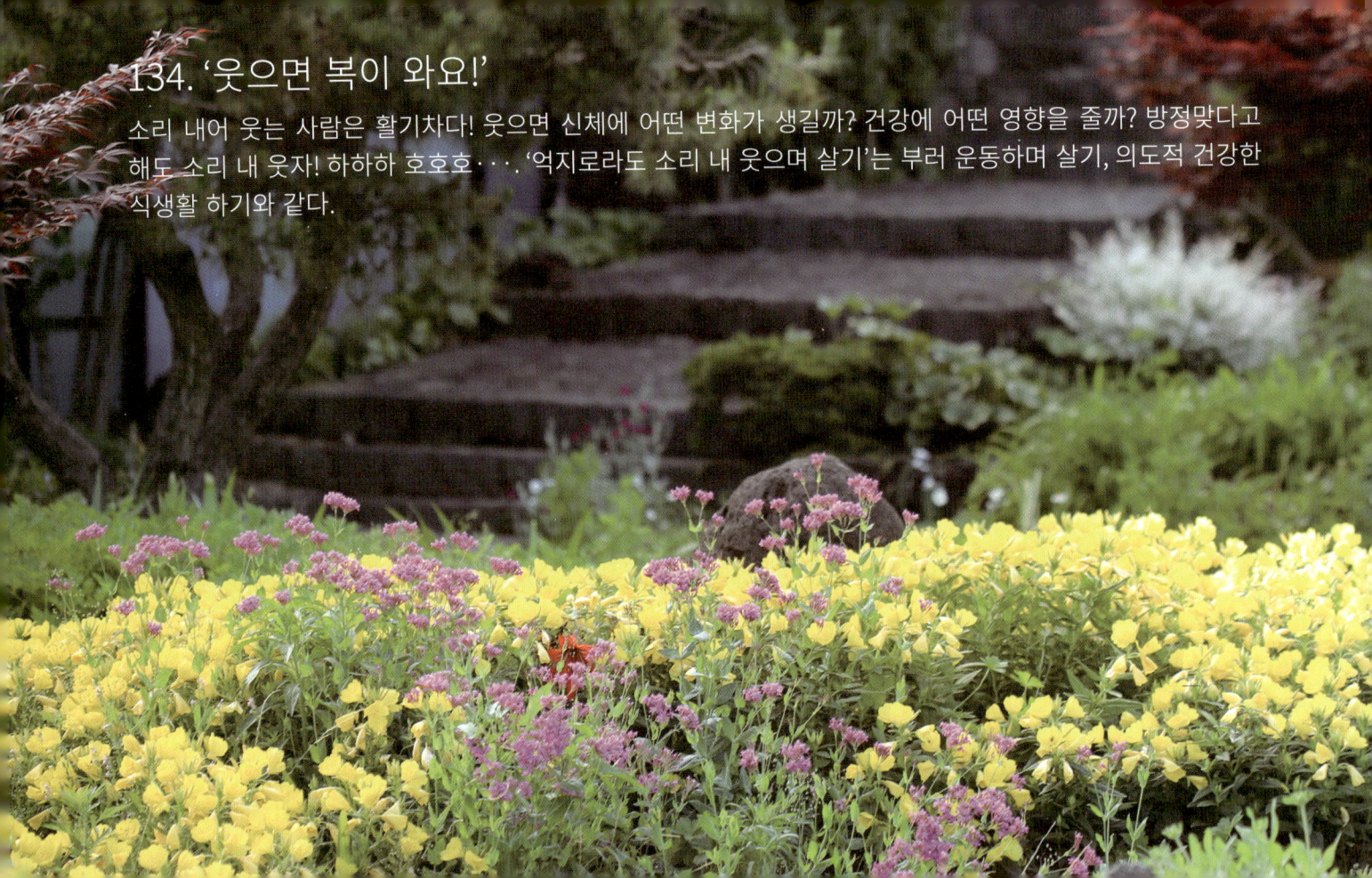

134. '웃으면 복이 와요!'

소리 내어 웃는 사람은 활기차다! 웃으면 신체에 어떤 변화가 생길까? 건강에 어떤 영향을 줄까? 방정맞다고 해도 소리 내 웃자! 하하하 호호호···. '억지로라도 소리 내 웃으며 살기'는 부러 운동하며 살기, 의도적 건강한 식생활 하기와 같다.

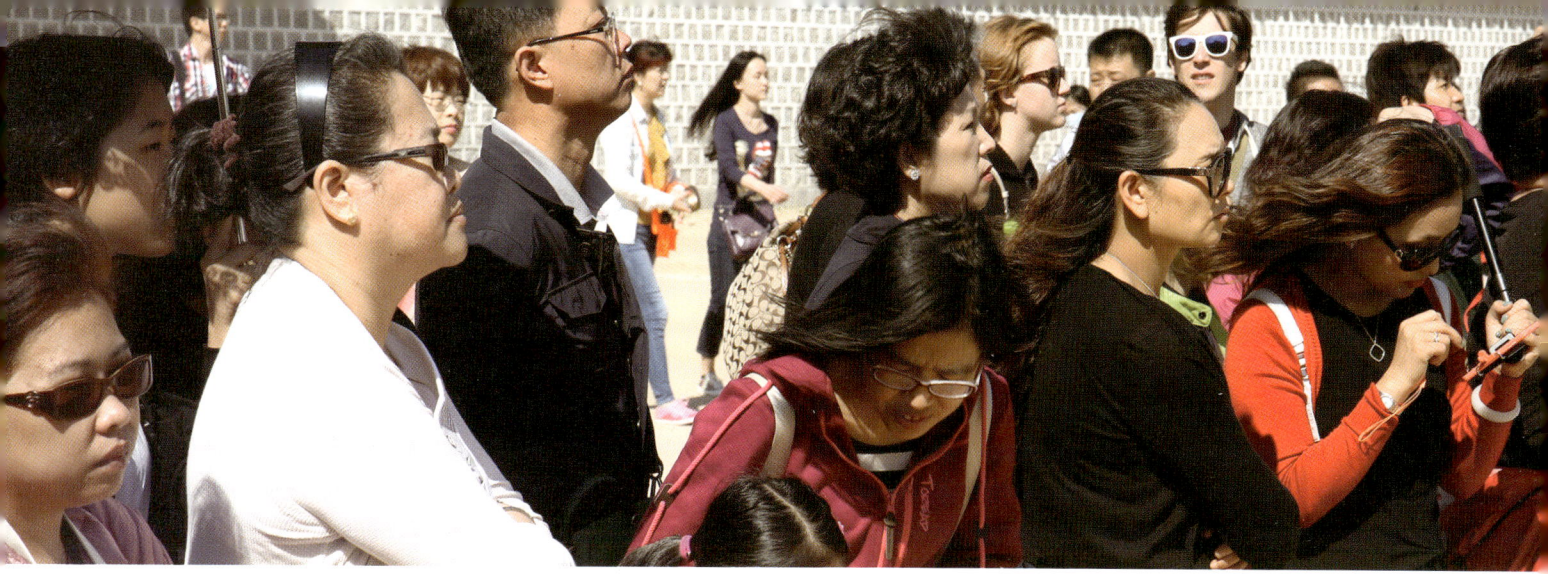

138. 스트레스 '어떻게' 대처할 것인가?

나만의 스트레스 대처 방법이 있어야 한다. 그냥 참거나 '시간이 약이다.' 기다릴 것인가? 술·담배·맛있는 음식 등으로 해소하는 것이 좋은 것일까? 어떤 사람은 찬물로 세수한다는 사람도 있고, 심호흡 명상을 하기도 하고, 스트레칭·맨손체조·샤워를 하기도 한다. 내게 적합한 방법을 찾아보자!

스트레스는 관상동맥질환 증가, 면역체계를 약화한다. 인후염·암 발병의 원인이 되기도 한다. 술만 마시면 난폭해지는 사람! 쌓인 스트레스의 분출일 수 있다.

133. 나는 '어떻게' 말하고 있을까?

누군가와 대화를 녹음해 보자!
내가 어떻게 말하고 있는지 알아차리는 것은,
매우 유익하다.
그 내용, 대화 방법, 목소리, 정확한 발음,
성량, 강도···.
언젠가 녹음된 내 목소리를 듣고 내 목소리가
아니라고 생각했던 적도 있었는데!

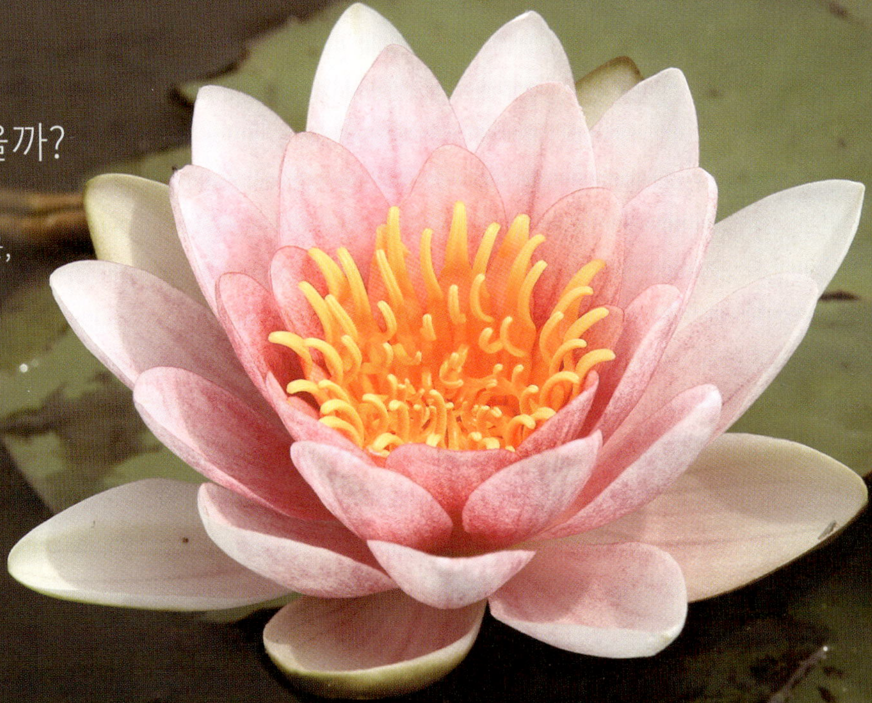

139. 지금까지 내 삶에서 '강도가 센' 스트레스는 무엇이었을까?

스트레스가 내 몸에 이상을 주었던 적은 없었을까? 스트레스 후 면역력 약화로 생긴 질병 등.

140. 우울증일까?

슬픈 일이 있을 때 슬픈 것은 당연하나, 오래 계속되지는 않는다. 우울한 기분이 2주 이상 계속되거나, 일에 관심 및 흥미가 전혀 없다면 우울증 검진이 필요하다. 내게 우울증이 있거나 생길 경우, 어떻게 대처할까?

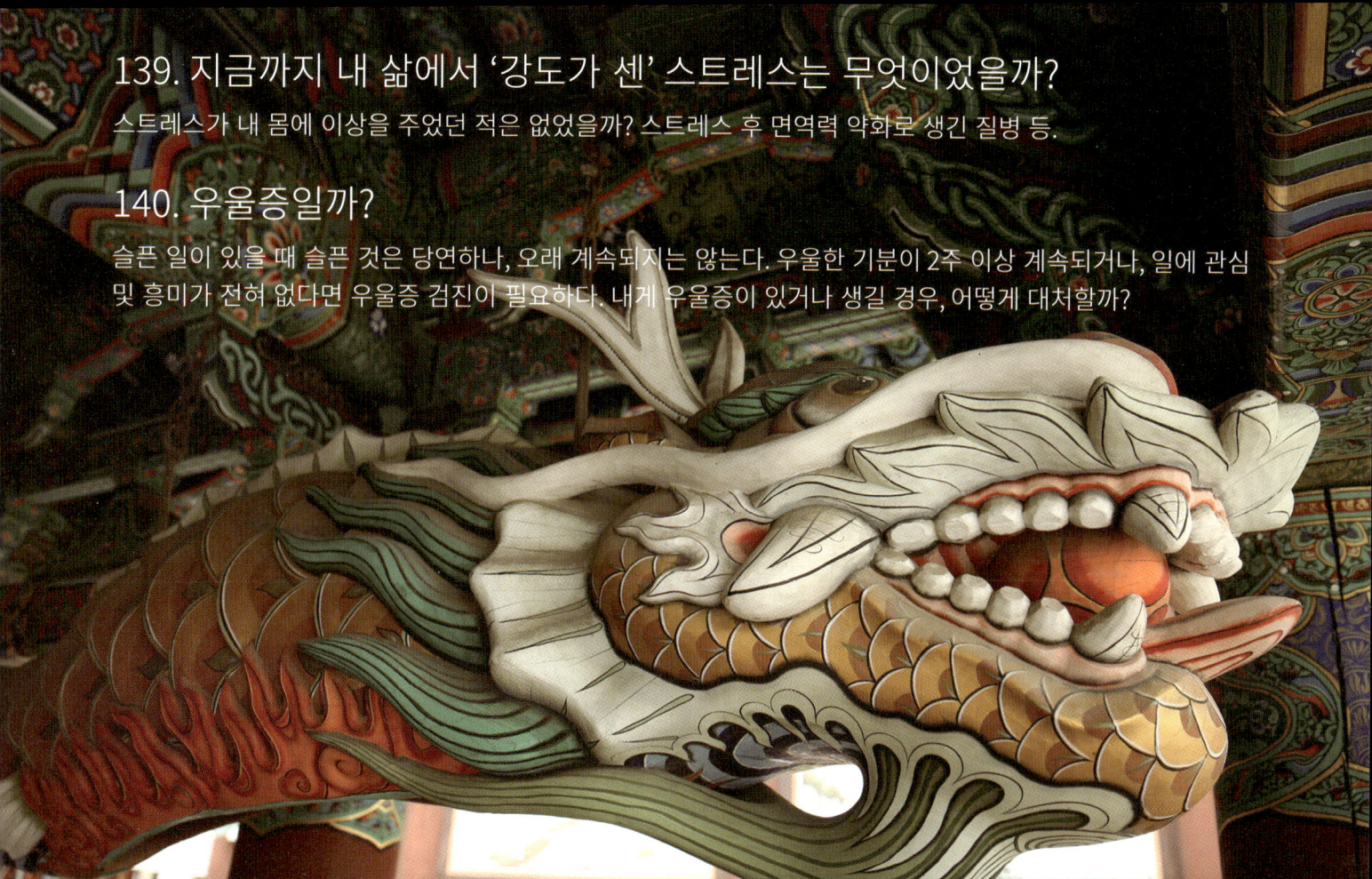

132. 나는 다른 사람에게 '호감 있는 사람'일까?

다른 사람들에게 반드시 매력 있을 필요는 없겠지만,
내가 다른 사람들로부터 호감 받는 사람이 되려면
무엇을 어떻게 바꾸는 것이 좋을까?
내가 나를 잘 모르는 부분일 수 있다.

※여전히 운동과 식생활 습관은 잘하고 있다! 화이팅!!

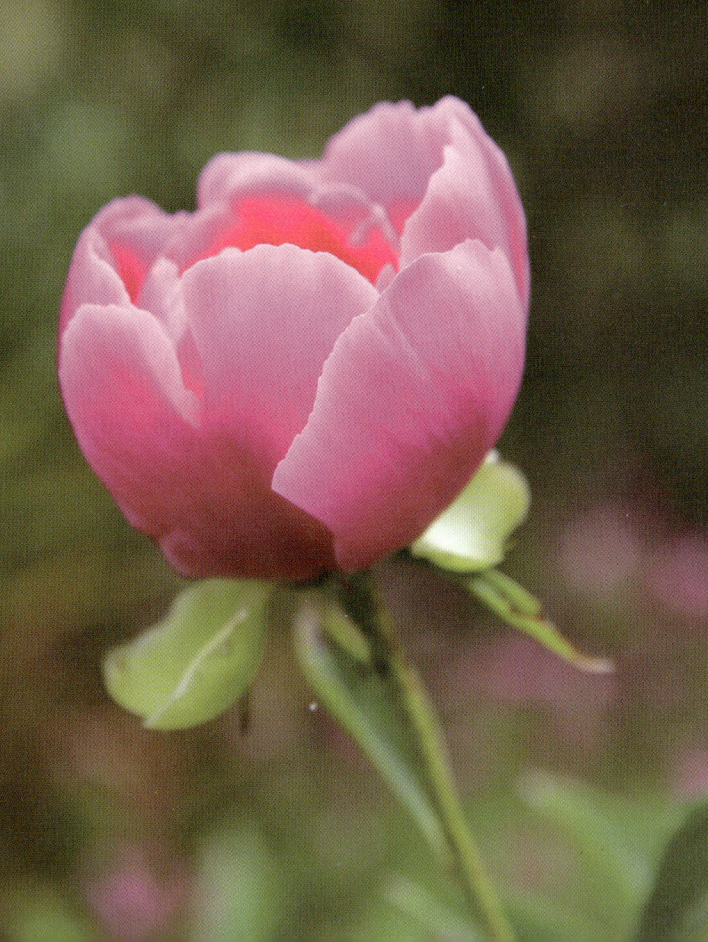

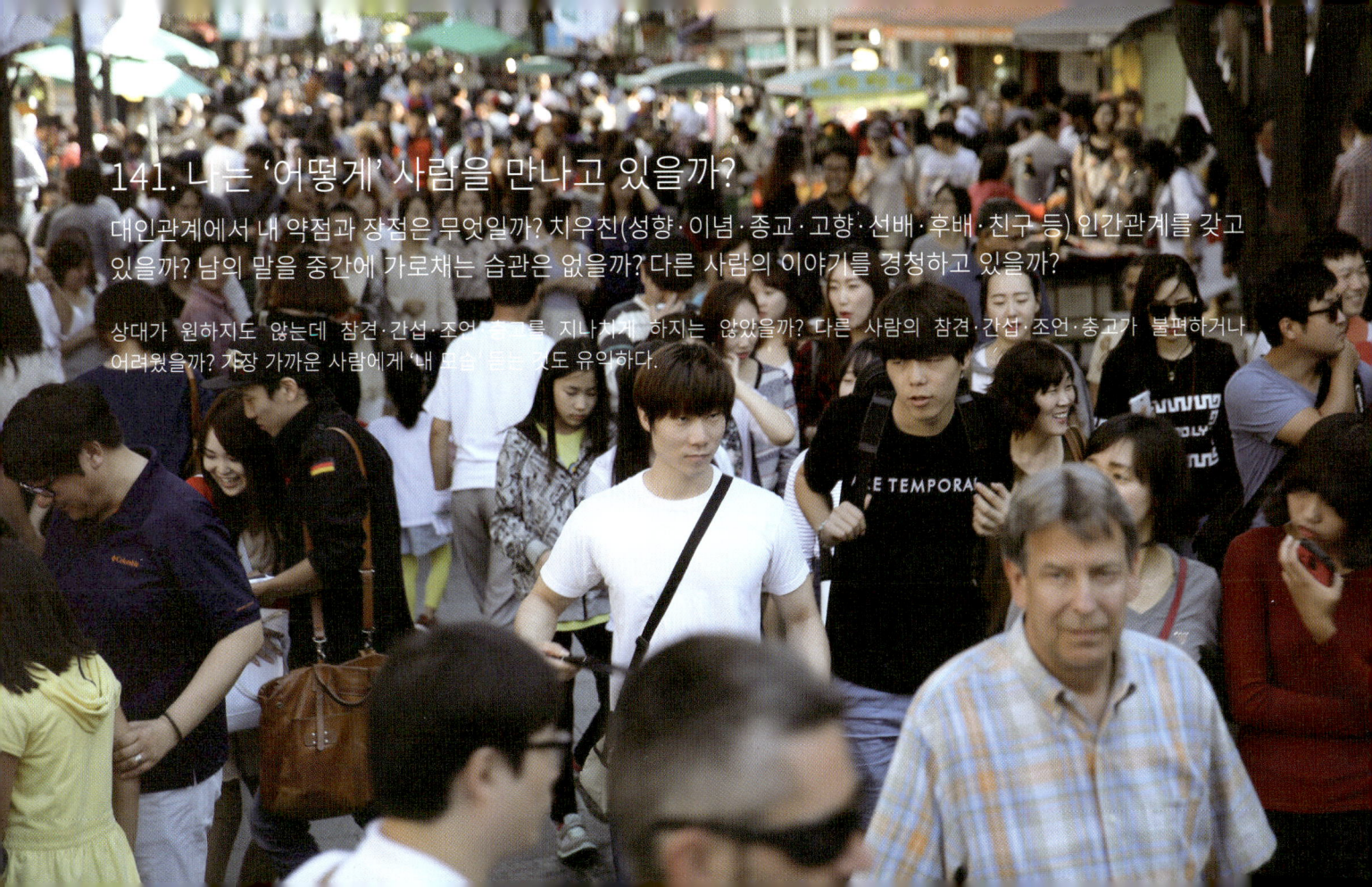

141. 나는 '어떻게' 사람을 만나고 있을까?

대인관계에서 내 약점과 장점은 무엇일까? 치우친(성향·이념·종교·고향·선배·후배·친구 등) 인간관계를 갖고 있을까? 남의 말을 중간에 가로채는 습관은 없을까? 다른 사람의 이야기를 경청하고 있을까?

상대가 원하지도 않는데 참견·간섭·조언·충고를 지나치게 하지는 않았을까? 다른 사람의 참견·간섭·조언·충고가 불편하거나 어려웠을까? 가장 가까운 사람에게 '내 모습' 듣는 것도 유익하다.

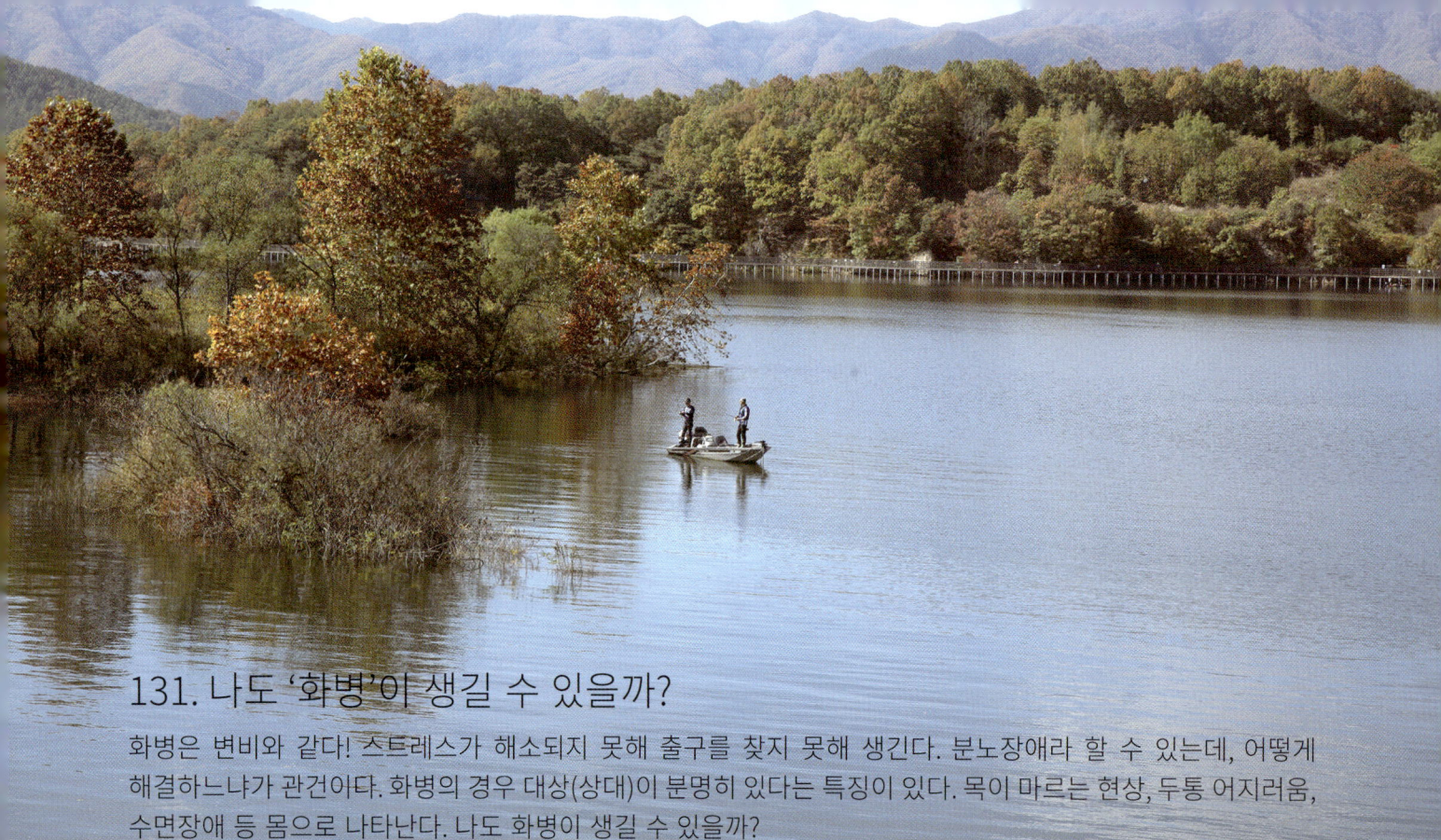

131. 나도 '화병'이 생길 수 있을까?

화병은 변비와 같다! 스트레스가 해소되지 못해 출구를 찾지 못해 생긴다. 분노장애라 할 수 있는데, 어떻게 해결하느냐가 관건이다. 화병의 경우 대상(상대)이 분명히 있다는 특징이 있다. 목이 마르는 현상, 두통 어지러움, 수면장애 등 몸으로 나타난다. 나도 화병이 생길 수 있을까?

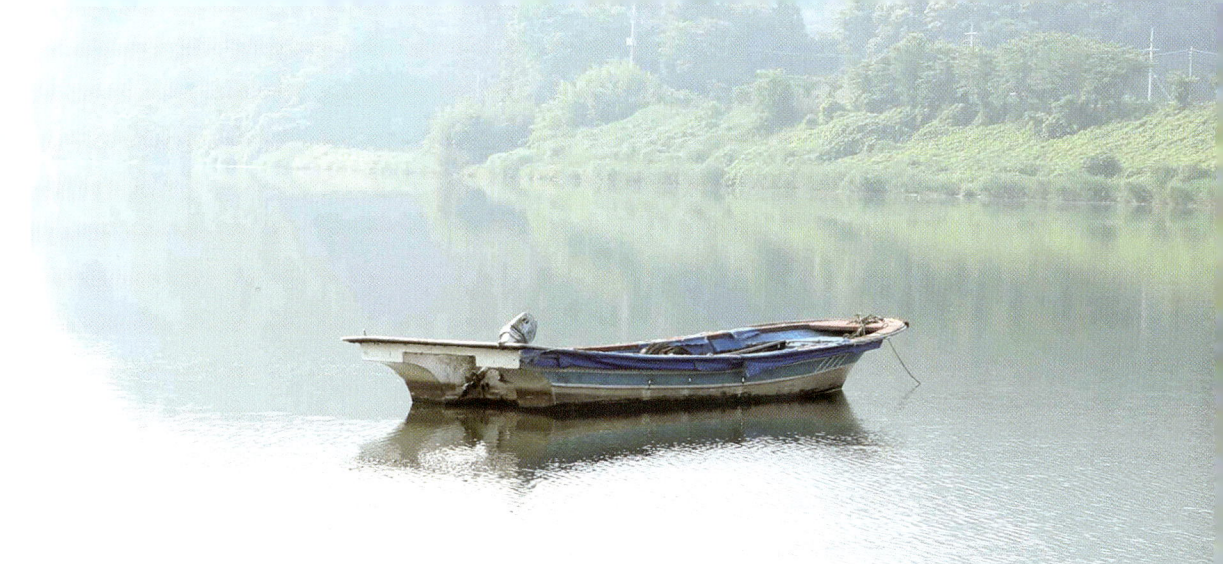

142. 나는 용서·화해가 어려운 편인가?

관계가 나빠졌던 사람을 생각해 보자! 상대에게 문제가 있었을 수도 있고 내게 문제가 있었을 수도 있다. 엉클 어진 관계 원상회복이 어려웠었나? 화해 잘하는 사람을 '사람 좋다!'고 한다.

인간관계 마무리를 어떻게 했었을까? 헤어질 때, 인연이 끝날 때 어떻게 했었을까? 다시 보지 않을 사람이라 생각해서 냉정하게? 끝이 좋으면, 뒷모습이 아름다우면 '좋은 사람'으로 기억한다.

※ 잠·쉼·환경 목표 이제 잠자는 습관이 더디지만 바뀌고 있구나!

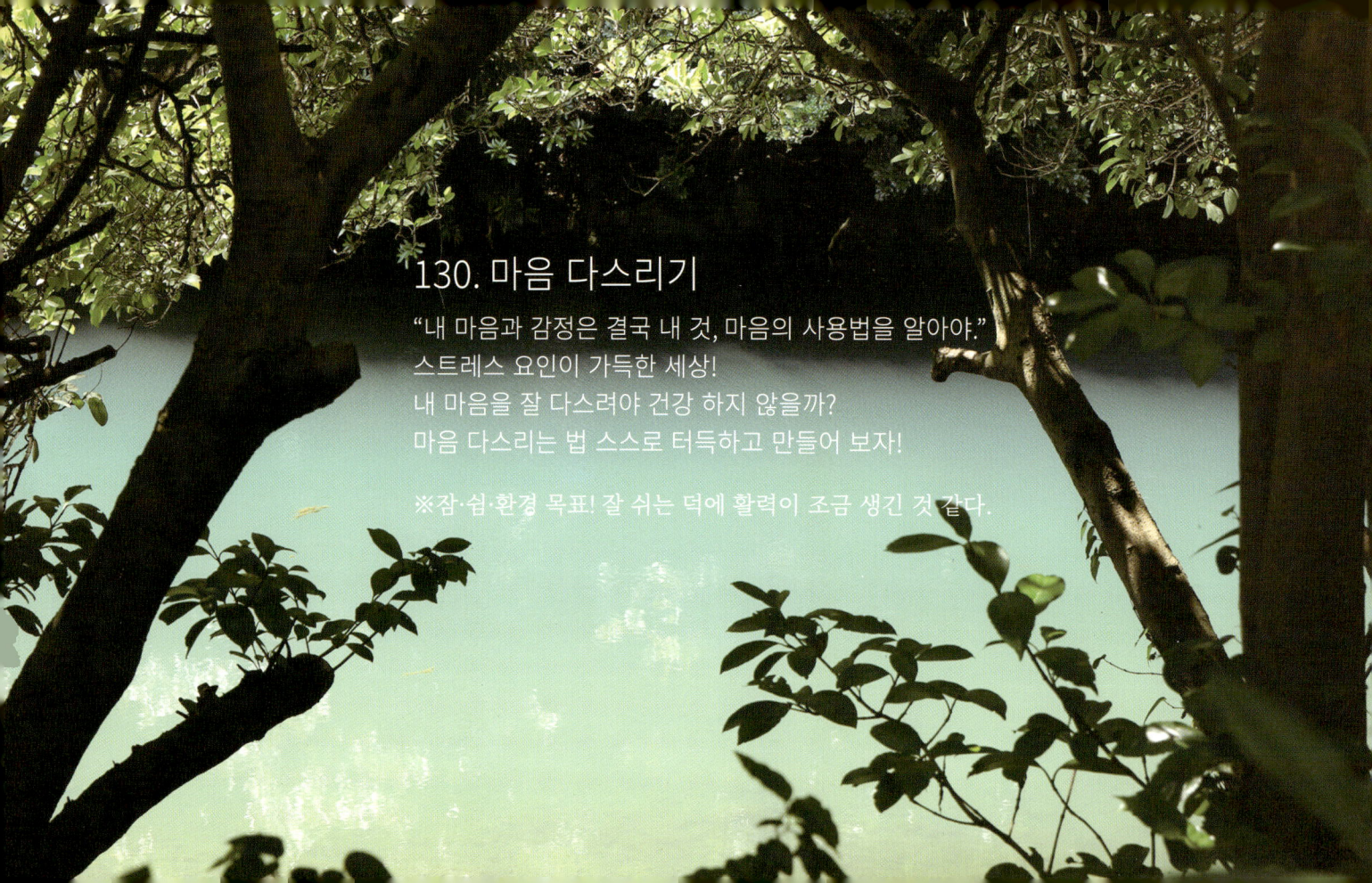

130. 마음 다스리기

"내 마음과 감정은 결국 내 것, 마음의 사용법을 알아야."
스트레스 요인이 가득한 세상!
내 마음을 잘 다스려야 건강 하지 않을까?
마음 다스리는 법 스스로 터득하고 만들어 보자!

※ 잠·쉼·환경 목표! 잘 쉬는 덕에 활력이 조금 생긴 것 같다.

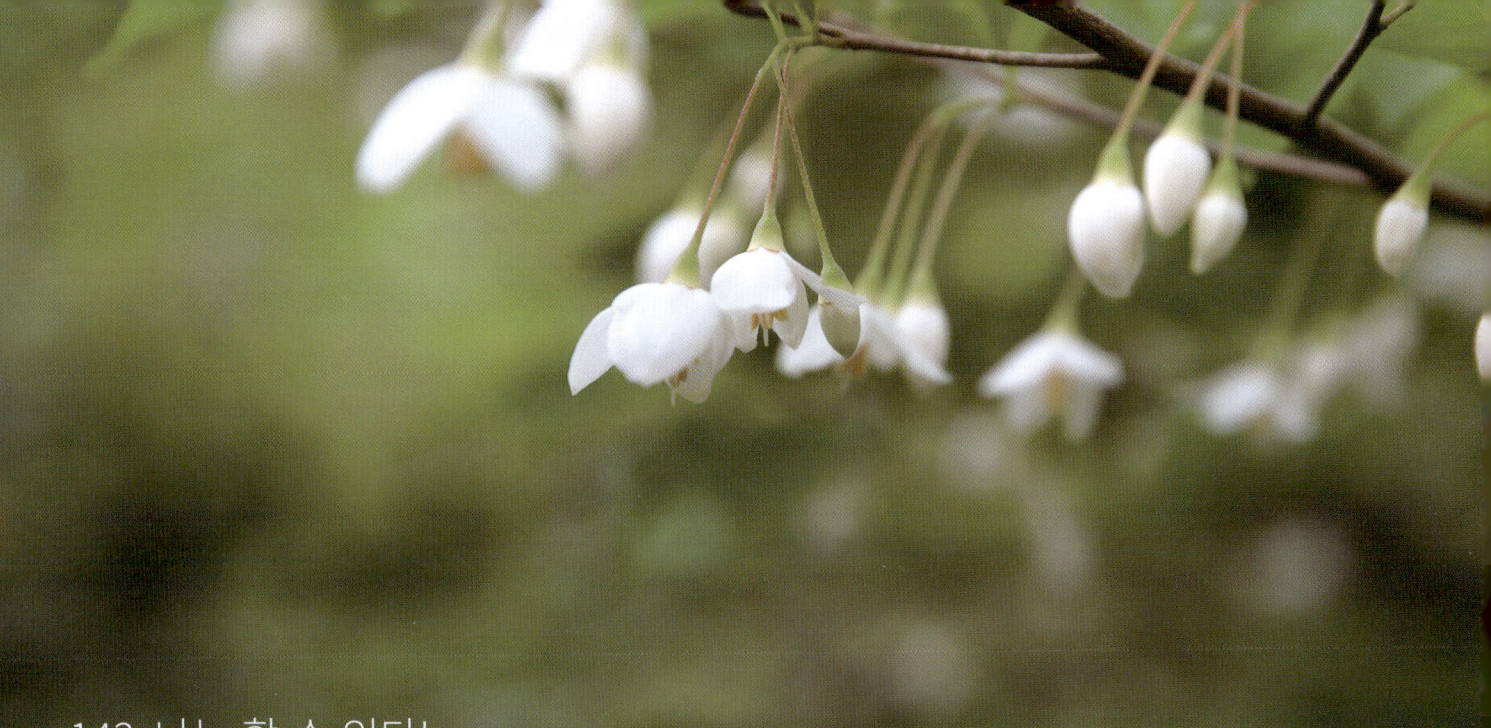

143. 나는 할 수 있다!

113~142 나를 들여다보며 스트레스 어떻게 대처하는 것이 좋은지, 정신건강 어떻게 하면 좋을지 누구보다 잘 알게 되었다. 사람들과의 '관계' 또한 어떻게 해야 할지 알았다. 실제 행동으로 습관 되지 않았을 뿐이다. 건강한 삶을 위한 그 구체적인 생활방법 정리해 보기!

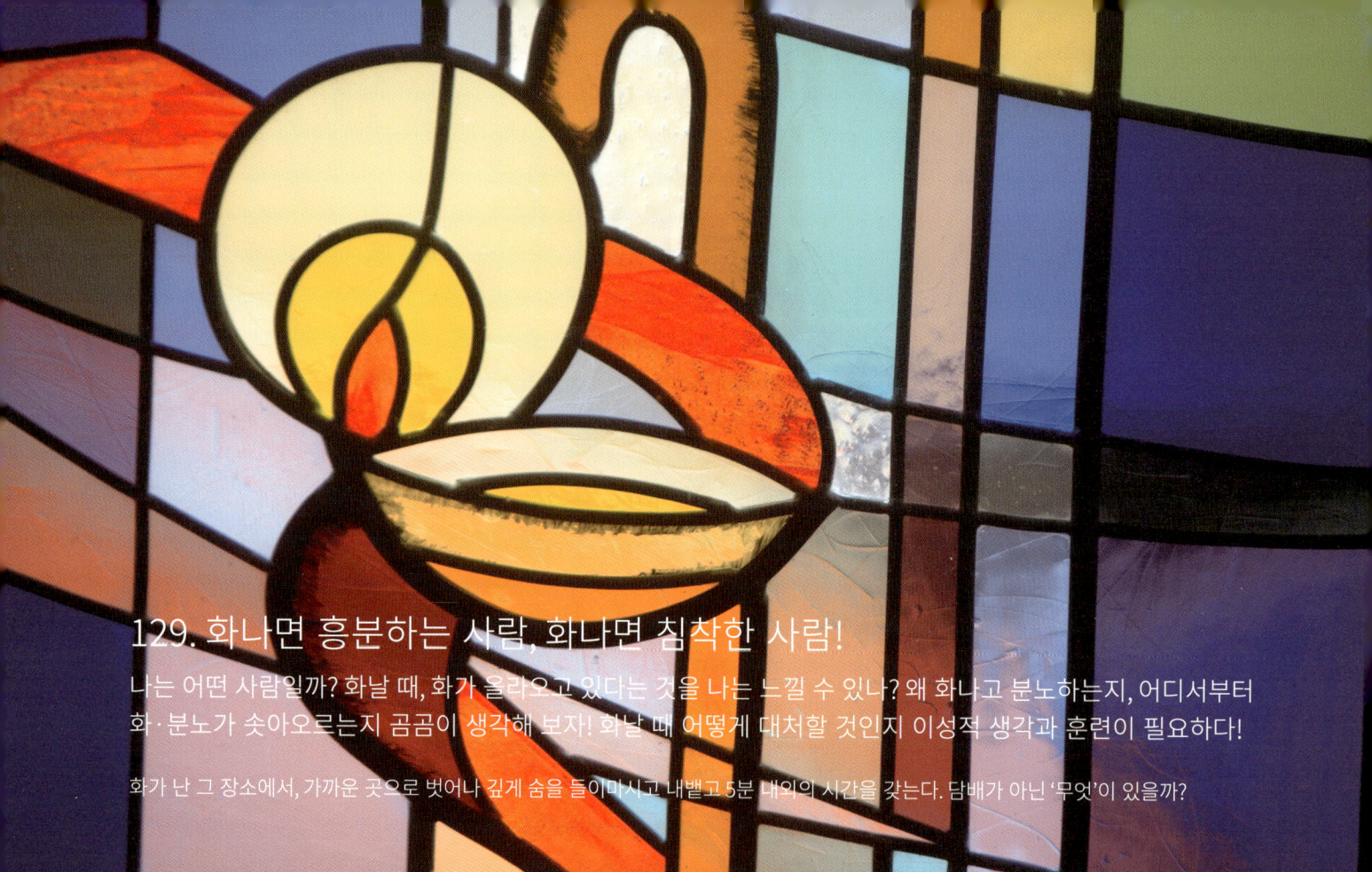

129. 화나면 흥분하는 사람, 화나면 침착한 사람!

나는 어떤 사람일까? 화날 때, 화가 올라오고 있다는 것을 나는 느낄 수 있나? 왜 화나고 분노하는지, 어디서부터 화·분노가 솟아오르는지 곰곰이 생각해 보자! 화날 때 어떻게 대처할 것인지 이성적 생각과 훈련이 필요하다!

화가 난 그 장소에서, 가까운 곳으로 벗어나 깊게 숨을 들이마시고 내뱉고 5분 내외의 시간을 갖는다. 담배가 아닌 '무엇'이 있을까?

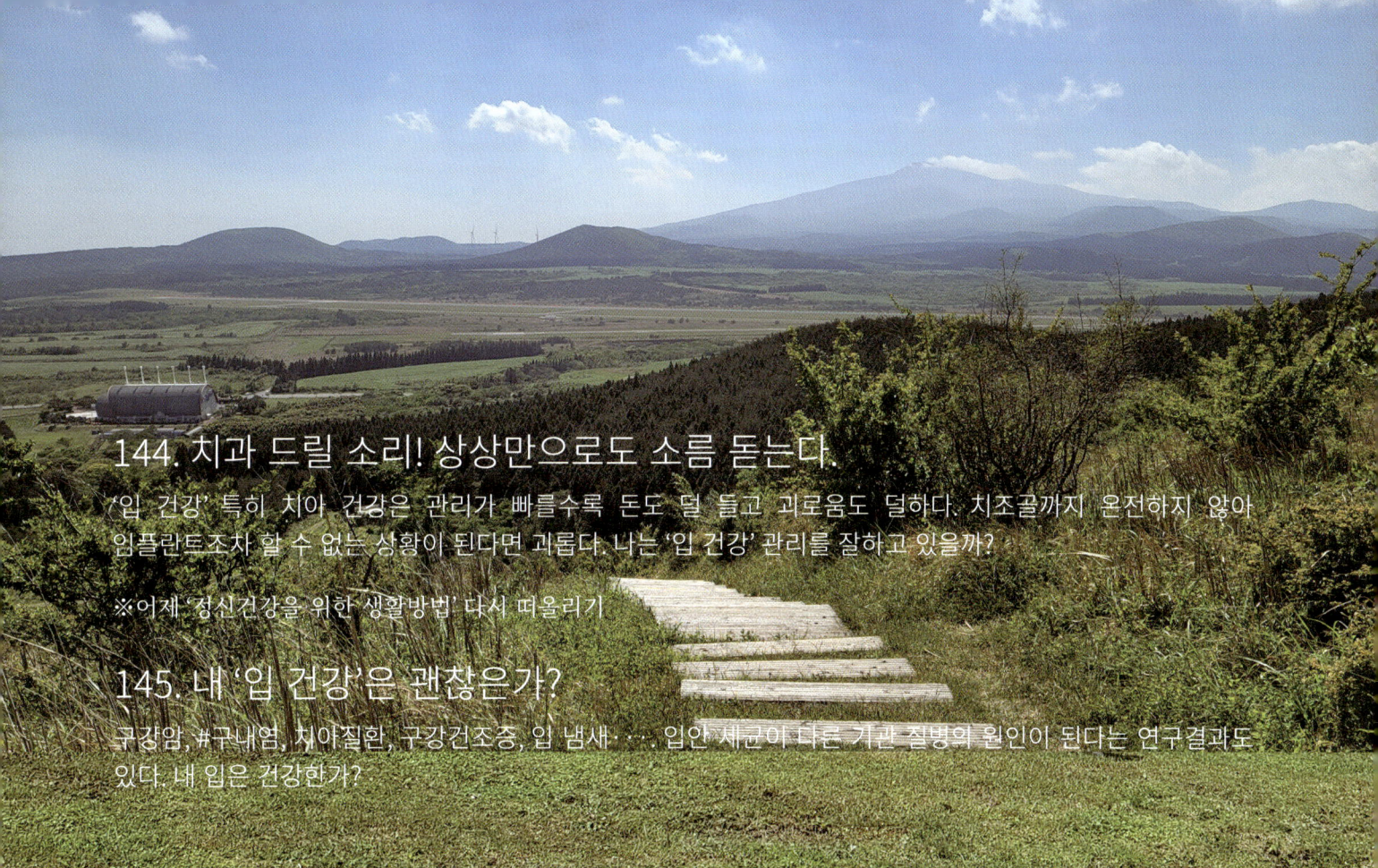

144. 치과 드릴 소리! 상상만으로도 소름 돋는다.

'입 건강' 특히 치아 건강은 관리가 빠를수록 돈도 덜 들고 괴로움도 덜하다. 치조골까지 온전하지 않아 임플란트조차 할 수 없는 상황이 된다면 괴롭다. 나는 '입 건강' 관리를 잘하고 있을까?

※어제 '정신건강을 위한 생활방법' 다시 떠올리기

145. 내 '입 건강'은 괜찮은가?

구강암, #구내염, 치아질환, 구강건조증, 입 냄새…. 입안 세균이 다른 기관 질병의 원인이 된다는 연구결과도 있다. 내 입은 건강한가?

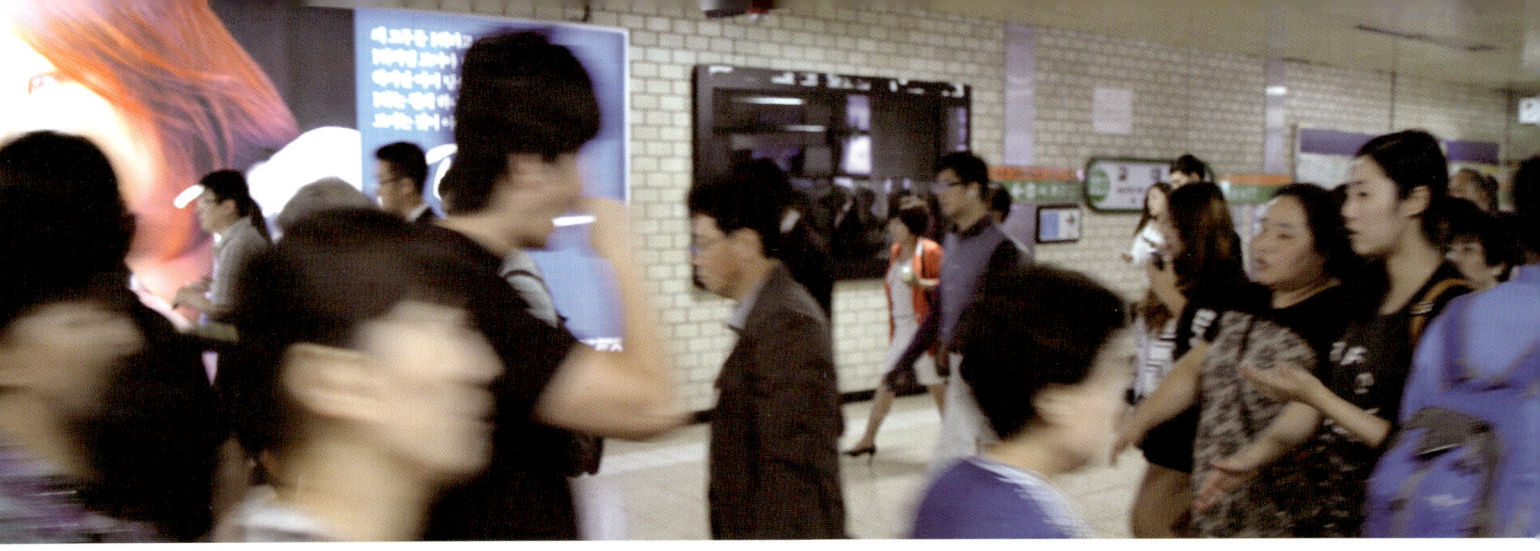

128. '경쟁'은 나에게 어떻게 다가오는가?

짧은 기간 비약적으로 발전한 한국 사회의 원동력을 '경쟁'이라 분석하기도 한다. 반면 지나친 '경쟁'이 정신건강을 해치고 있다고도 한다. 경쟁은 나에게 동기를 제공할까? 스트레스일까?

10대에는 학업·부모와의 갈등이 스트레스가 되기도 하고, 20대에는 이성·취업, 삼사십 대에는 경제적 문제·인간관계, 50 이후는 건강 문제가 정신건강을 해친다고 하는데. 나도 예외 없이 그럴까?

※잠·쉼·환경 목표! 잠자는 습관은 바꾸기 쉽지 않네! 그래도 노력해야지.

146. 나는 칫솔질 제대로 하고 있을까?

다 안다고, 대수롭지 않다고 생각하는 사람은 치아로 고생길을 걷는다. '칫솔질 교육' 받아본 적 있을까? 칫솔질 교육은 단순히 이 닦기가 아니라 치아 관리 교육이다. 식후뿐 아니라 아침에 일어나 텁텁한 입 가볍게 하는 칫솔질은 어떨까? 오늘 하루 내 칫솔질 정확히 보기

칫솔질하고 8시간이 지나면 플라크(치태)가 생긴다. 이 플라크가 굳어져 치석이 되고 충치나 잇몸병이 생긴다. 자기 전 꼭 칫솔질하는 것이 좋다. 플라크는 칫솔질로 제거할 수 있으나 치아 사이는 치실을 사용. 치석은 칫솔질로 없앨 수 없다. 내 칫솔은 나에게 맞는 것일까?

※먹는 습관을 바꾼 후, 나쁜 음식은 내 몸이 거부한다는 것을 알게 되었다!

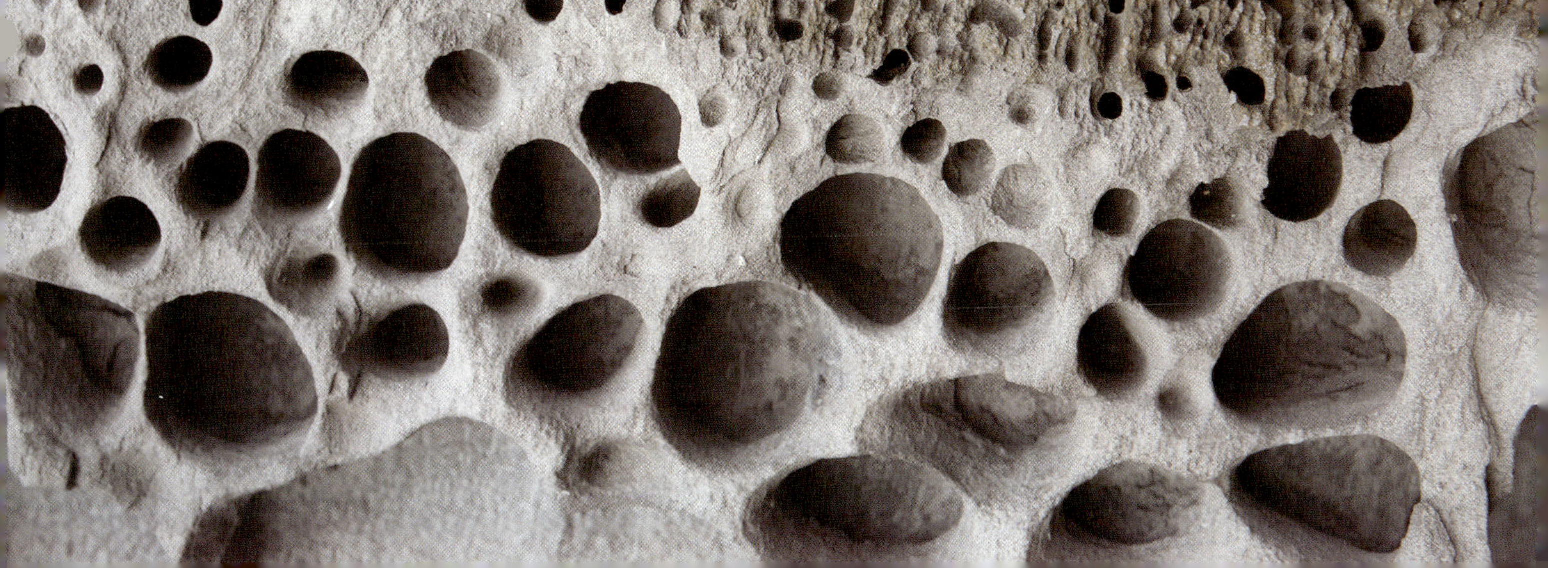

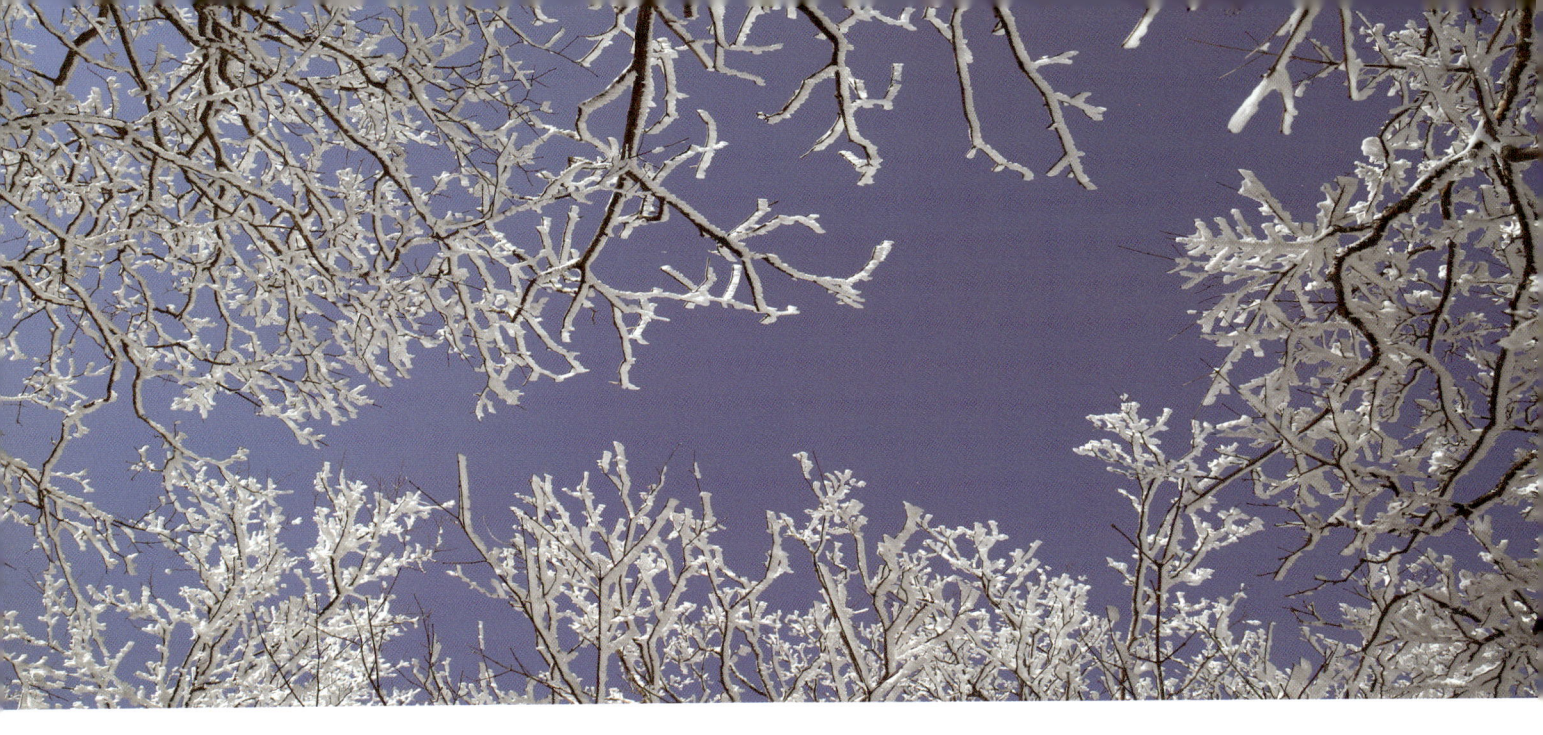

127. 126번 질문의 결과는, 왜 그렇게 되었을까?

나만 알 수 있다! 내 마음에 들어와 본 사람이 없기 때문이다. 그것도 오랫동안! 그렇게 만들어진 이유와 어떻게 하면 다른 상태로 바뀔지 그 또한 나만 알 수 있다. 외부 원인이 많았을까? 나에게 원인이 많았을까?

147. 혀를 유심히 보자!

아침에 일어나 칫솔질하기 전 혀를 보자! 색깔(흰색, 검푸른색), 갈라짐, 건조상태, 백태 등. 혀는 말·맛 기능뿐 아니라 건강상태를 나타내기도 한다. 건강할 때 내 혀를 기억하고, 오늘부터 매일 혀 자세히 보기. 칫솔질할 때 혀도 잘 닦기!

※스트레스 대인관계 정신건강 잘 실행하려 노력하고 있다!

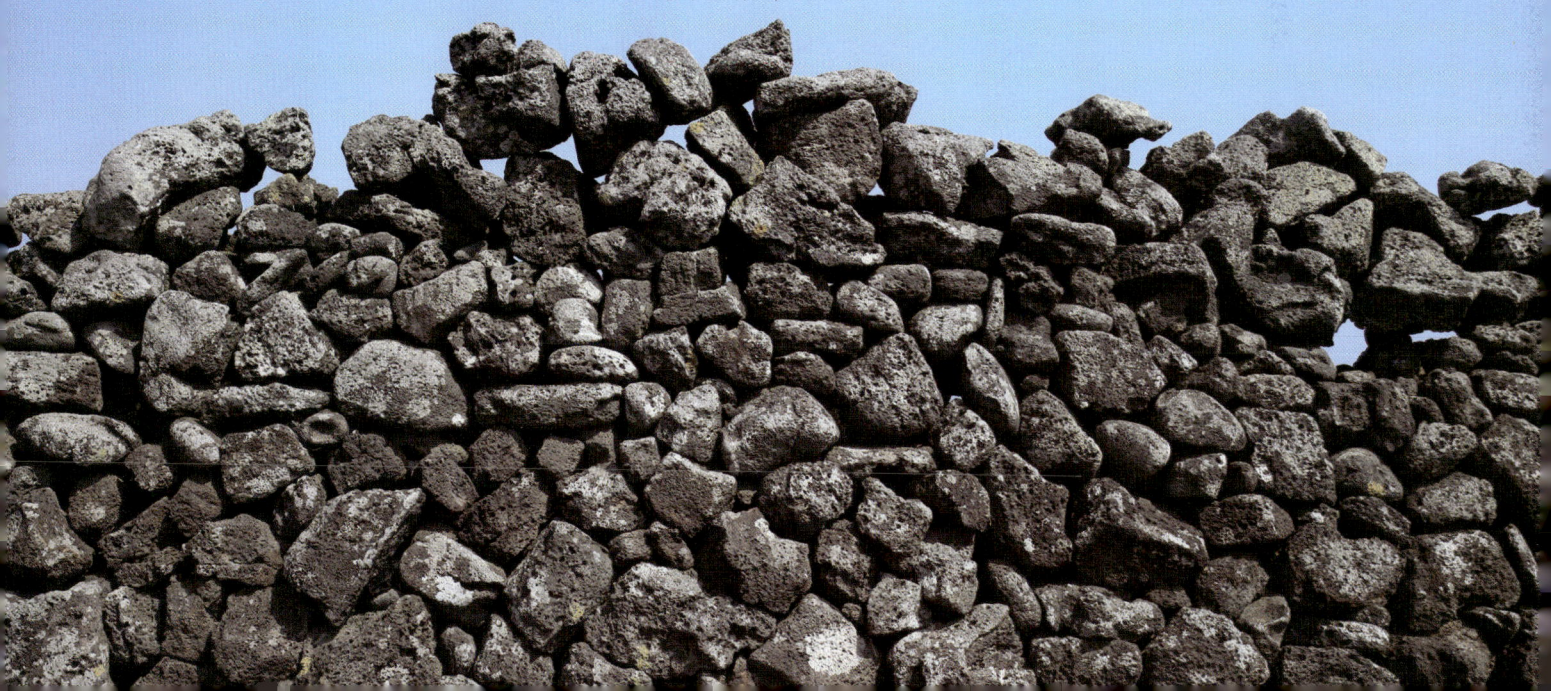

126. 내 마음 어떤 때가 많았을까?

지금까지 살아온 날을 24시간이라 했을 때, 내 마음이 다음과 같을 때가 몇 시간이었을까? '열광·환호·즐거움·기쁨·웃음·평온·긴장·불안·걱정·슬픔·억울·화·분노'. 시간으로 계산이 어렵다면, 마음이 어떠했을 때가 많았는지 순서대로 써보자.

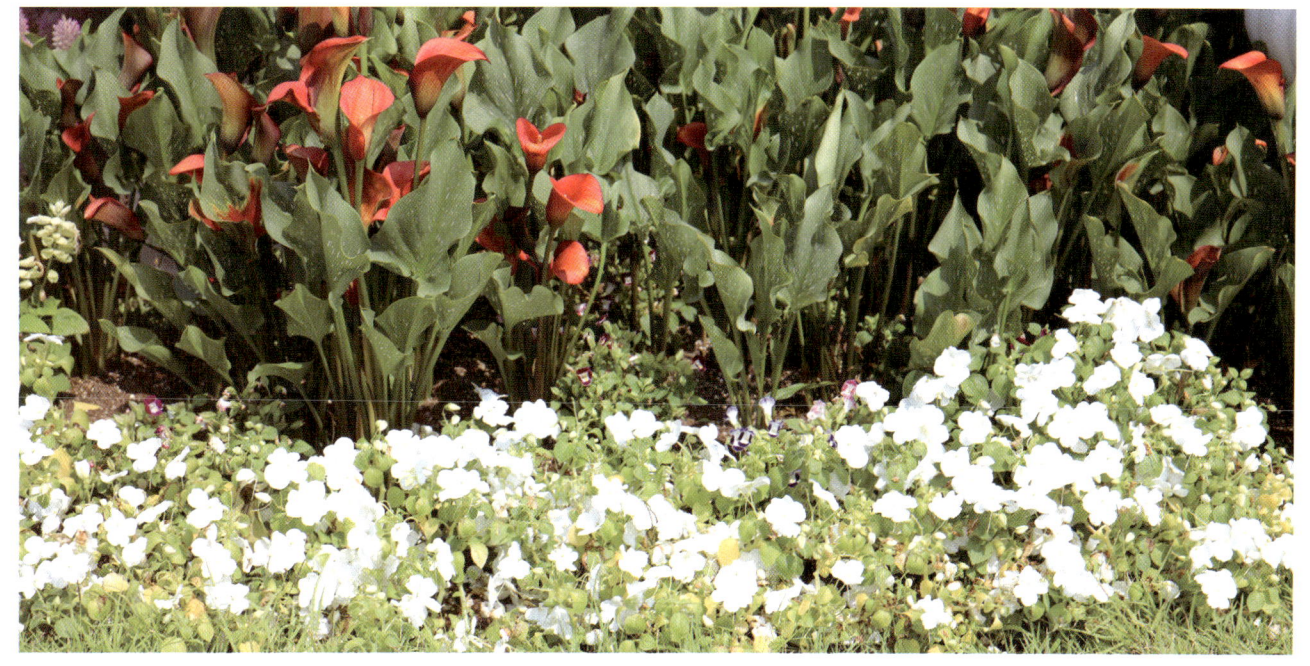

148. 나는 충분히 잘 씹고 있을까?

치아의 부실로 씹는 기능(저작운동)이 약화하면, 소화기관에 부담을 주며 영양 불균형의 원인이 된다. 저작운동은 얼굴 운동이다. 얼굴 근육 운동은 침 분비뿐 아니라, 뇌세포와 신경을 자극해 뇌혈류를 증가시켜 신경활성도를 높인다. 치매와 연관성이 있을 수 있다. 잘 씹어 치매 걸리지 말자!~

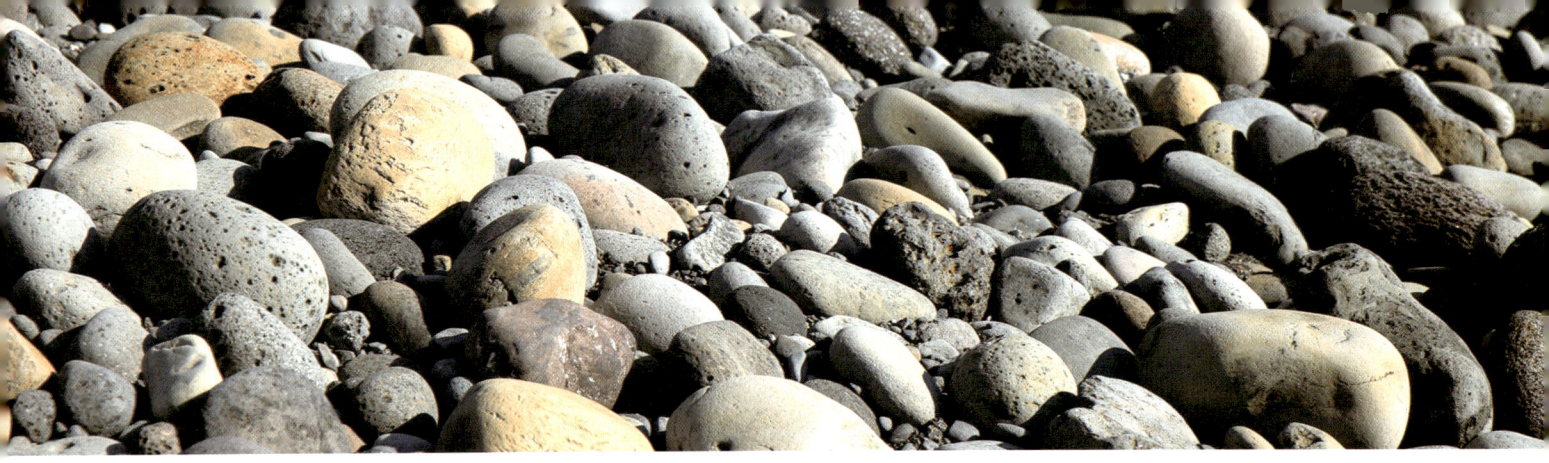

124. 나는 대처 방법이 준비되어 있을까?

화났을 때, 무리한 부탁을 받았을 때, 원치 않은 술자리‥‥.

125. 집중해서 들어보기

음악 한 곡(클래식이면 더 효율적)을 정해서 집중해서 듣기! 악기 하나하나의 소리를 집중해서 들어보기. 반복해서 들으면 더 좋다. 시(詩) 한 편(널리 알려진)을 골라 천천히 소리 내어 읽어보기! 어떤 느낌이 왜 생기는지 생각해 보기

※먹는 습관 목표! 이제 익숙하다. 무엇보다 미각이 달라진 것을 확실히 느낀다!

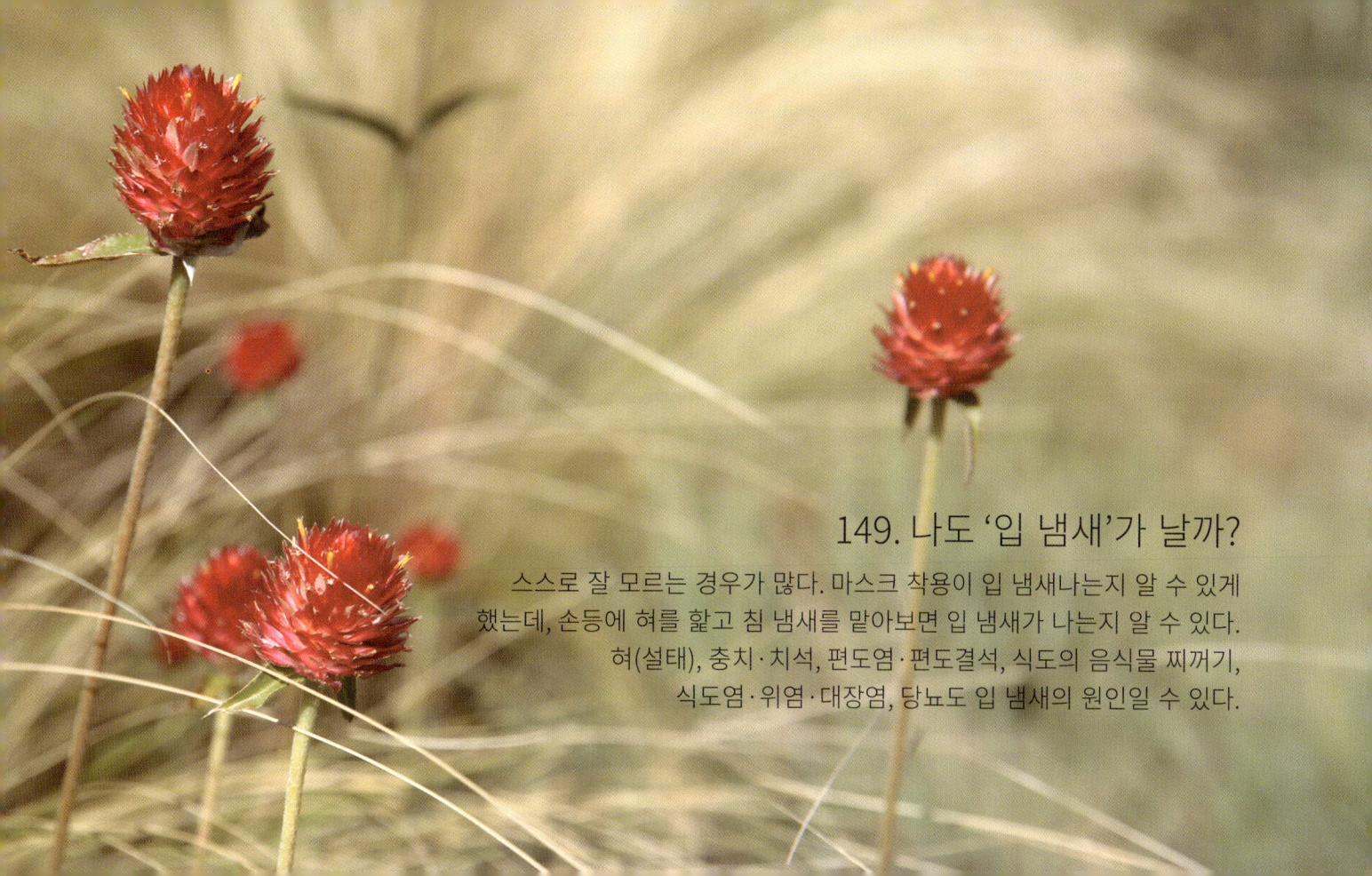

149. 나도 '입 냄새'가 날까?

스스로 잘 모르는 경우가 많다. 마스크 착용이 입 냄새나는지 알 수 있게 했는데, 손등에 혀를 핥고 침 냄새를 맡아보면 입 냄새가 나는지 알 수 있다. 혀(설태), 충치·치석, 편도염·편도결석, 식도의 음식물 찌꺼기, 식도염·위염·대장염, 당뇨도 입 냄새의 원인일 수 있다.

122. '시간과 돈' 어떻게 쓸까?

아무도 모르는 돈 20억 원이 있으면, 누구에게도 방해받지 않는 한 달 시간이 있으면 나는 무엇을 할까? 재미 삼아가 아니라 실제 그 계획을 자세히 세워보면, 내가 왜 돈을 벌어야 하고 어떻게 살 것인지 실마리가 보인다. 돈을 버는 것은 쓰기 위함이고, 쓰는 것은 목적이 있어야 하지 않을까?

123. 내 인생에서 가장 중요한 것은?

바뀔지 모르지만 중요한 순서대로 10개만 적어보기

※ '잠·쉼·환경 목표' 실천으로 생활이 조금 바뀐 느낌이다.

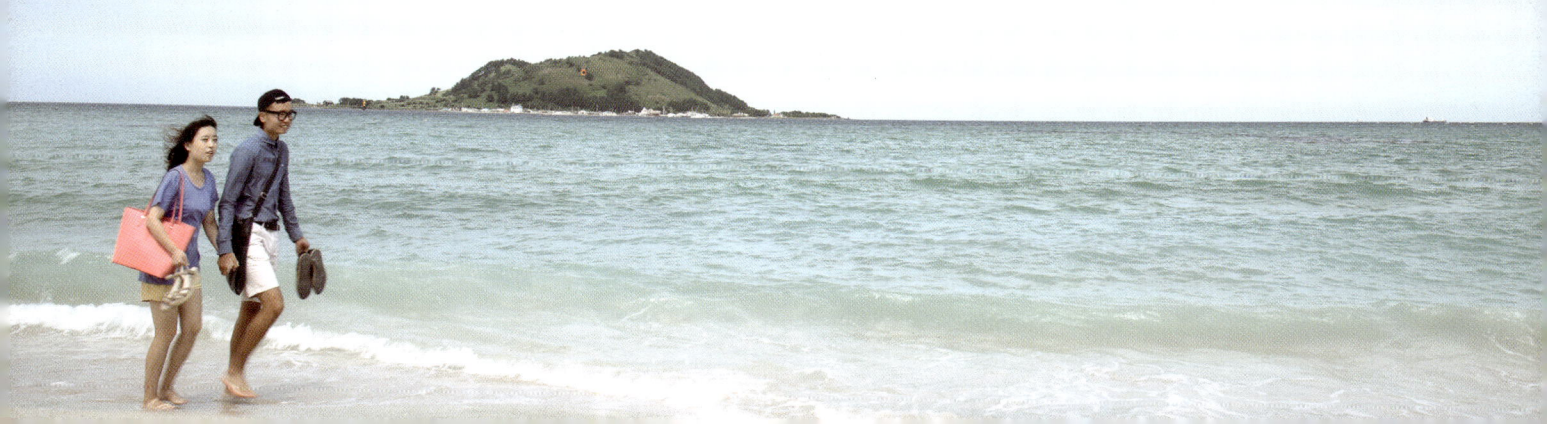

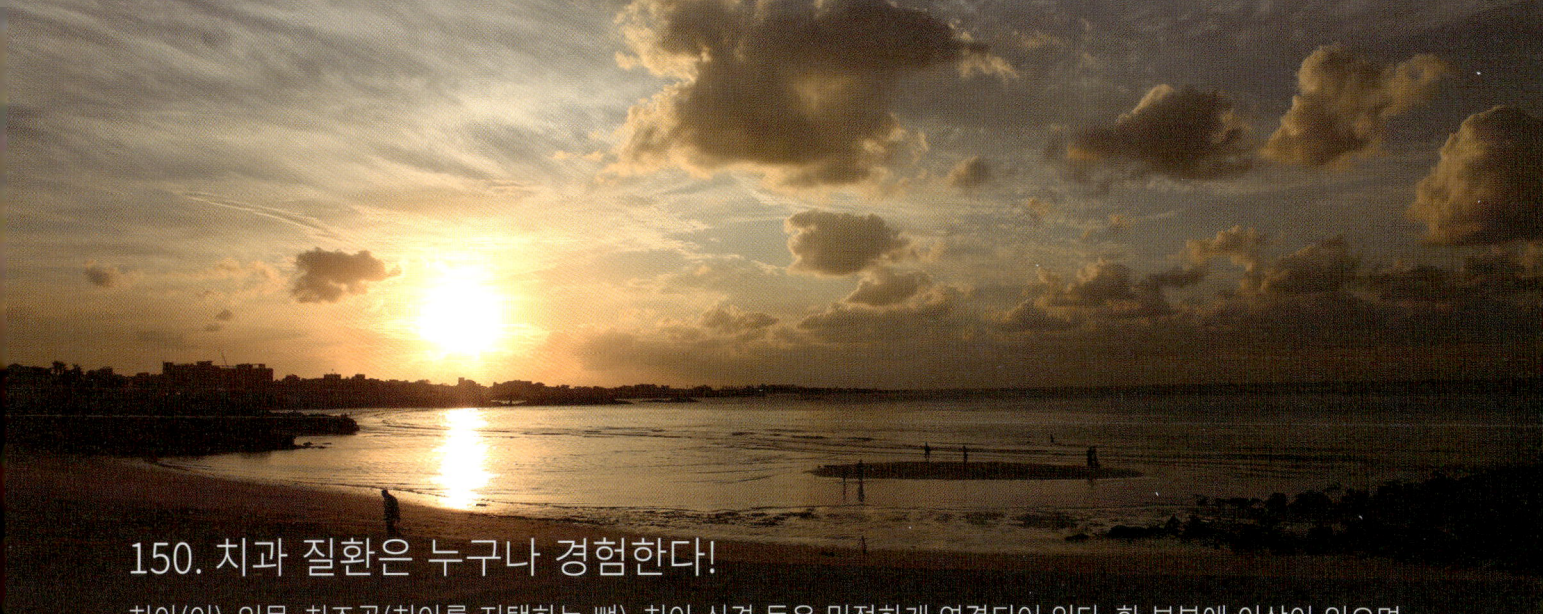

150. 치과 질환은 누구나 경험한다!

치아(이), 잇몸, 치조골(치아를 지탱하는 뼈), 치아 신경 등은 밀접하게 연결되어 있다. 한 부분에 이상이 있으면 다른 부분까지 이상이 생기기 때문에 관리를 같이해야 한다. 건강할 때부터 관리해야 좋고 1년 1회 이상 점검이 필요하다.

이가 아파 밤새 잠을 못 잔적이 있을까? 대부분 #치수염이 원인이다. 충치를 치료하지 않으면 그런 고생을 감수해야 한다. 충치(치아우식), #치은염 등 잇몸질환, 충치로 인한 치수염, 잇몸뼈까지 상하는 풍치(만성 치주염). 나를 힘들게 할 것이다!

※ '정신건강을 위한 생활방법' 실천하고 있는데 몸에 배고 있는지는 잘 모르겠다!

120. 나는 행복한가?

나의 행복 기준은 무엇일까? 무엇이 갖춰지면 나 스스로 행복하다고 느낄까?

121. 매일 종이 한 장을 주며 그림을 그리라고 한다.

종이 한 장이 너무 좁다고 느끼기도 하고, 무엇을 그려야 할지 갈팡질팡하기도 하고, 생각 없이 낙서로 채우기도 하고, 멋있는 그림을 그리기도 한다. 차곡차곡 쌓아서 전시회를 할 것이다. 매일 새로운 24시간! 시간은 누구에게나 그렇게 공평하게 주어진다. 나는 무엇을 그릴 것인가?

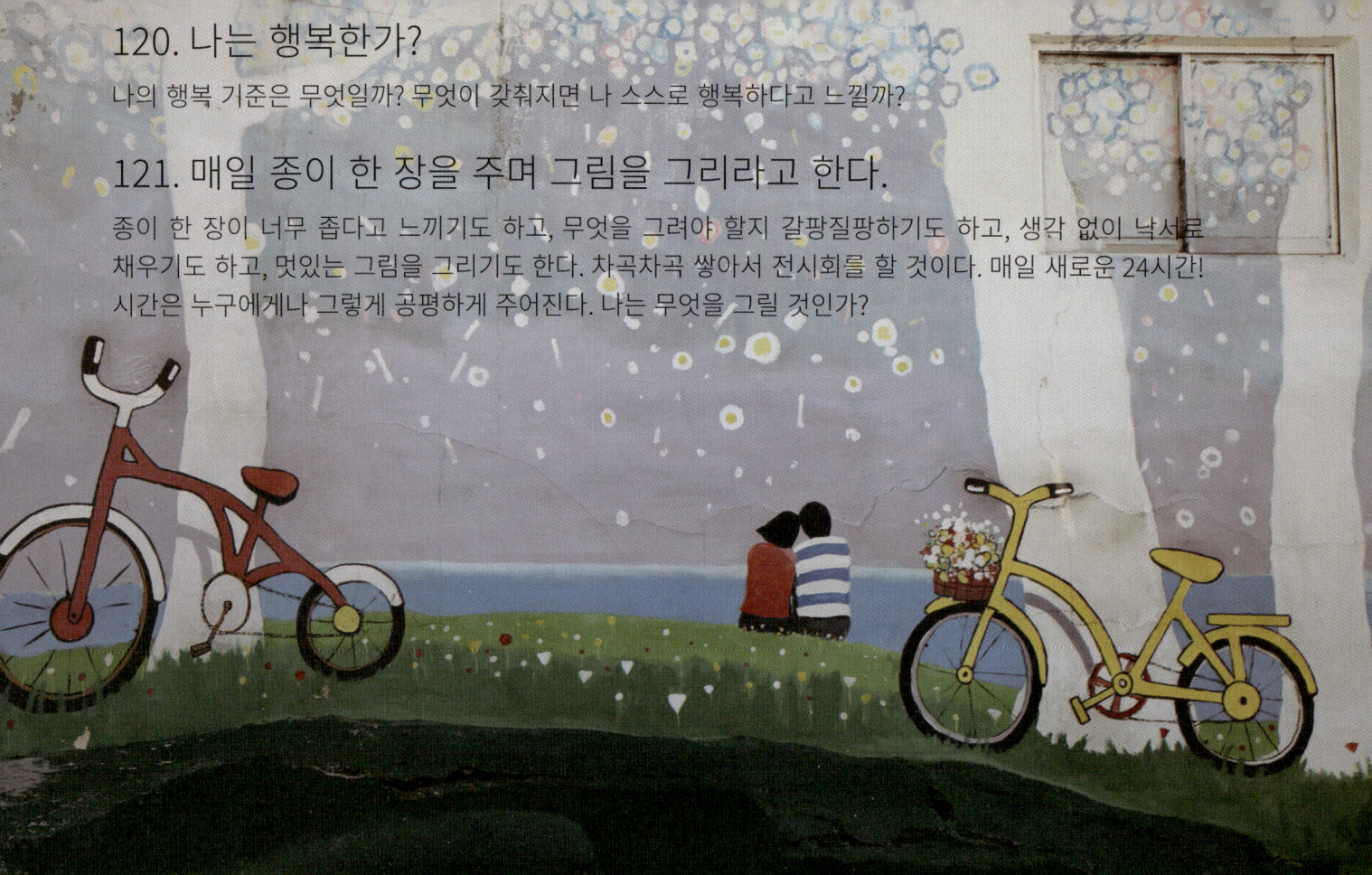

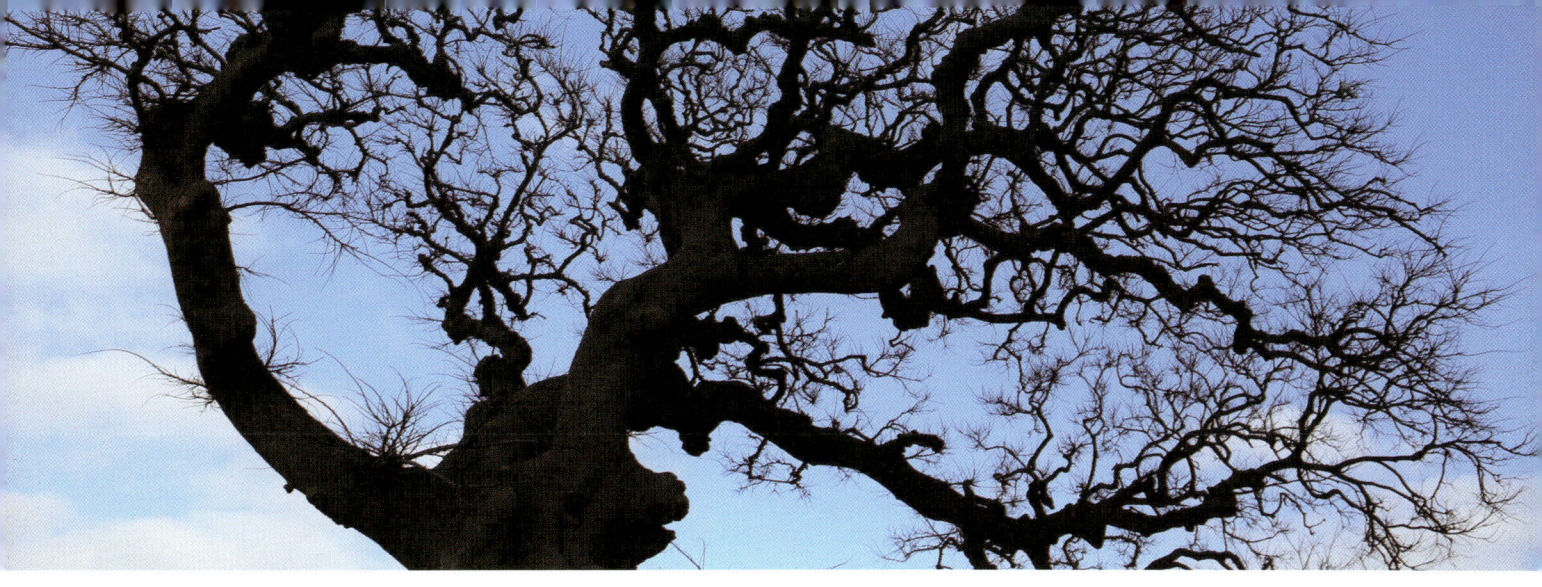

151. 내 이는 상하고 있을까?

#충치(치아우식)는 진행성인지 판단해야 한다. 주로 작고 검은 선으로 나타나는데 충치균(뮤탄스균)은 치아 표면에 남아있는 당분, 탄수화물 등을 먹고 살며 당분으로 플라크를 만든다. 계속해서 충치균이 당분을 소화해 산을 만들면, 산이 치아의 법랑질을 파고들어 충치가 시작된다.

법랑질에 이어 상아질, 마침내 치수까지 충치가 진행되면, 이를 뽑거나 가운데 치수 부분을 없애는 치료(신경치료)를 해야 한다. 법랑 질(치아의 맨 바깥 부분으로 우리 몸에서 가장 단단한 물질) 상아질(법랑질 안쪽 상아색 부분) 치수(치아 가운데 신경, 혈관 등이 있는 부분)

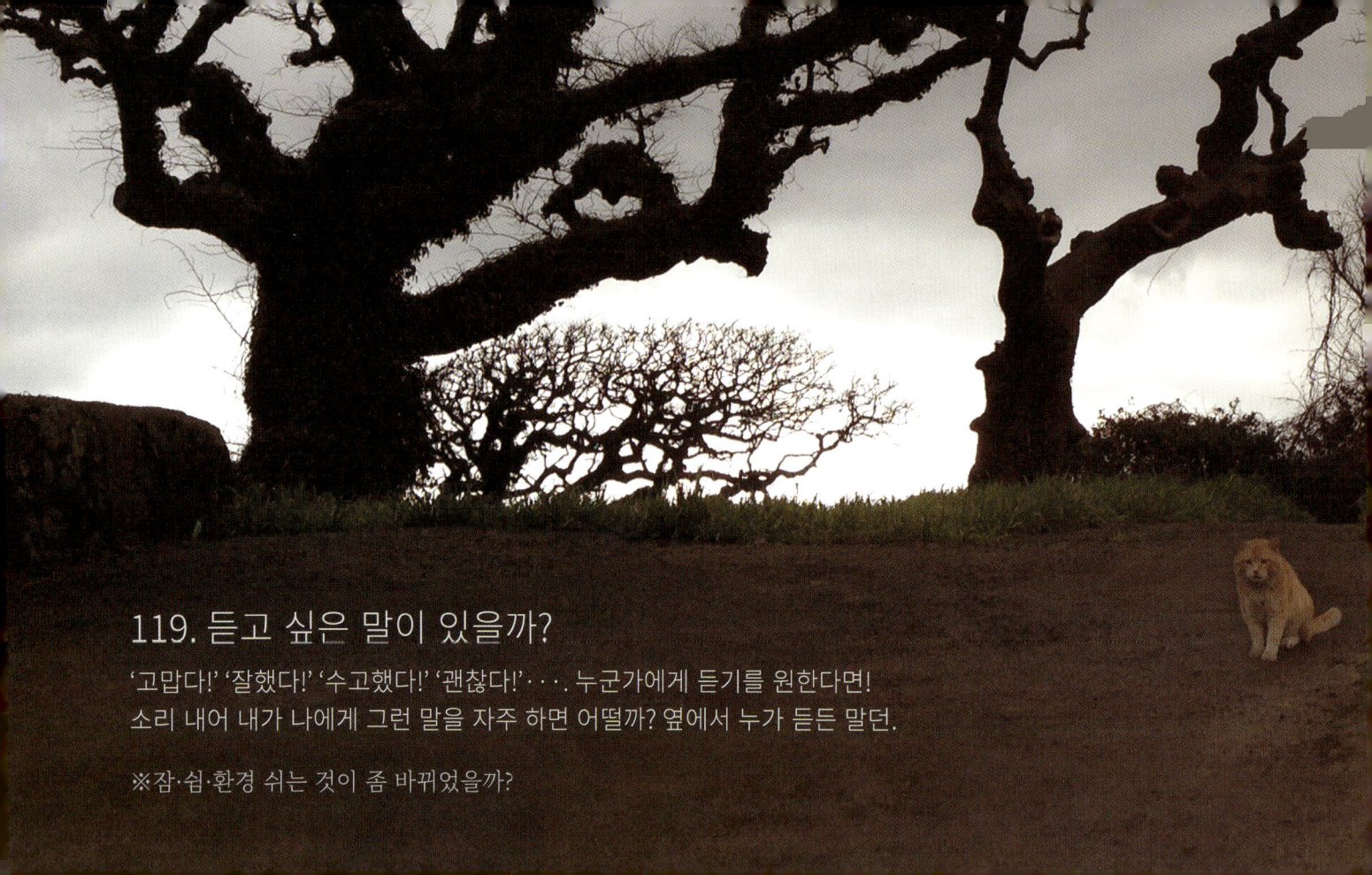

119. 듣고 싶은 말이 있을까?

'고맙다!' '잘했다!' '수고했다!' '괜찮다!'···. 누군가에게 듣기를 원한다면!
소리 내어 내가 나에게 그런 말을 자주 하면 어떨까? 옆에서 누가 듣든 말던.

※ 잠·쉼·환경 쉬는 것이 좀 바뀌었을까?

152. 이가 아파 죽을 지경이다!

심한 치통은 대부분 치수염이다. 즉 치아 신경까지 #충치(치아우식)가 진행된 것이다. 통증이 편두통처럼 느껴지기도 하고, 귀의 통증처럼 느껴지기도 한다. 치수까지 진행된 충치를 치료하지 않을 경우, 치아의 뿌리 끝쪽으로 염증이 심해진다. 진통제로도 통증을 누를 수 없는 경우가 생긴다.

153. 내 잇몸은 건강할까?

#치은염은 잇몸의 염증을 말하는데 20세 이상 50%, 40세 이상에서 80~90%가 잇몸질환을 겪는다. 잇몸이 빨개지고 칫솔질할 때 잇몸에서 피가 나며 입 냄새가 나기도 한다. 염증이 심해지면 치주염(풍치)으로 진행되기도 하며 당뇨병, 심장병, 호흡기질환을 악화시킨다. 내 잇몸 어떻게 관리할까?

※ 가끔 스트레스를 받기도 하지만, 정신건강 잃지 않으려 노력하자!

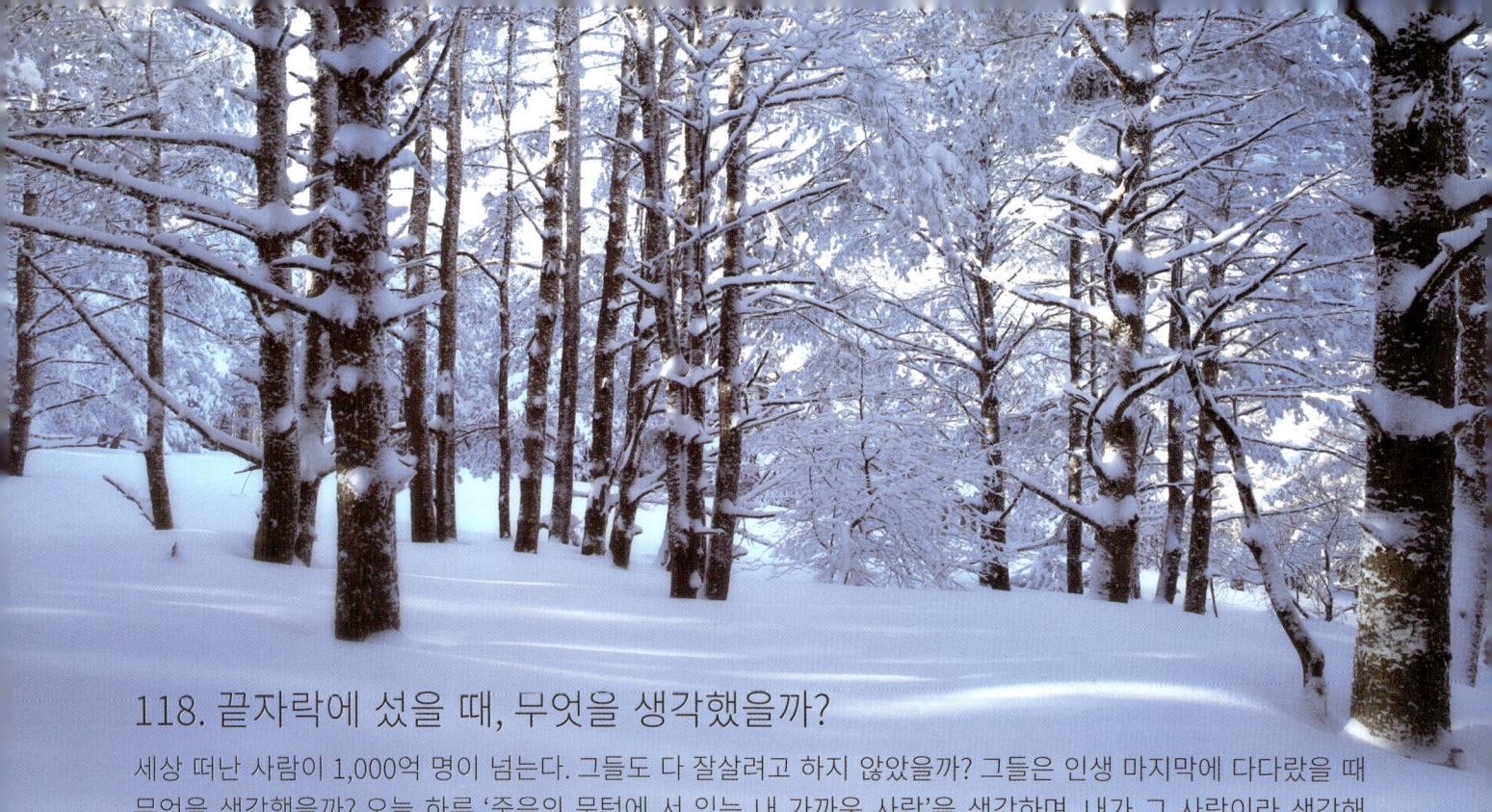

118. 끝자락에 섰을 때, 무엇을 생각했을까?

세상 떠난 사람이 1,000억 명이 넘는다. 그들도 다 잘살려고 하지 않았을까? 그들은 인생 마지막에 다다랐을 때 무엇을 생각했을까? 오늘 하루 '죽음의 문턱에 서 있는 내 가까운 사람'을 생각하며, 내가 그 사람이라 생각해 글로 써보기

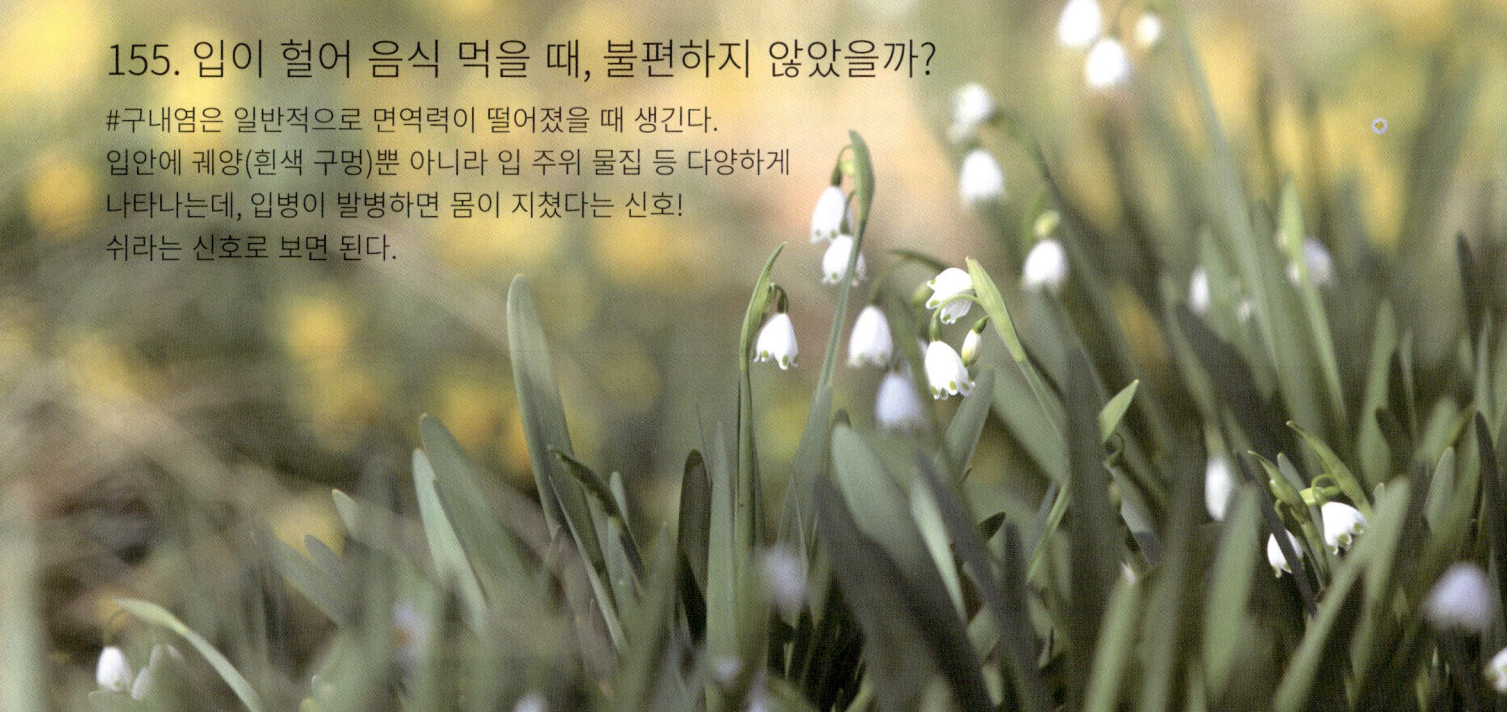

154. 치아질환이 다른 병을 부를 수 있다.

#풍치라 알려진 만성 치주염은 치아 주위의 염증으로 인해, 잇몸(치은)과 치조골(치아를 지지해 주는 뼈)까지 상한 것을 말한다. 여러 개의 치아를 뽑아내야 하는 경우가 있다. #치주염이 심해져 세균이 혈관을 타고 전신으로 돌아다니면, 면역력이 떨어진다.

155. 입이 헐어 음식 먹을 때, 불편하지 않았을까?

#구내염은 일반적으로 면역력이 떨어졌을 때 생긴다. 입안에 궤양(흰색 구멍)뿐 아니라 입 주위 물집 등 다양하게 나타나는데, 입병이 발병하면 몸이 지쳤다는 신호! 쉬라는 신호로 보면 된다.

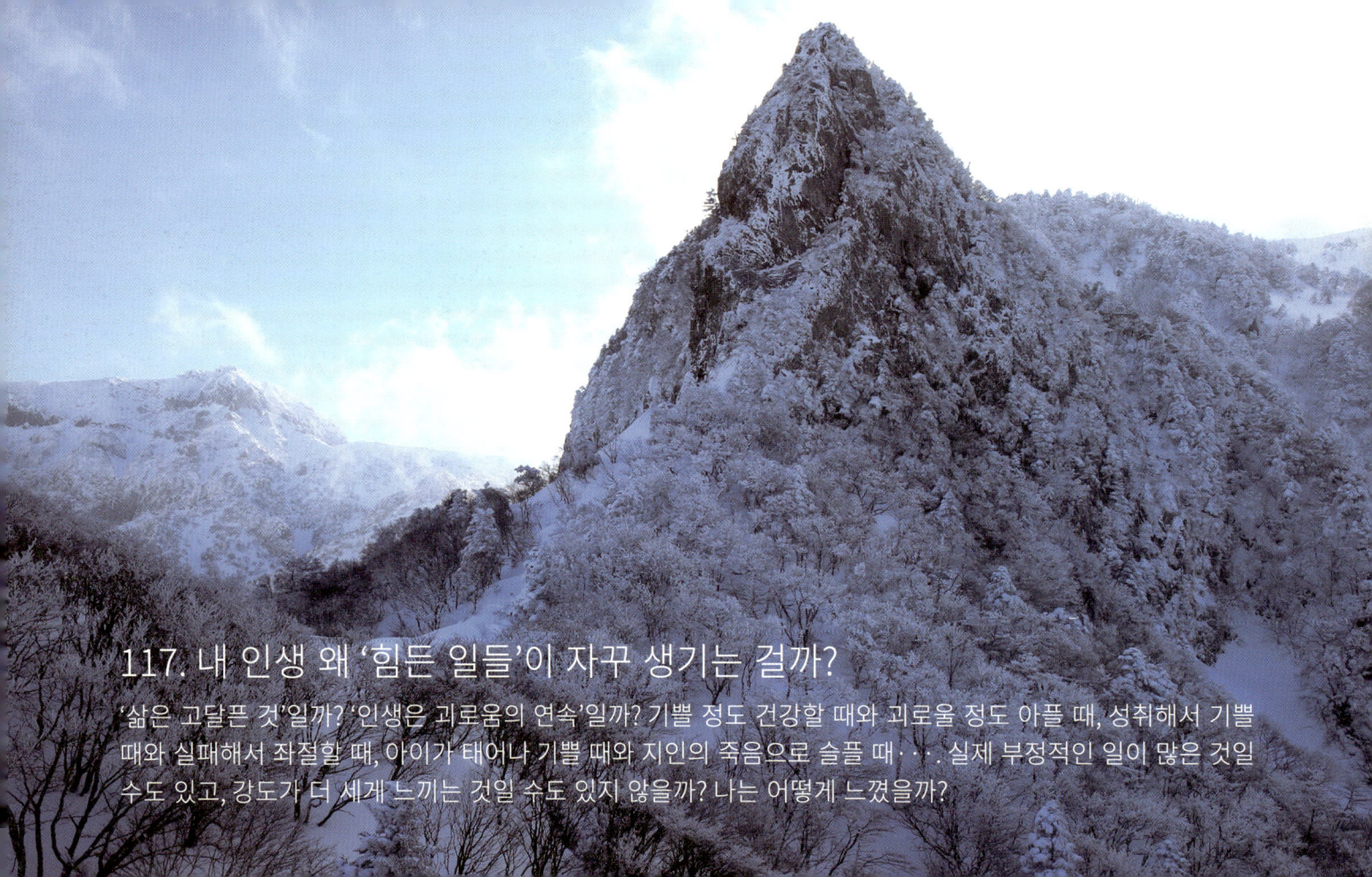

117. 내 인생 왜 '힘든 일들'이 자꾸 생기는 걸까?

'삶은 고달픈 것'일까? '인생은 괴로움의 연속'일까? 기쁠 정도 건강할 때와 괴로울 정도 아플 때, 성취해서 기쁠 때와 실패해서 좌절할 때, 아이가 태어나 기쁠 때와 지인의 죽음으로 슬플 때···. 실제 부정적인 일이 많은 것일 수도 있고, 강도가 더 세게 느끼는 것일 수도 있지 않을까? 나는 어떻게 느꼈을까?

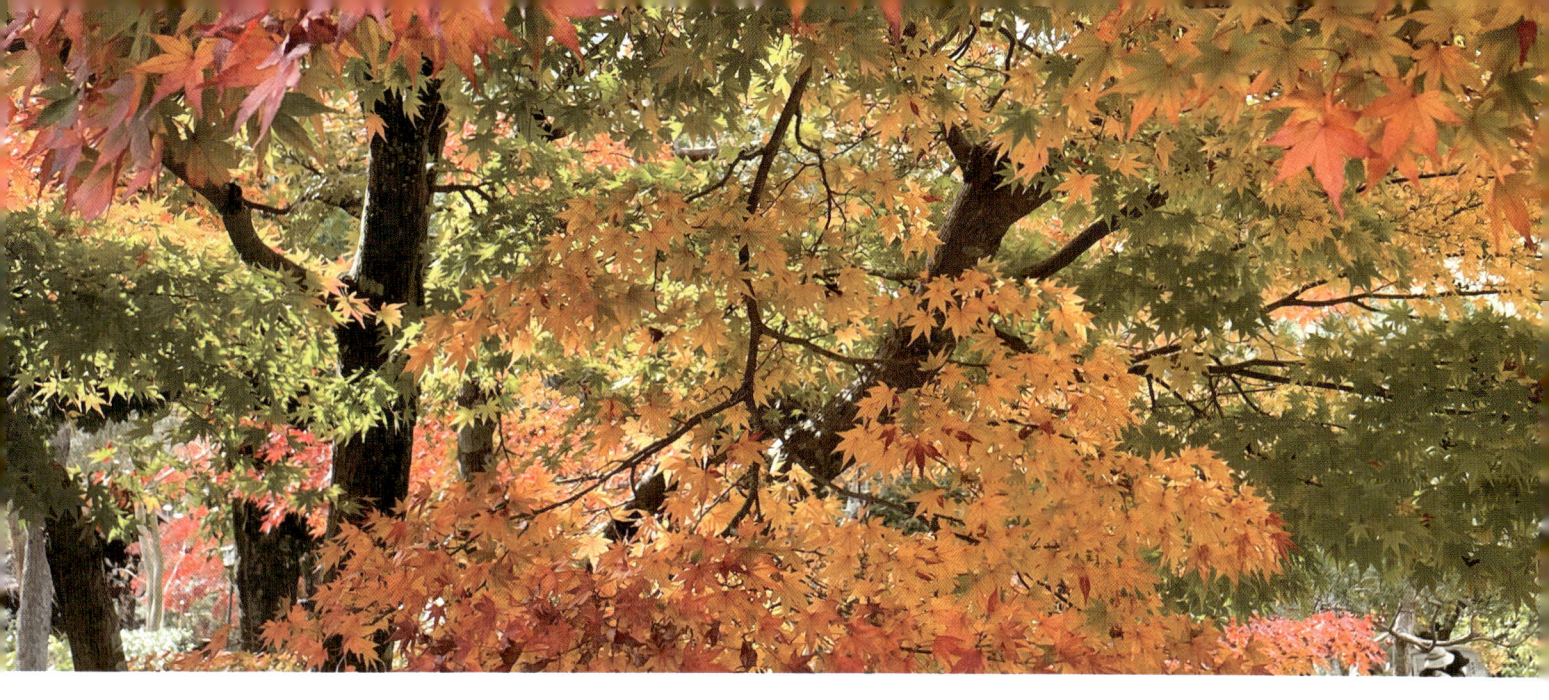

156. 치아가 부실하면 소화 기능에 문제가 생긴다!

위와 장에 부담을 주며, 치아 건강이 췌장암·전립선암·심혈관질환·당뇨에 영향을 준다는 연구도 있다. 입안 세균이 혈관을 타고 면역체계를 자극, 염증을 일으킬 수 있다. 활짝 웃지 못하거나 입 냄새로 대인관계에 불편함도 있다. 치아가 건강하지 못하면, 절대로 우리의 몸은 건강하지 못한다.

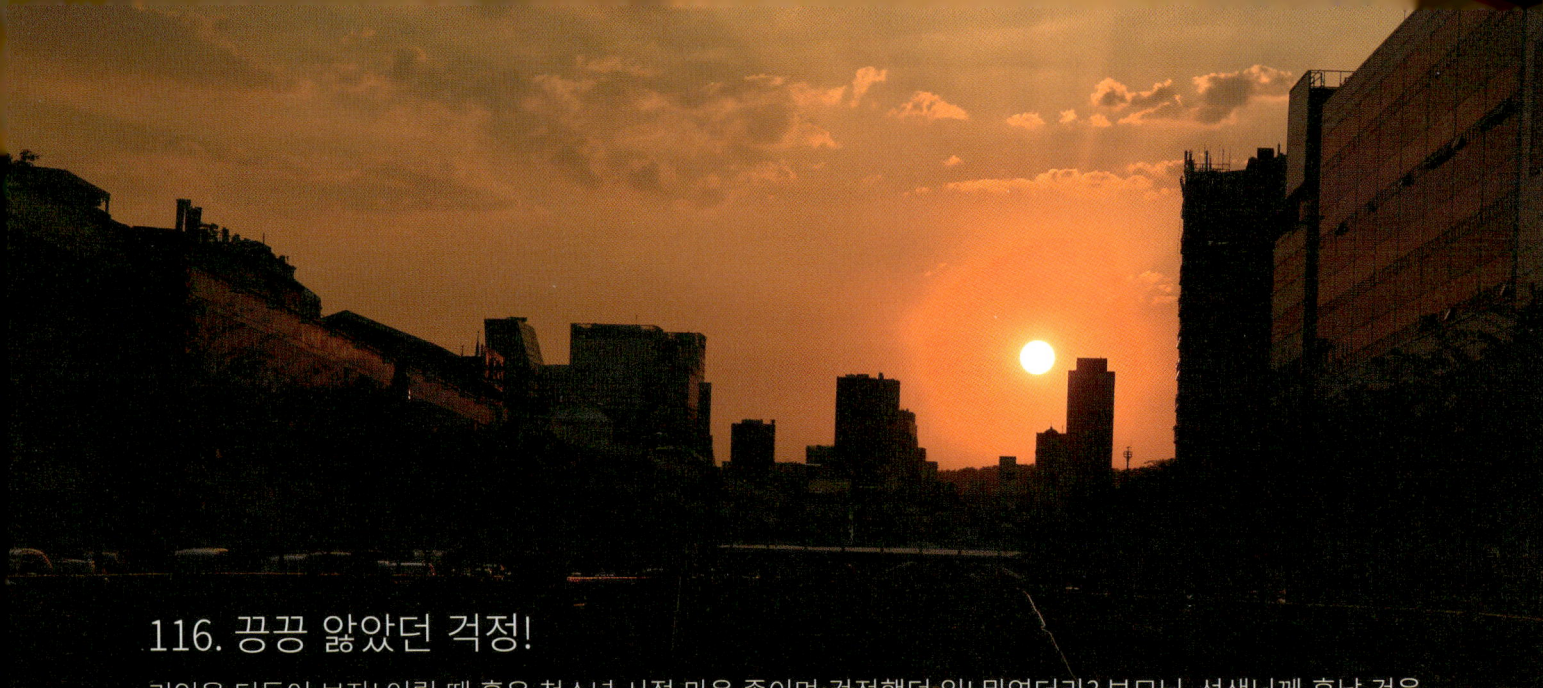

116. 끙끙 앓았던 걱정!

기억을 더듬어 보자! 어릴 때 혹은 청소년 시절 마음 졸이며 걱정했던 일! 뭐였더라? 부모님, 선생님께 혼날 것을 노심초사 걱정했던 일! 내 인생 크게 잘못될 거로 걱정했던 일! 지금은 기억에서조차 흐려졌지만, 그때는 잠도 오지 않고 가슴앓이했다.

연구 조사에 의하면, 절대 발생하지 않을 일이나 이미 일어난 사건에 대한 걱정이 70%, 아주 사소한 일에 대한 걱정이 20%, 어떻게 해도 바꿀 수 없는 일에 대한 걱정이 5%, 해결할 수 있는 걱정은 5%에 불과하다고 한다.

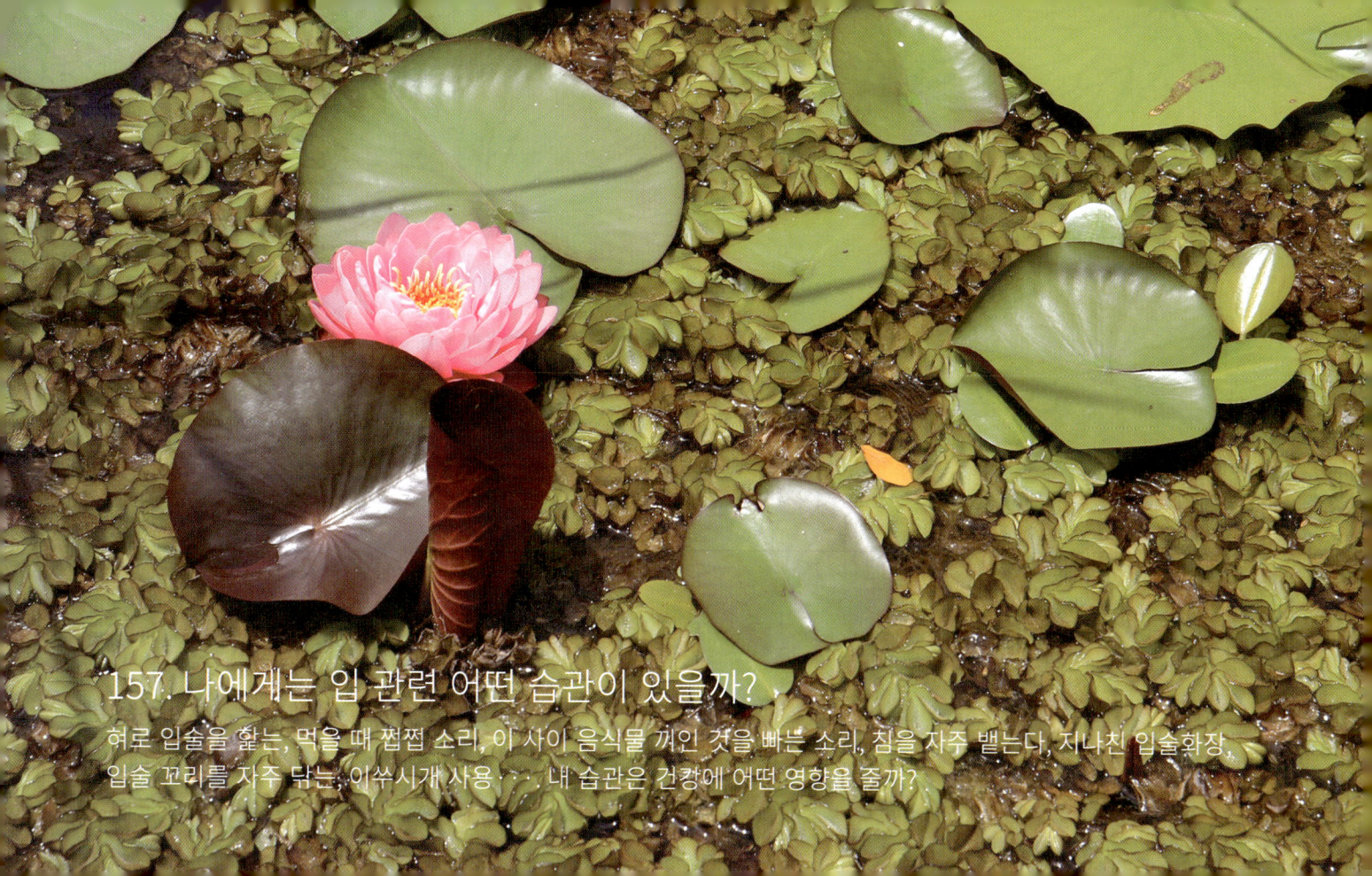

157. 나에게는 입 관련 어떤 습관이 있을까?

혀로 입술을 핥는, 먹을 때 쩝쩝 소리, 이 사이 음식물 끼인 것을 빠른 소리, 침을 자주 뱉는다, 지나친 입술화장, 입술 꼬리를 자주 닦는, 이쑤시개 사용···. 내 습관은 건강에 어떤 영향을 줄까?

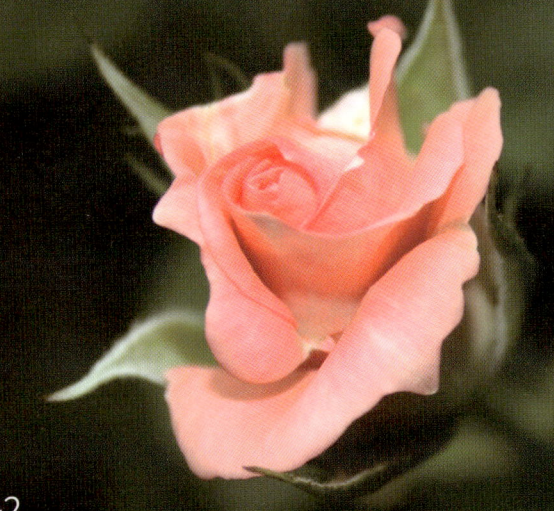

115. 마음 정신 생각이
내 몸을 힘들게 했던 때도 있었을까?

지나친 걱정(생각)이 마음을 불안, 우울하게 해 몸에 나타났던 경우!
흔히 두루뭉술 '신경성'이라고 말하는 - 몸이 온전치 않았던 경험 언제였더라?
예민하게 나타나기도 하고 미미하거나 약하게 나타나기도 한다는데 나도 그런 적이 있었던가?

가슴이 답답하거나 소화가 안 되고 목덜미가 뻣뻣하다.
우울하고 깜짝깜짝 놀라고, 작은 일에도 신경이 쓰인다.
때에 따라 손발이 저리기도 한다. 그런 경우 어떻게 해야지?

※112번 잠·쉼·환경 목표 오늘도 기억! 잠자는 것이 좀 바뀌었나?

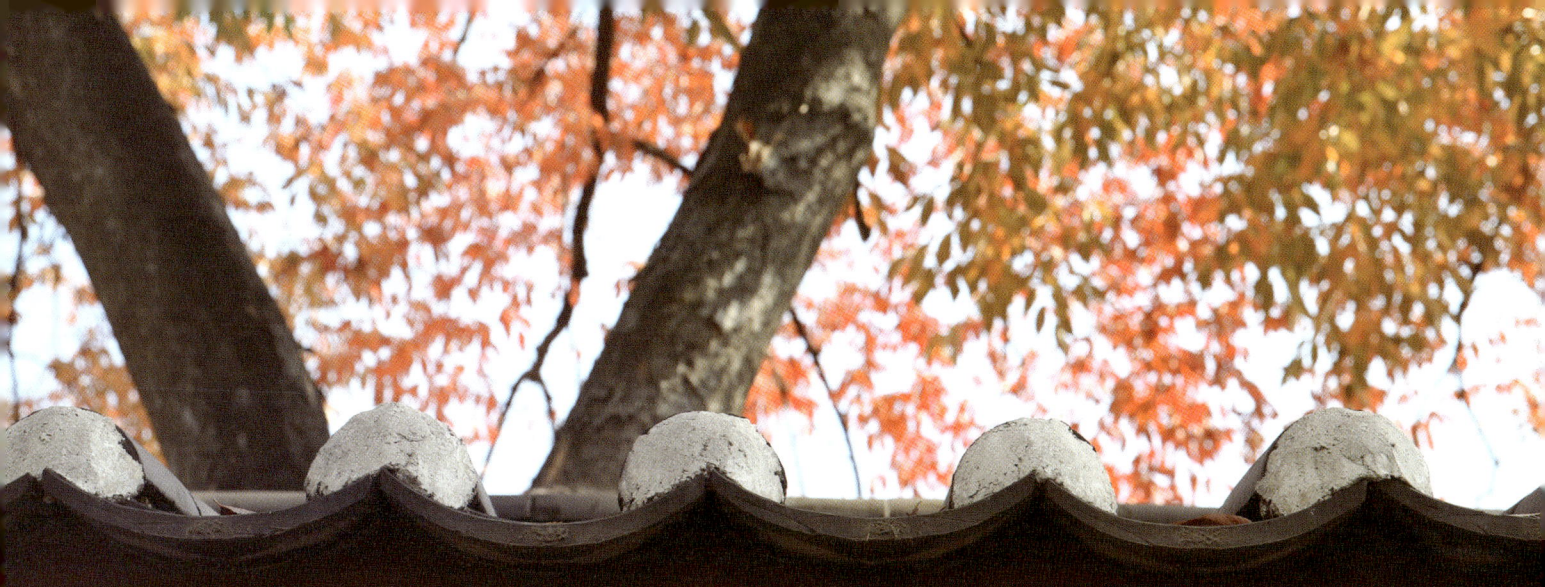

158. 나에게 '턱관절 건강'을 해치는 습관은 없을까?

한쪽으로만 씹거나 턱을 괴는 행동, 이갈이·이 악물기·깨물기·턱 내밀기, 머리를 앞으로 내미는 거북목 자세, 항상 어깨를 움츠린 자세, 혀 내미는 습관, 머리·목·어깨를 긴장시키는 자세. 입을 벌릴 때 귀밑 관절에 '딱' 소리가 나면 턱관절이 건강하지 않은 것이다.

※주위 사람들과 좋은 관계를 유지하는 것! 어렵지만 내 정신건강을 위해.

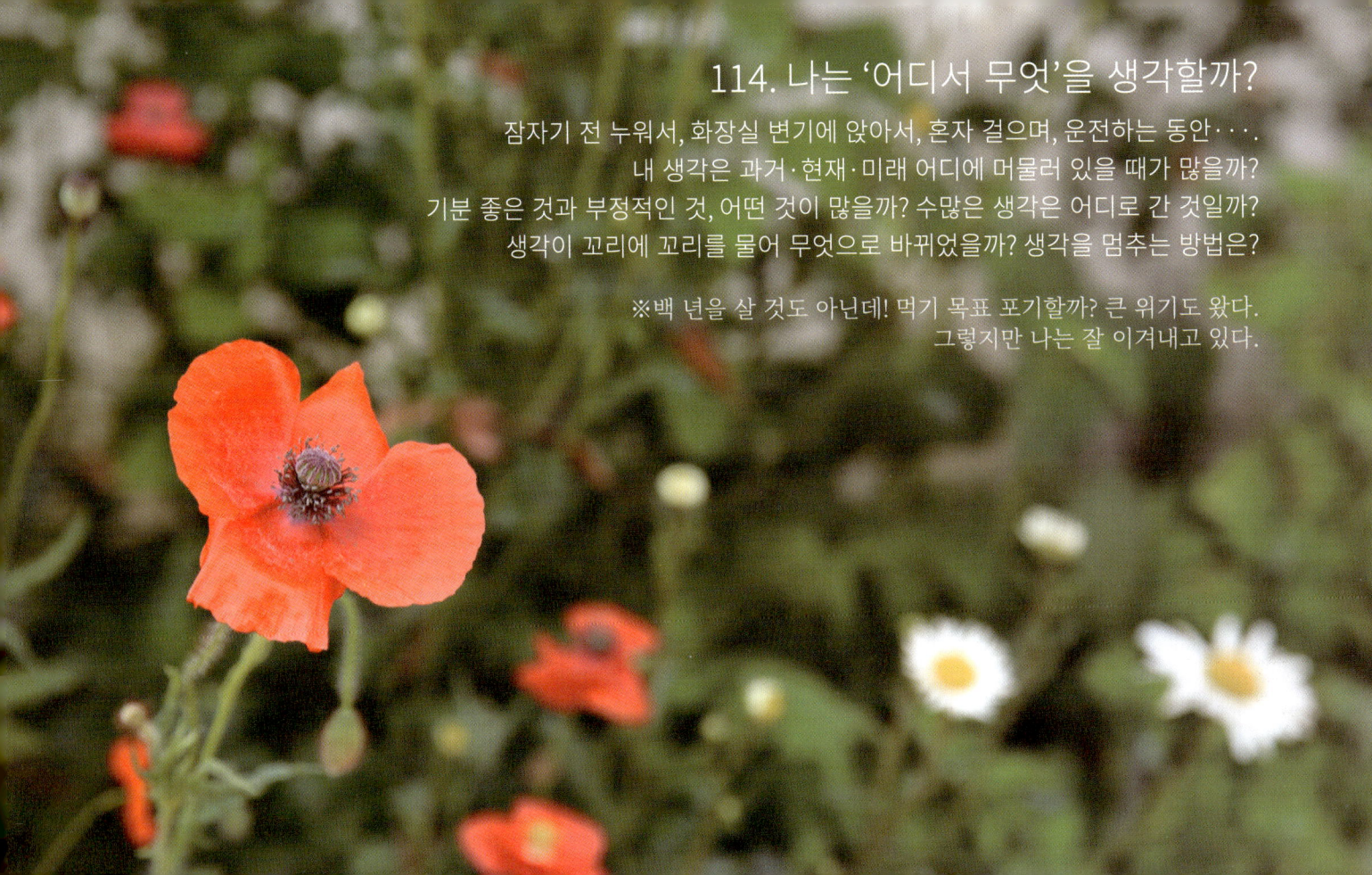

114. 나는 '어디서 무엇'을 생각할까?

잠자기 전 누워서, 화장실 변기에 앉아서, 혼자 걸으며, 운전하는 동안···.
내 생각은 과거·현재·미래 어디에 머물러 있을 때가 많을까?
기분 좋은 것과 부정적인 것, 어떤 것이 많을까? 수많은 생각은 어디로 간 것일까?
생각이 꼬리에 꼬리를 물어 무엇으로 바뀌었을까? 생각을 멈추는 방법은?

※백 년을 살 것도 아닌데! 먹기 목표 포기할까? 큰 위기도 왔다.
그렇지만 나는 잘 이겨내고 있다.

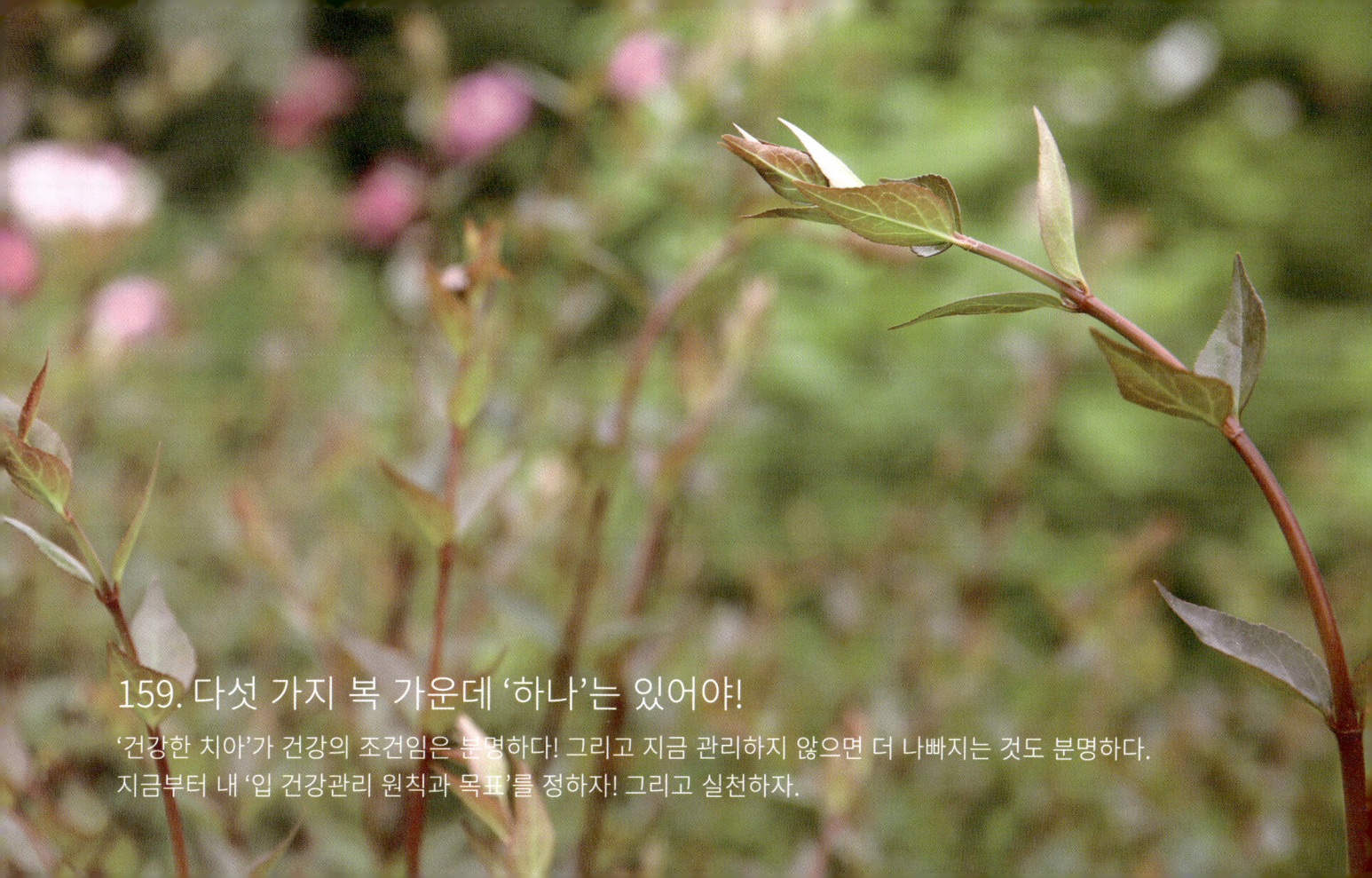

159. 다섯 가지 복 가운데 '하나'는 있어야!

'건강한 치아'가 건강의 조건임은 분명하다! 그리고 지금 관리하지 않으면 더 나빠지는 것도 분명하다.
지금부터 내 '입 건강관리 원칙과 목표'를 정하자! 그리고 실천하자.

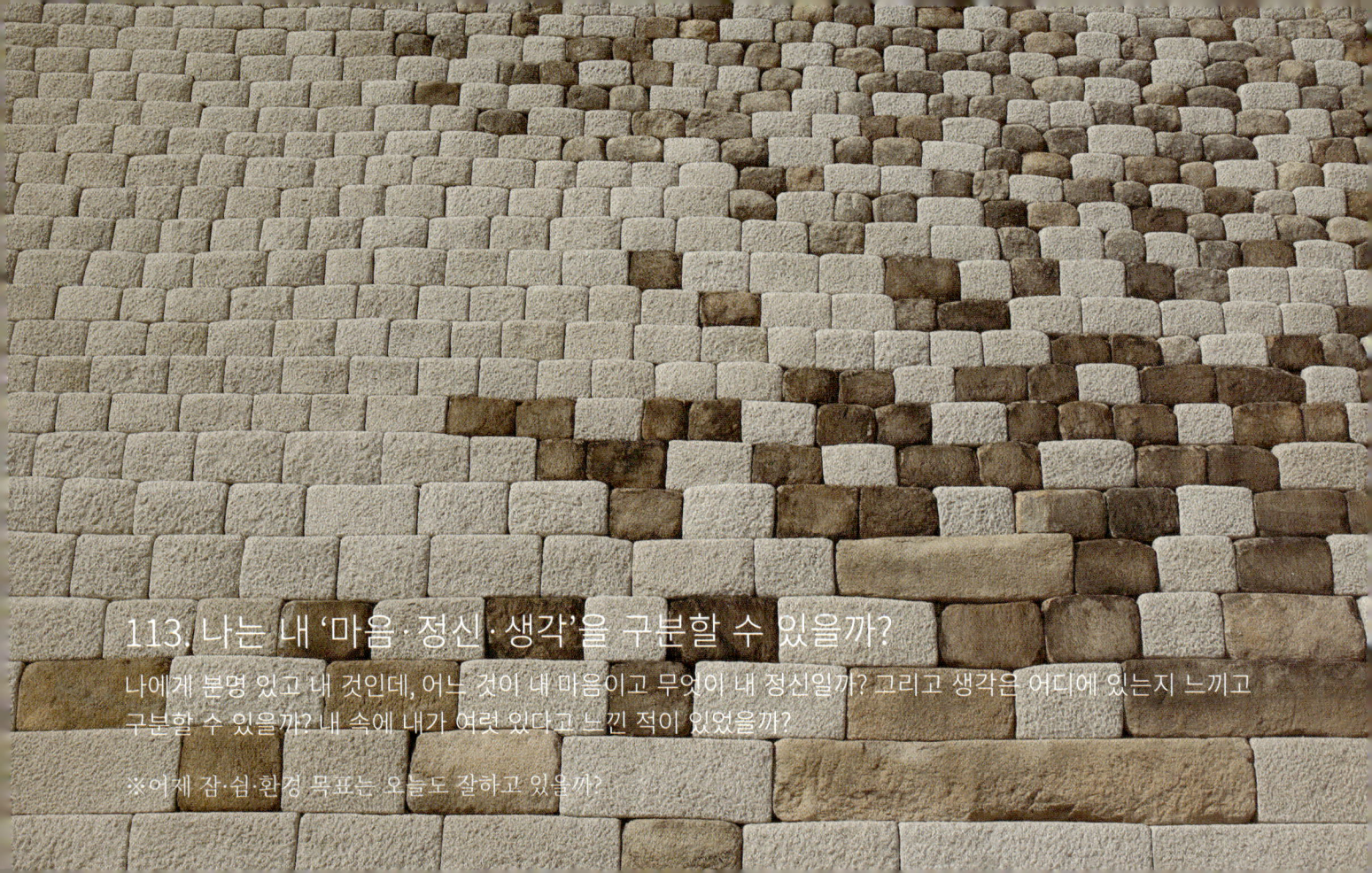

113. 나는 내 '마음·정신·생각'을 구분할 수 있을까?

나에게 분명 있고 내 것인데, 어느 것이 내 마음이고 무엇이 내 정신일까? 그리고 생각은 어디에 있는지 느끼고 구분할 수 있을까? 내 속에 내가 여럿 있다고 느낀 적이 있었을까?

※ 어제 잠·쉼·환경 목표는 오늘도 잘하고 있을까?

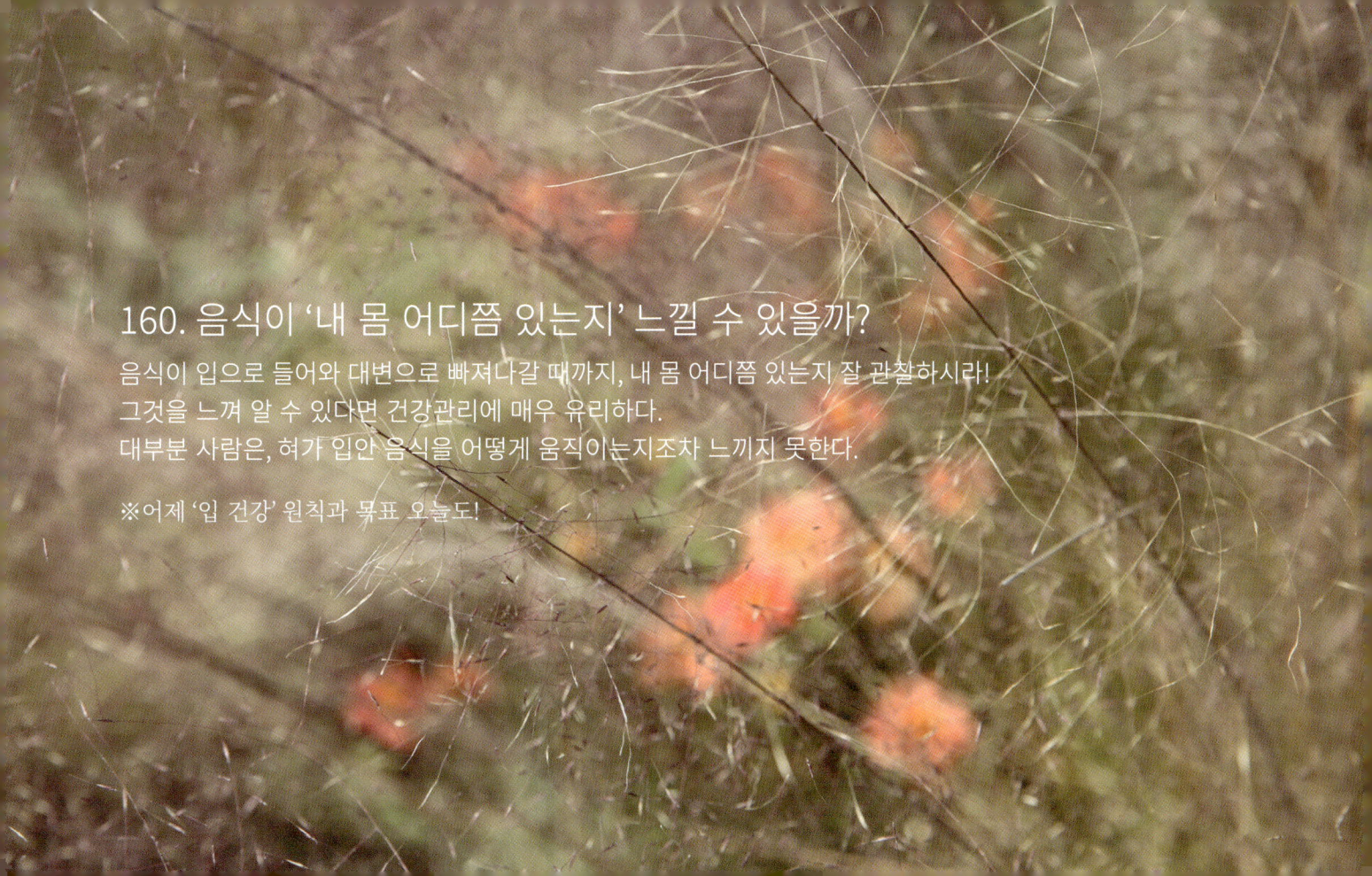

160. 음식이 '내 몸 어디쯤 있는지' 느낄 수 있을까?

음식이 입으로 들어와 대변으로 빠져나갈 때까지, 내 몸 어디쯤 있는지 잘 관찰하시라!
그것을 느껴 알 수 있다면 건강관리에 매우 유리하다.
대부분 사람은, 혀가 입안 음식을 어떻게 움직이는지조차 느끼지 못한다.

※어제 '입 건강' 원칙과 목표 오늘도!

112. 환경이 건강에 영향을 주지만, 그 환경은 내가 만든다!

잠을 잘 자는 사람은 건강하다! 잘 쉬는 사람은 활기차다! 환경은 건강한 생활의 바탕이다! 상식적인 이야기들이지만, 실제 내 생활 하나씩 벗겨보면 아는 것과 실생활은 별개였다. 수면 규칙, 쉬는 원칙, 바꿔야 할 환경 등을 정리해 실천해 보자!

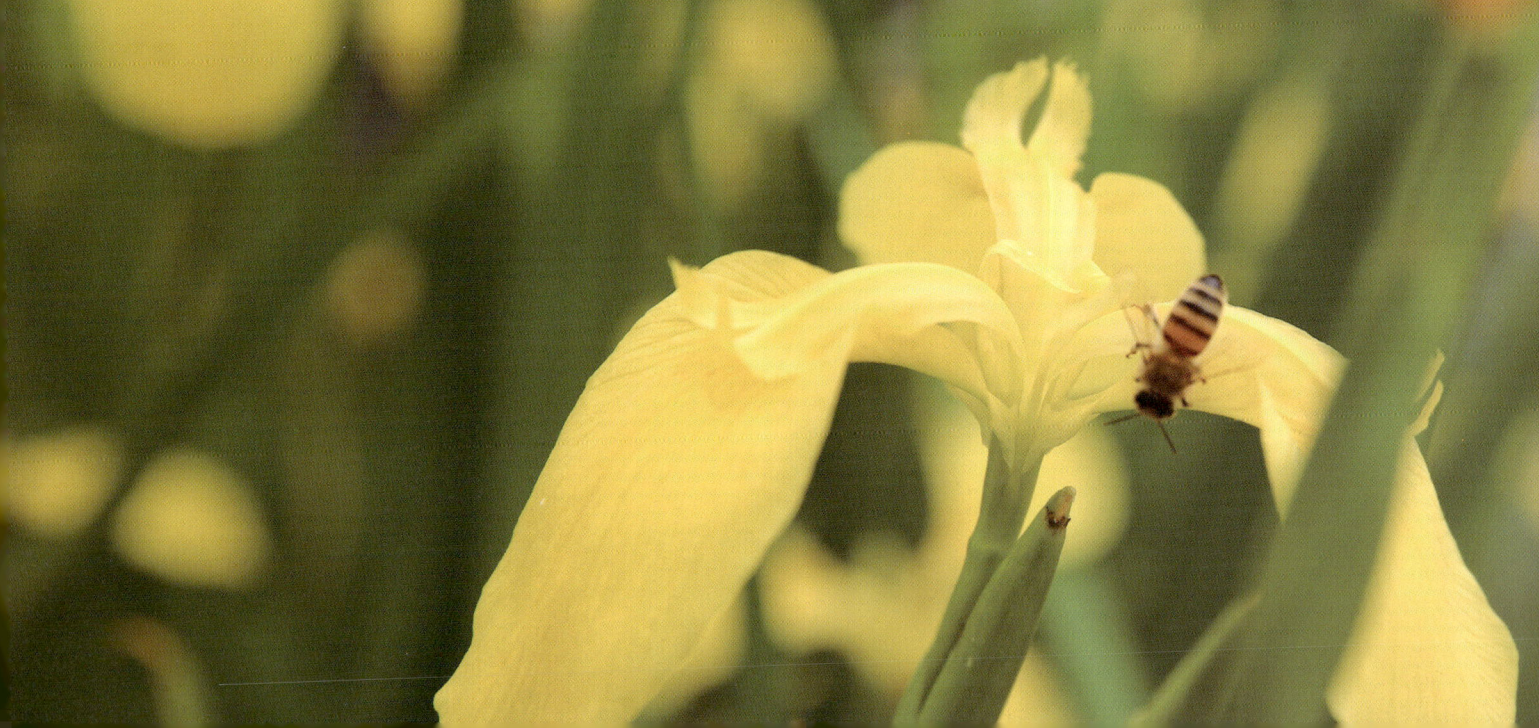

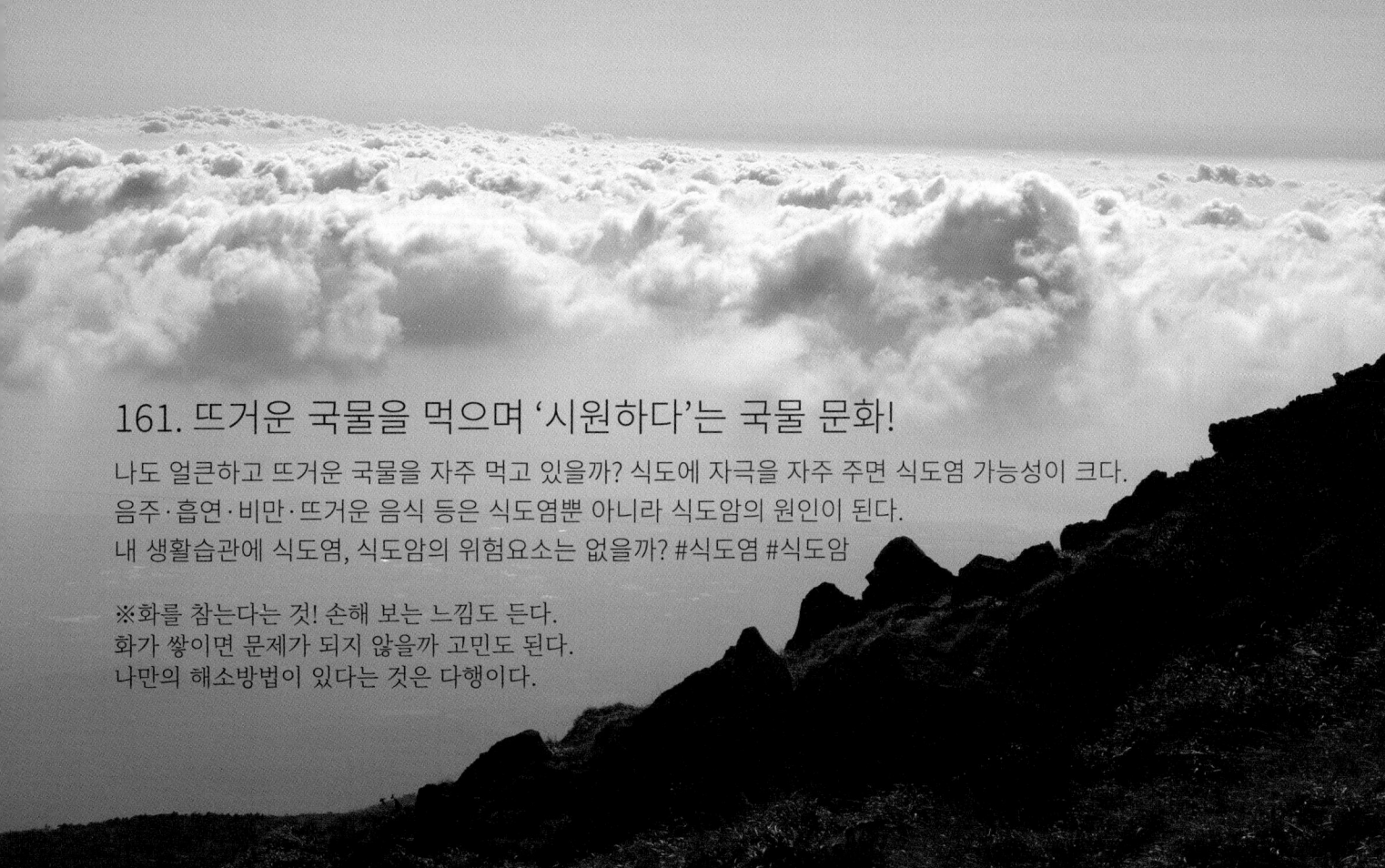

161. 뜨거운 국물을 먹으며 '시원하다'는 국물 문화!

나도 얼큰하고 뜨거운 국물을 자주 먹고 있을까? 식도에 자극을 자주 주면 식도염 가능성이 크다.
음주·흡연·비만·뜨거운 음식 등은 식도염뿐 아니라 식도암의 원인이 된다.
내 생활습관에 식도염, 식도암의 위험요소는 없을까? #식도염 #식도암

※화를 참는다는 것! 손해 보는 느낌도 든다.
화가 쌓이면 문제가 되지 않을까 고민도 된다.
나만의 해소방법이 있다는 것은 다행이다.

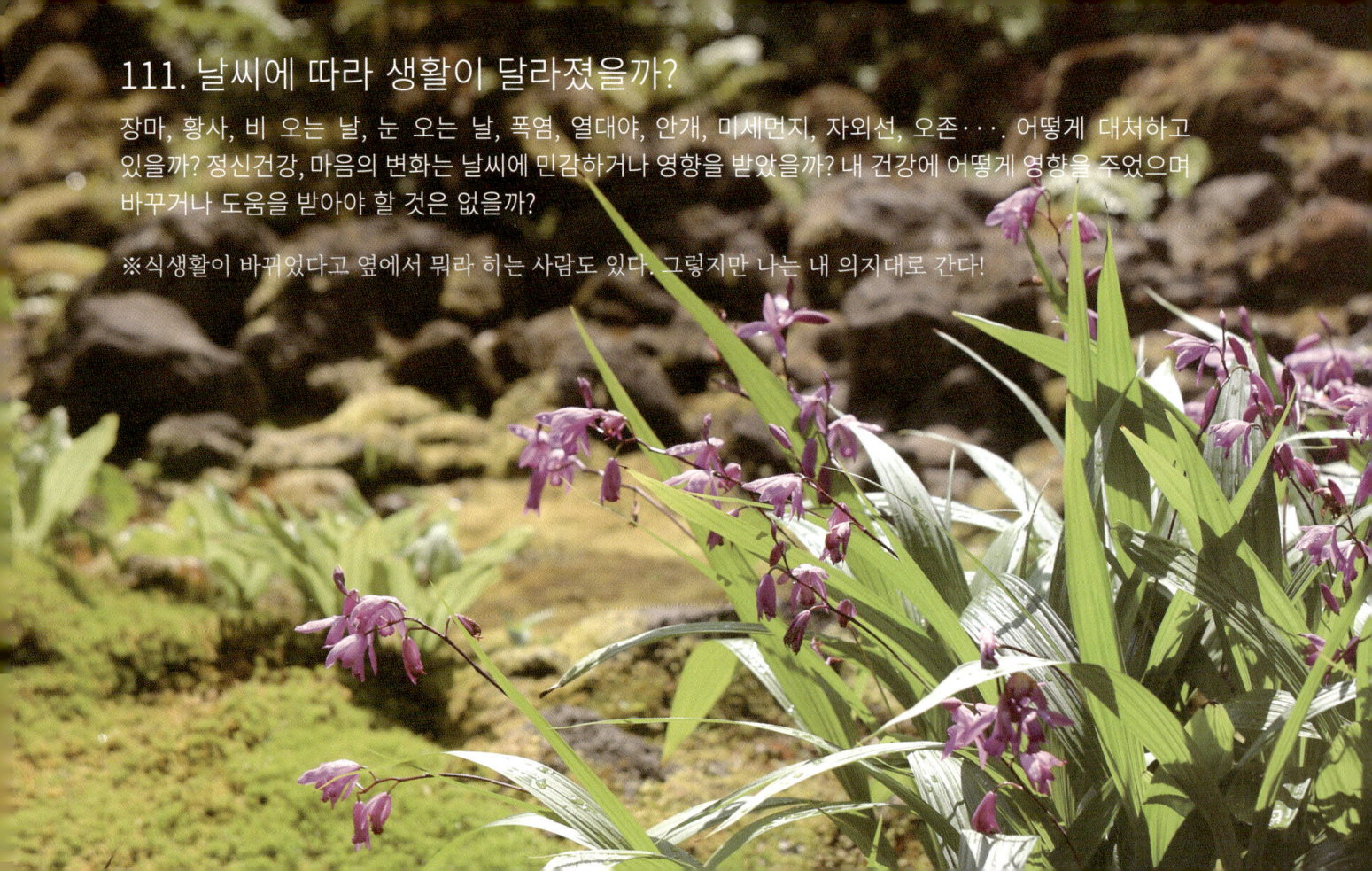

111. 날씨에 따라 생활이 달라졌을까?

장마, 황사, 비 오는 날, 눈 오는 날, 폭염, 열대야, 안개, 미세먼지, 자외선, 오존···. 어떻게 대처하고 있을까? 정신건강, 마음의 변화는 날씨에 민감하거나 영향을 받았을까? 내 건강에 어떻게 영향을 주었으며 바꾸거나 도움을 받아야 할 것은 없을까?

※식생활이 바뀌었다고 옆에서 뭐라 히는 사람도 있다. 그렇지만 나는 내 의지대로 간다!

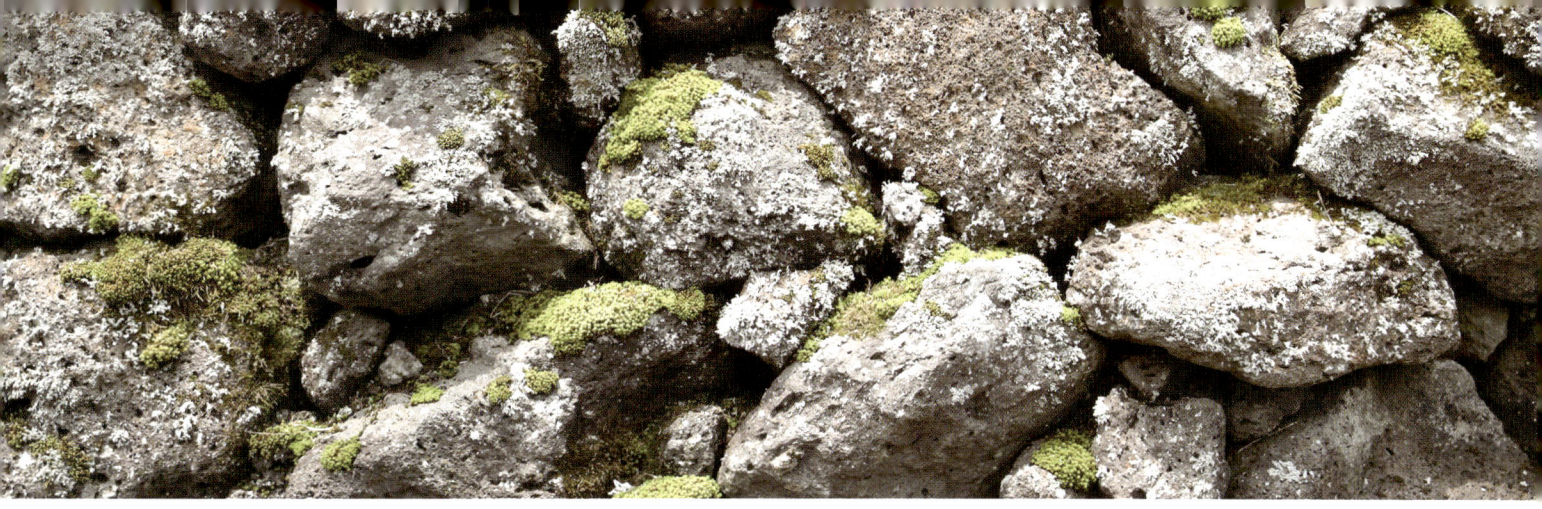

162. '체'한 적이 있었나?

'체'는 정식 질병 이름으로 분류되어 있지 않고 소화불량이라는 이름으로 쓴다. 한국적 정서가 배어있는 증상 아닐까? 소화불량 의미보다, 더 구체적이며 '음식에 의해 막혔다'라는 표현이 적절하다. 나는 어떤 음식을 먹으면, 어떻게 먹으면 자주 체할까?

식사 후 20분 전후에, 엄지와 집게손가락으로 손가락·발가락 사이를 세게 잡고 눌러보면 트림하는 부분을 찾을 수 있다. 기억했다가 체한 것 같을 때, 반복해 세게 잡고 눌러보자.

※'입 건강' 원칙과 목표! 잊지 않기

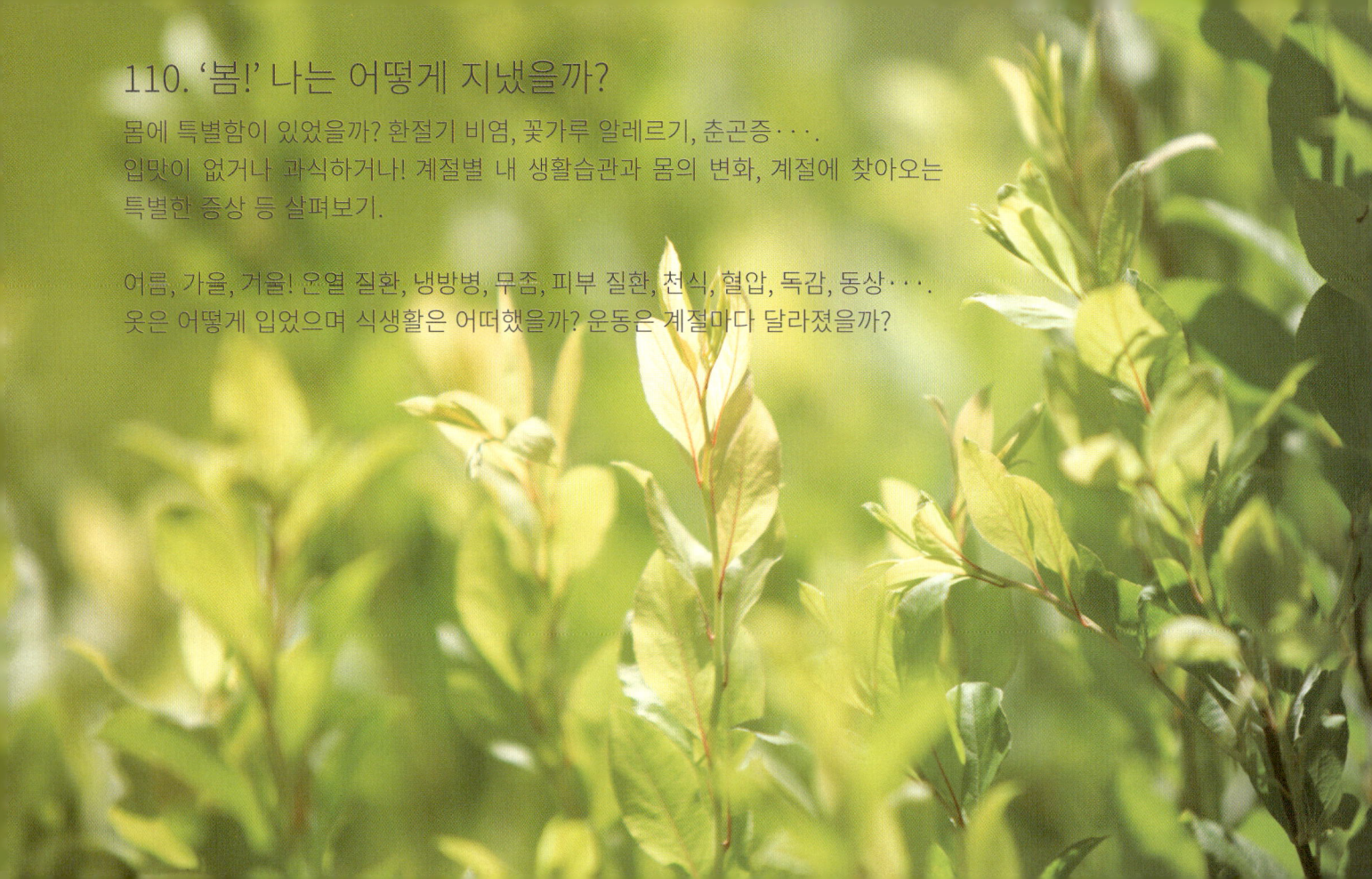

110. '봄!' 나는 어떻게 지냈을까?

몸에 특별함이 있었을까? 환절기 비염, 꽃가루 알레르기, 춘곤증···.
입맛이 없거나 과식하거나! 계절별 내 생활습관과 몸의 변화, 계절에 찾아오는
특별한 증상 등 살펴보기.

여름, 가을, 겨울! 온열 질환, 냉방병, 무좀, 피부 질환, 천식, 혈압, 독감, 동상···.
옷은 어떻게 입었으며 식생활은 어떠했을까? 운동은 계절마다 달라졌을까?

163. 나는 어떤 경우 토할까?

소위 '오바이트'라 말하는 구토는, 과식뿐 아니라 원인이 다양하다. 신물이 날 정도 토하기도 하는데 - 음식물에 이상이 있을 때(과식, 식중독 등), 식도와 위 연결 부위 괄약근이 약해질 때, 질병(위장염, 담낭염, 간염, 췌장염, 복막염 등)의 증상, 멀미 등 신경계 이상이 원인일 수 있다.

음주 후 구토는, 술이든 안주든 내 몸이 감당할 수 없을 만큼 마시거나 먹거나 오버이트(overeat)한 것이 분명하다. ※1번 주제 다시 보기

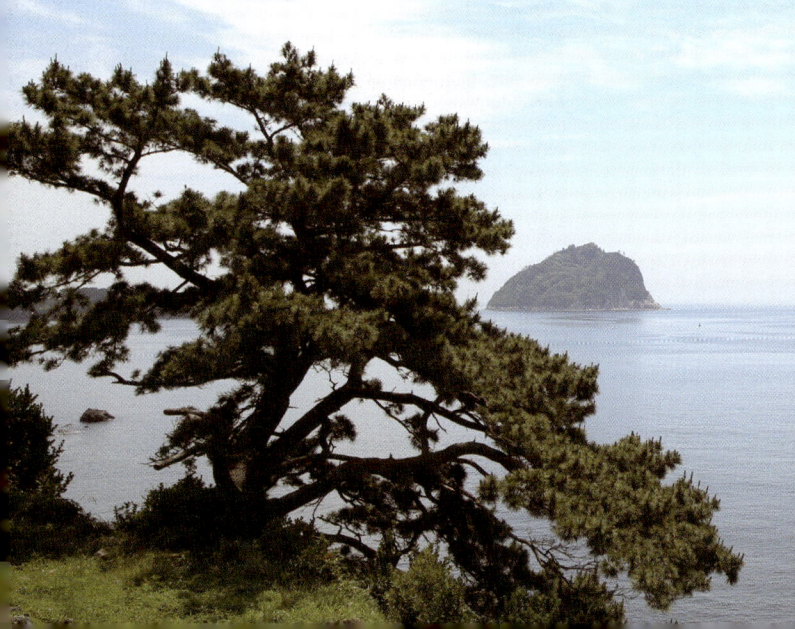

109. 나는 어떻게 목욕하고 있을까?

매일 혹은, 2일 3일에 한 번? 10~20분, 1시간? 뜨거운 물에 불려 때를 밀어내고 있을까?
가볍게 거품 샤워를 하고 있을까? 대중목욕탕 사우나를 종종 이용하고 있을까?
내게 적합한 목욕방법은? 샤워나 목욕, 손·발 씻기 습관 가운데 어떤 나쁜 습관이 나에게 있을까?

164. 나는 어떤 경우에 '배'가 아팠을까?

사촌이 땅을 사도 아프지 않던 배가, 이유 없이 심하게 아프다? 복통의 원인은 수없이 많다. 복통의 원인을 모르면 병이 깊어져 떠날 수도 있다. 통증의 위치, 음식 섭취 여부, 기저질환 등 여러 가지 살펴봐야 한다!

부분별 통증 원인 - 오른쪽 위(담낭, 간 등), 왼쪽 위(위, 십이지장, 췌장 등), 오른쪽 아래(충수, 맹장, 대장, 자궁 등), 명치(위, 담낭, 췌장 등), 배 전체(복막, 대장, 장폐색 등) #복부 통증

※159 '입 건강' 원칙과 목표 잘하고 있다!

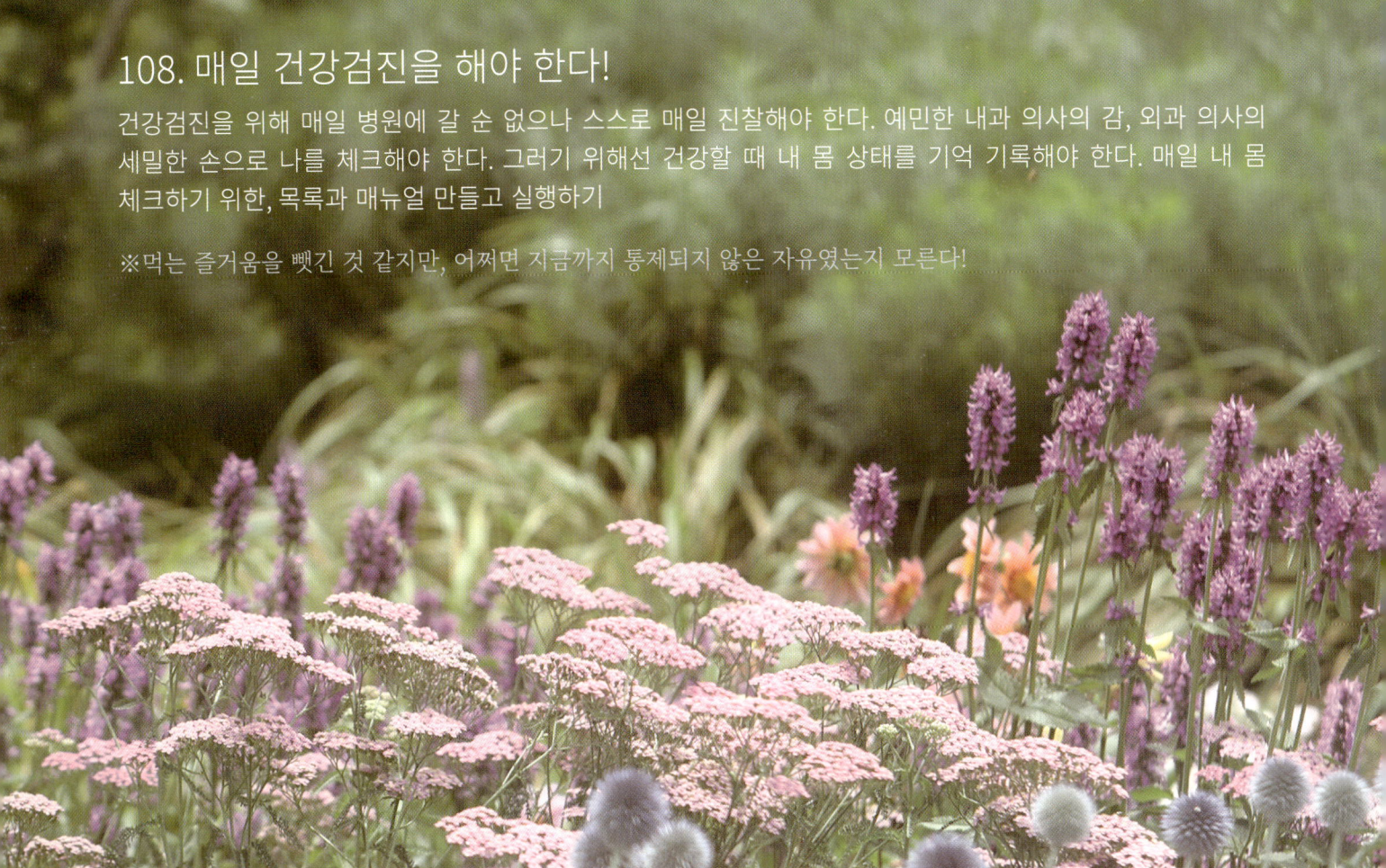

108. 매일 건강검진을 해야 한다!

건강검진을 위해 매일 병원에 갈 순 없으나 스스로 매일 진찰해야 한다. 예민한 내과 의사의 감, 외과 의사의 세밀한 손으로 나를 체크해야 한다. 그러기 위해선 건강할 때 내 몸 상태를 기억 기록해야 한다. 매일 내 몸 체크하기 위한, 목록과 매뉴얼 만들고 실행하기

※먹는 즐거움을 뺏긴 것 같지만, 어쩌면 지금까지 통제되지 않은 자유였는지 모른다!

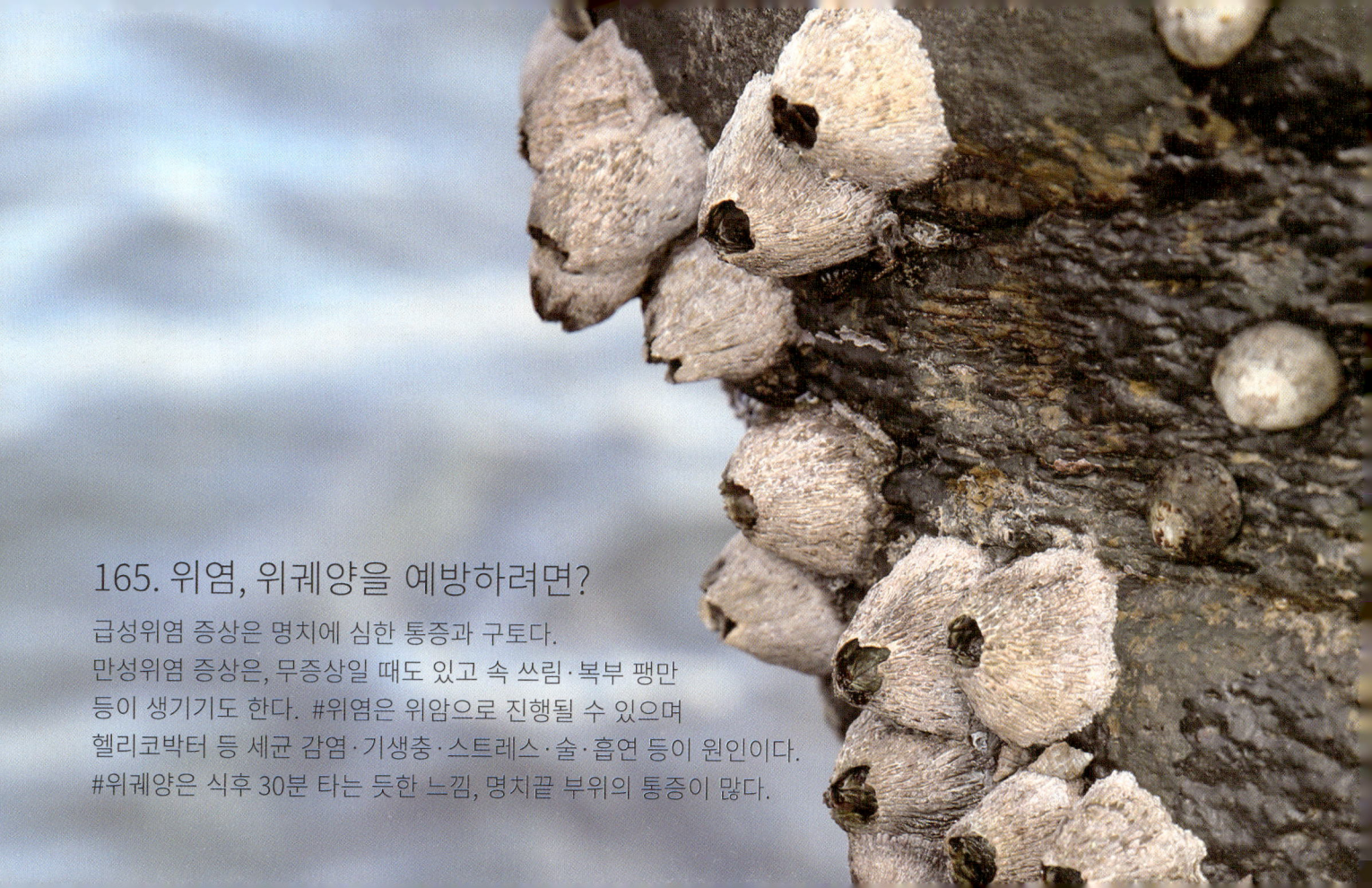

165. 위염, 위궤양을 예방하려면?

급성위염 증상은 명치에 심한 통증과 구토다.
만성위염 증상은, 무증상일 때도 있고 속 쓰림·복부 팽만
등이 생기기도 한다. #위염은 위암으로 진행될 수 있으며
헬리코박터 등 세균 감염·기생충·스트레스·술·흡연 등이 원인이다.
#위궤양은 식후 30분 타는 듯한 느낌, 명치끝 부위의 통증이 많다.

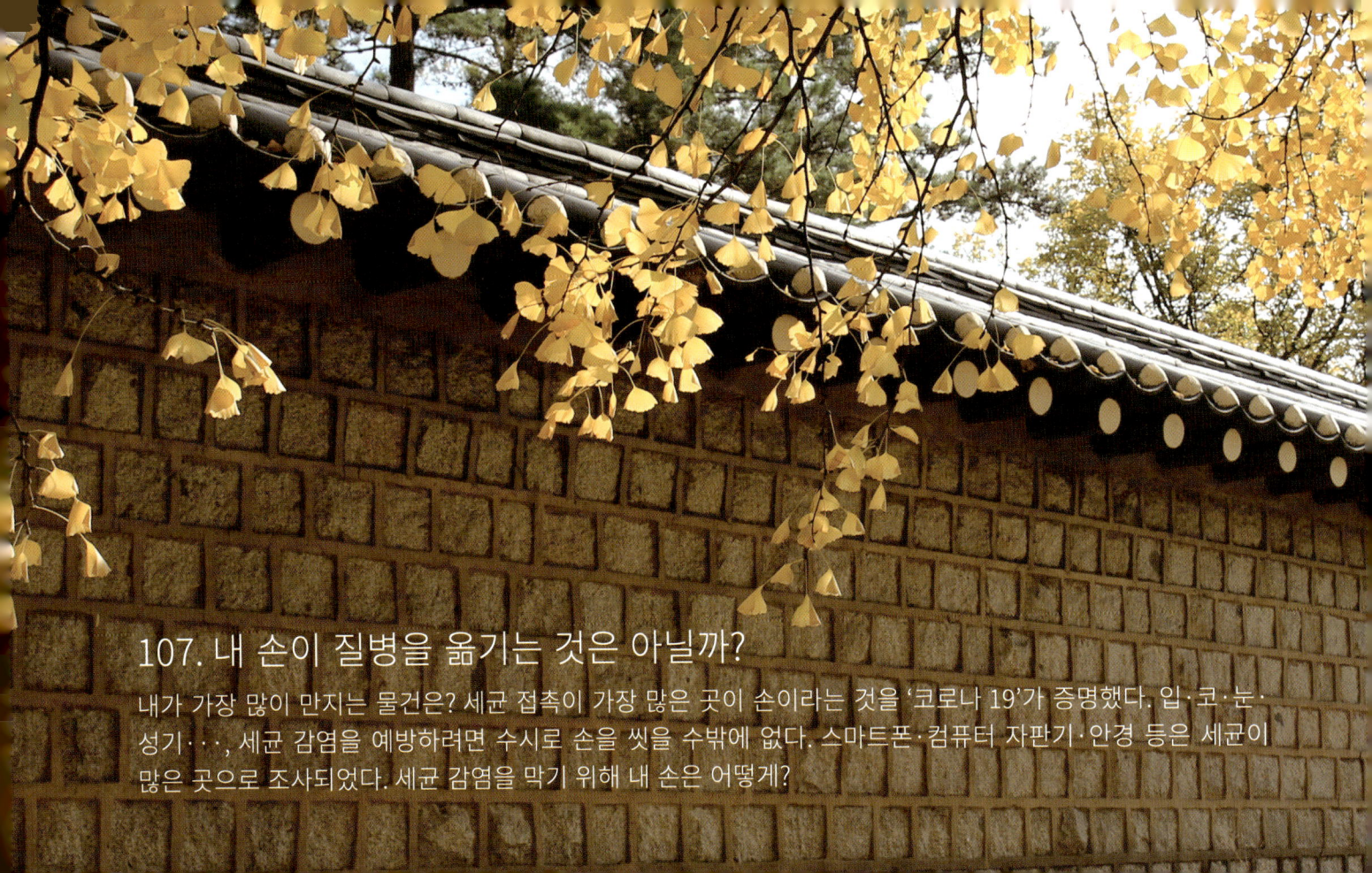

107. 내 손이 질병을 옮기는 것은 아닐까?

내가 가장 많이 만지는 물건은? 세균 접촉이 가장 많은 곳이 손이라는 것을 '코로나 19'가 증명했다. 입·코·눈·성기…, 세균 감염을 예방하려면 수시로 손을 씻을 수밖에 없다. 스마트폰·컴퓨터 자판기·안경 등은 세균이 많은 곳으로 조사되었다. 세균 감염을 막기 위해 내 손은 어떻게?

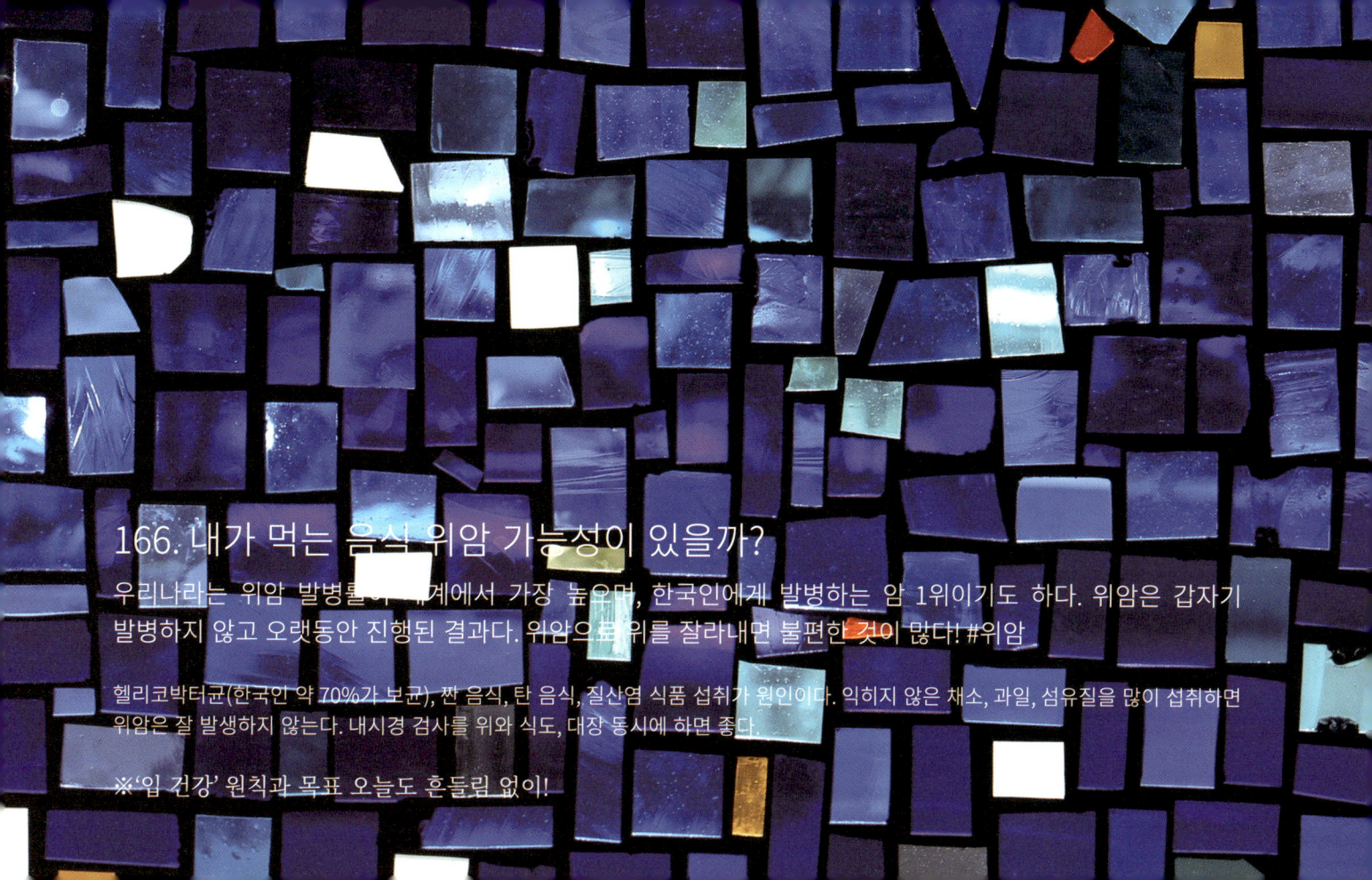

166. 내가 먹는 음식 위암 가능성이 있을까?

우리나라는 위암 발병률이 세계에서 가장 높으며, 한국인에게 발병하는 암 1위이기도 하다. 위암은 갑자기 발병하지 않고 오랫동안 진행된 결과다. 위암으로 위를 잘라내면 불편한 것이 많다! #위암

헬리코박터균(한국인 약 70%가 보균), 짠 음식, 탄 음식, 질산염 식품 섭취가 원인이다. 익히지 않은 채소, 과일, 섬유질을 많이 섭취하면 위암은 잘 발생하지 않는다. 내시경 검사를 위와 식도, 대장 동시에 하면 좋다.

※ '입 건강' 원칙과 목표 오늘도 흔들림 없이!

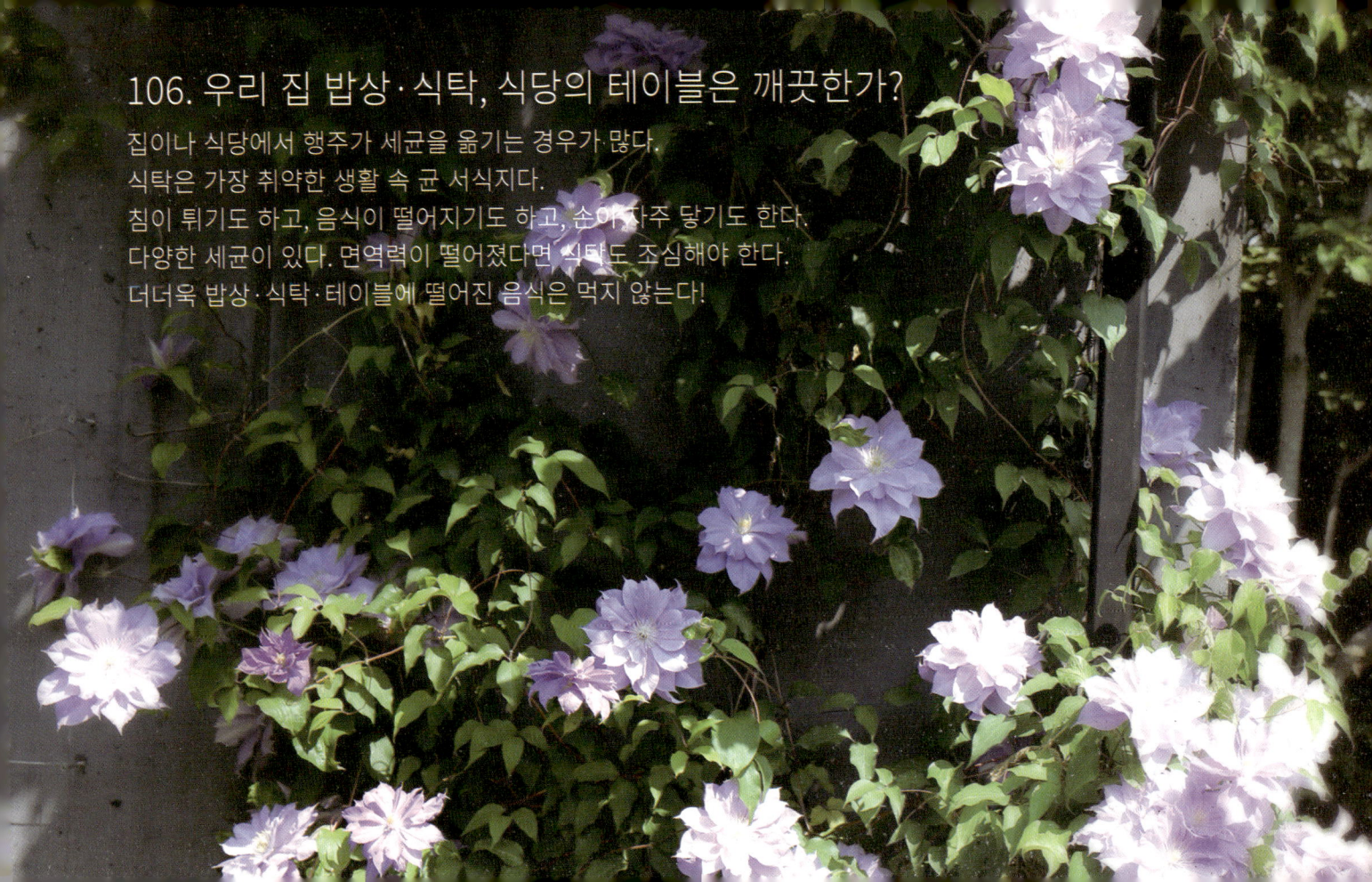

106. 우리 집 밥상·식탁, 식당의 테이블은 깨끗한가?

집이나 식당에서 행주가 세균을 옮기는 경우가 많다.
식탁은 가장 취약한 생활 속 균 서식지.
침이 튀기도 하고, 음식이 떨어지기도 하고, 손이 자주 닿기도 한다.
다양한 세균이 있다. 면역력이 떨어졌다면 식탁도 조심해야 한다.
더더욱 밥상·식탁·테이블에 떨어진 음식은 먹지 않는다!

167. 장염으로 링거 주사 맞으며 병원 신세 진 적이 있을까?

장염은 '급성 위장염'을 말한다! 음식·사람 접촉을 통해 바이러스, 박테리아, 기생충 등으로 위와 장에 염증이 생기는 것을 말하는데 설사와 구토가 생긴다. 복부에 가스가 차며 심한 통증을 동반한다. 탈수 증상과 고열로 인해 두통이 발생하기도 한다. '손 잘 씻기'는 장염의 기본수칙! #장염

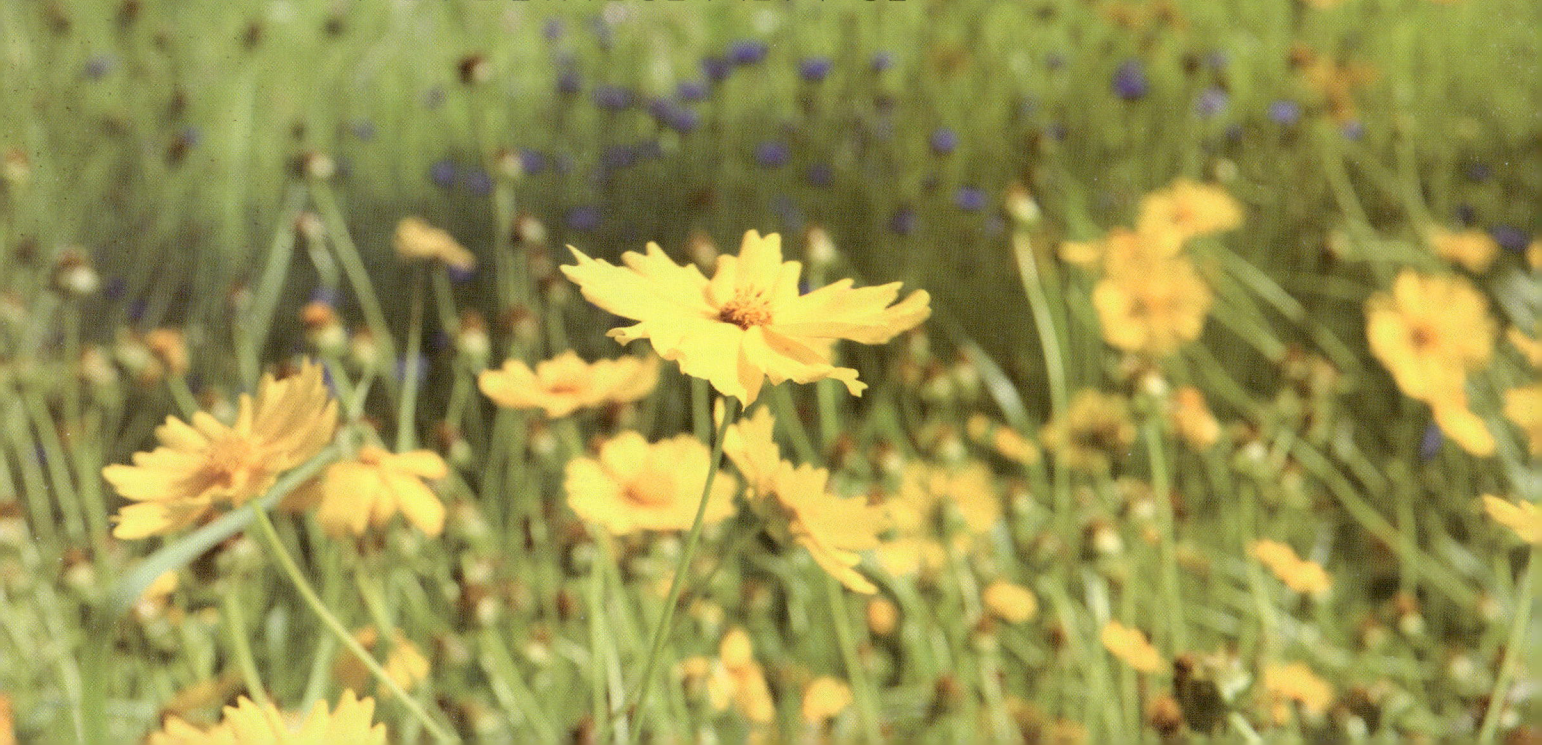

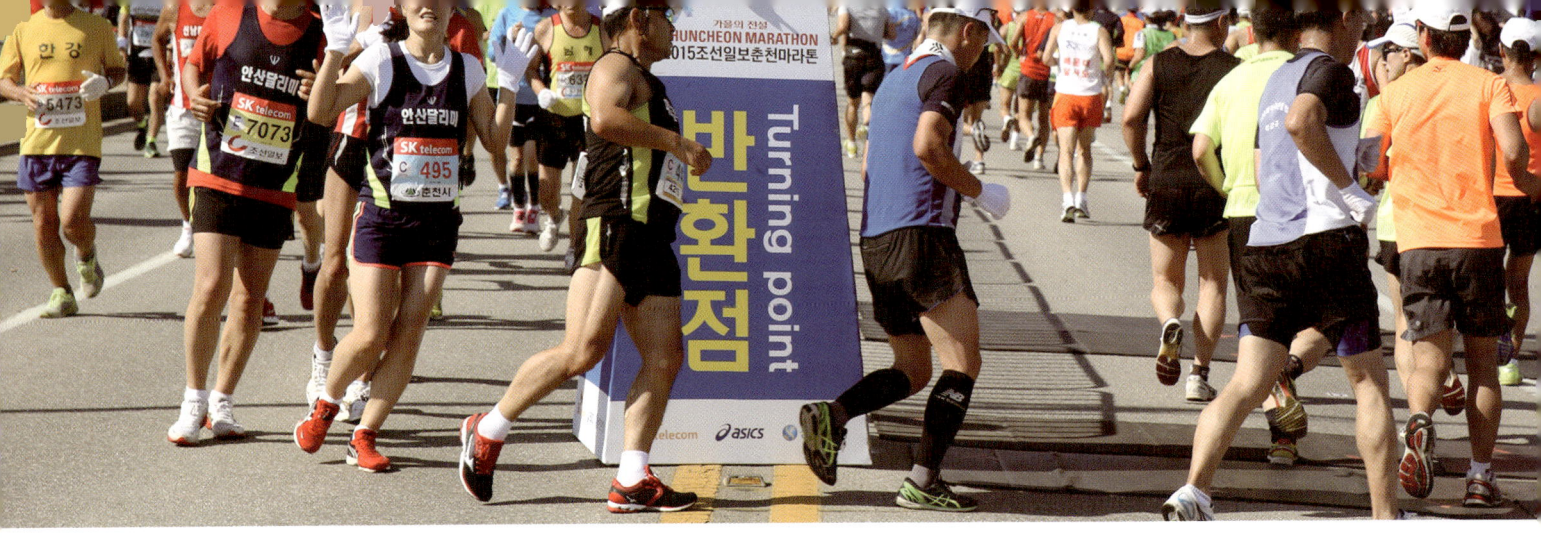

104. 건강이 주제인 모임, 만남은 어떨까?

걷기, 자전거 타기, 등산, 마라톤, 수영, 배드민턴, 축구, 야구 등 건강을 위한 동호회도 많다. 모임 관심사가 '건강'이면 어떨까? 건강 관련 정부 교환, 건강해져 축하(상)받는 분위기 등이면···. 몸무게 목표, 걷기 목표, 허리둘레 목표를 달성한 회원에게 상을 주는 모임!

105. 취미생활은 내 건강에 어떤 영향을 줄까?

내가 지금 하는, 하고 싶은 취미생활은 내 몸과 정신건강에 어떤 영향을 줄까?

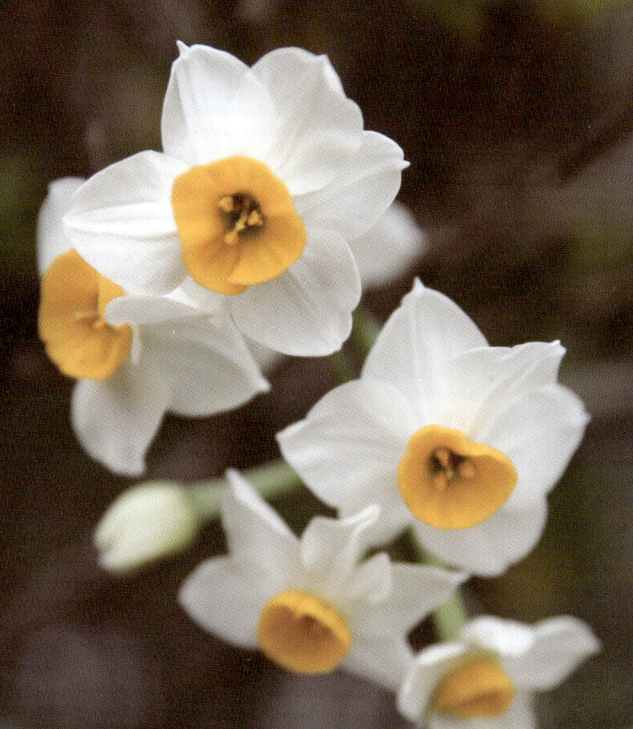

168. 십이지장 궤양의 원인은 위산의 과다 분비와 흡연!

위와 연결된 소장에서 대부분 음식물 영양분이 흡수된다.
십이지장·공장·회장 세 부분이 하나로 이어져 있으며,
맹장·충수를 거쳐 대장으로 연결되어 있다.
간·담낭·췌장이 십이지장으로 소화액을 보내는데,
단백질·탄수화물·지방을 소화한다.
음식물이 소장을 통과하는 데 보통 3~6시간. #십이지장

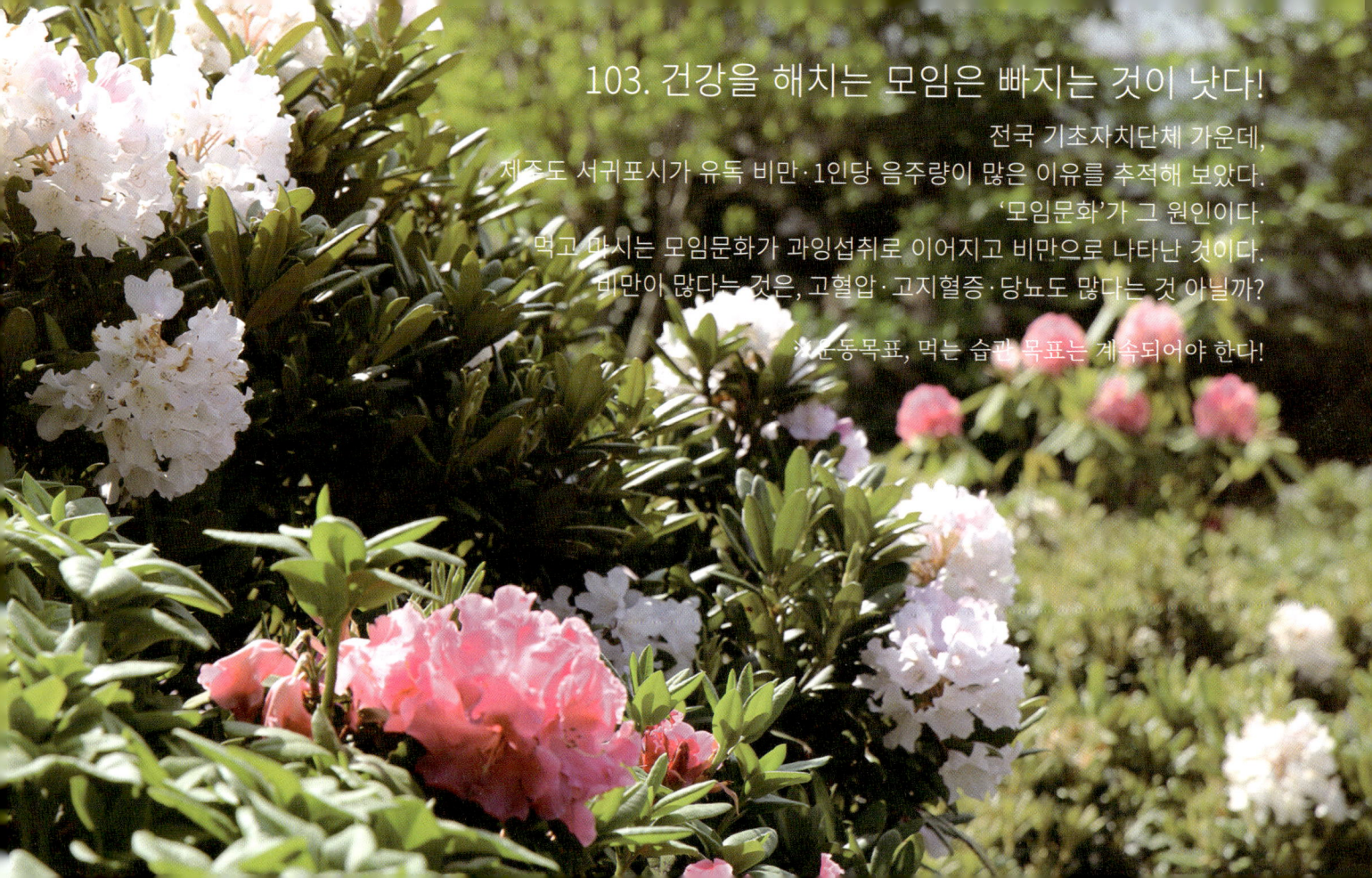

103. 건강을 해치는 모임은 빠지는 것이 낫다!

전국 기초자치단체 가운데,
제주도 서귀포시가 유독 비만·1인당 음주량이 많은 이유를 추적해 보았다.
'모임문화'가 그 원인이다.
먹고 마시는 모임문화가 과잉섭취로 이어지고 비만으로 나타난 것이다.
비만이 많다는 것은, 고혈압·고지혈증·당뇨도 많다는 것 아닐까?

※ 운동목표, 먹는 습관 목표는 계속되어야 한다!

169. 대장! 음식물 찌꺼기 처리장에는 균이 많다.

대장에서는 소화액이 나오지 않으므로 소화작용은
하지 않고, 소화 후 남은 음식물의 수분 흡수와
비타민 B와 비타민 K를 합성하며, 음식물 찌꺼기를 대변으로
만들어 배변해주는 기능을 한다.
음식물 찌꺼기가 대장에 머무르는 시간은 9~16시간이다.
#대장 #대장암

대장에는 100종류 100조 개의 세균이 있는 것으로 알려져 있다.
유해균은 음식물 찌꺼기의 부패, 가스 생성, 변비, 설사,
면역력 저하의 원인이 되어 위암, 대장암 등이 발병한다!
나의 장 건강은? 대변본 후에는 반드시 손 씻기!
대변 1g에는 100억~1000억 개 대장균이 있다.

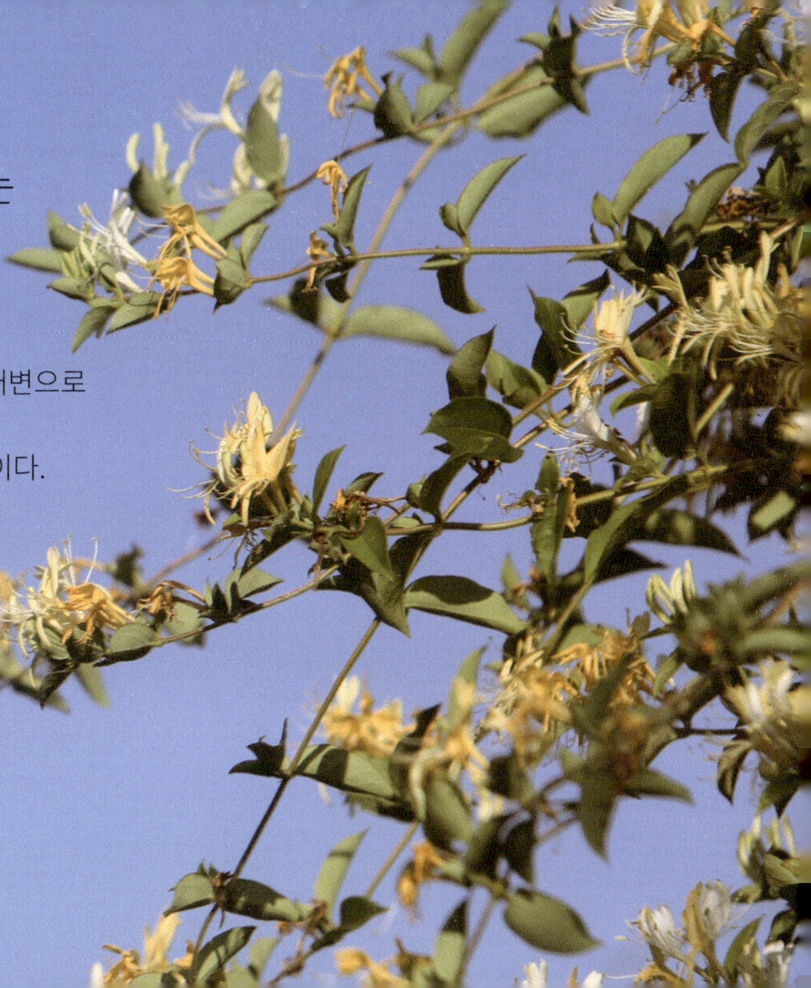

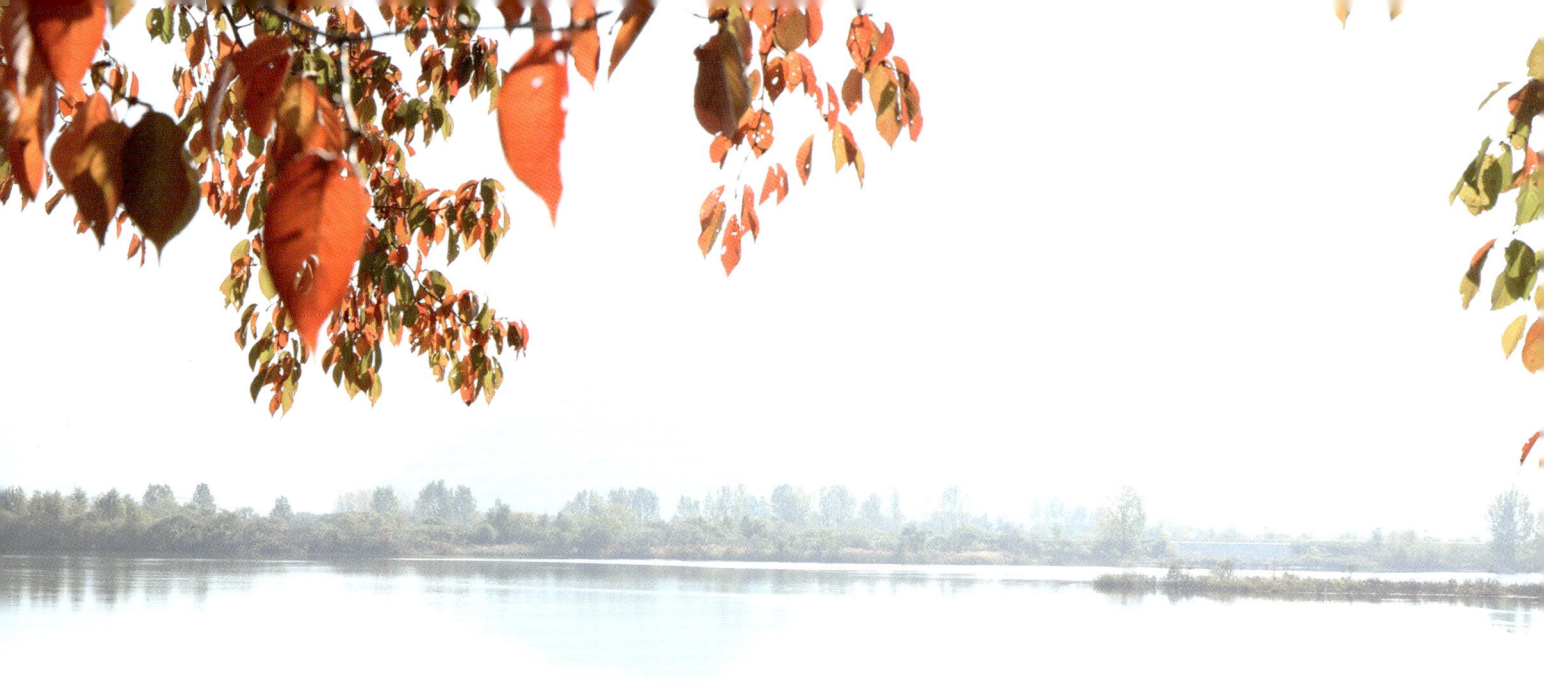

102. 나에게 건강을 해치는 어떤 게으름이 있을까?

편리함 때문에 건강 해치는 습관은? 내 몸과 마음, 정신에 배어있는 게으름 찾아보기! 게으름은 건강의 적이다. 허리 아플 정도 잠을 자는 것, 오래 앉아 있는 것, 운동하지 않는 것(덜 움직이는 것), 너무 푹 쉬는 것‥‥. 몸이나 생각 속에, 건강을 해치는 게으름은 분명 있다!

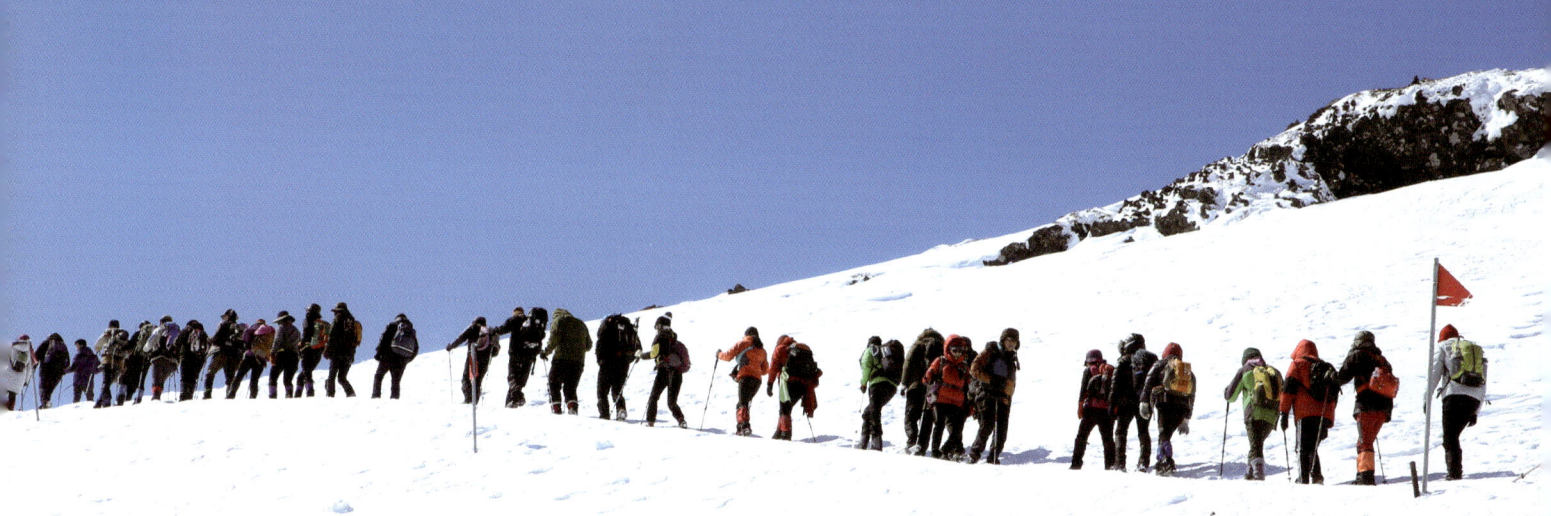

170. 나는 대장암에서 안전할까?

여러 가지 원인이 있으나, 과다한 지방·열량·육류 섭취가 원인이며 흡연량에 따라 대장암은 더 위험해진다. 소고기·돼지고기·양고기 등 붉은색 고기와 햄·소시지·베이컨·육포 같은 육가공이나 술 등을 줄여야 한다. 대장암을 예방하기 위해, 나는 무엇을 먹을까? 내시경 검사는?

※ '입 건강' 원칙과 목표 매일 꾸준히 실행하기!

101. 화장실 세면장에서 전염되는 질병은 없을까?

집, 직장, 공공장소⋯.
하루에도 몇 번씩 화장실·세면장을 사용한다.
별생각 없이 사용하는 화장실·세면장에서
세균 감염은 없을까?
나의 화장실·세면장 사용습관은?

화장실 문손잡이, 전등 스위치 등에서
칸디다성 곰팡이균, 엔베로박테리아균, 대장균 등이 검출되었다.
변기·손잡이 만지는 손과 성기 잡고 소변보는 손을 다르게!
생리대·패드 교환 전 손 씻기! 세균이 많은 손으로 생식기 만지지 않는다!

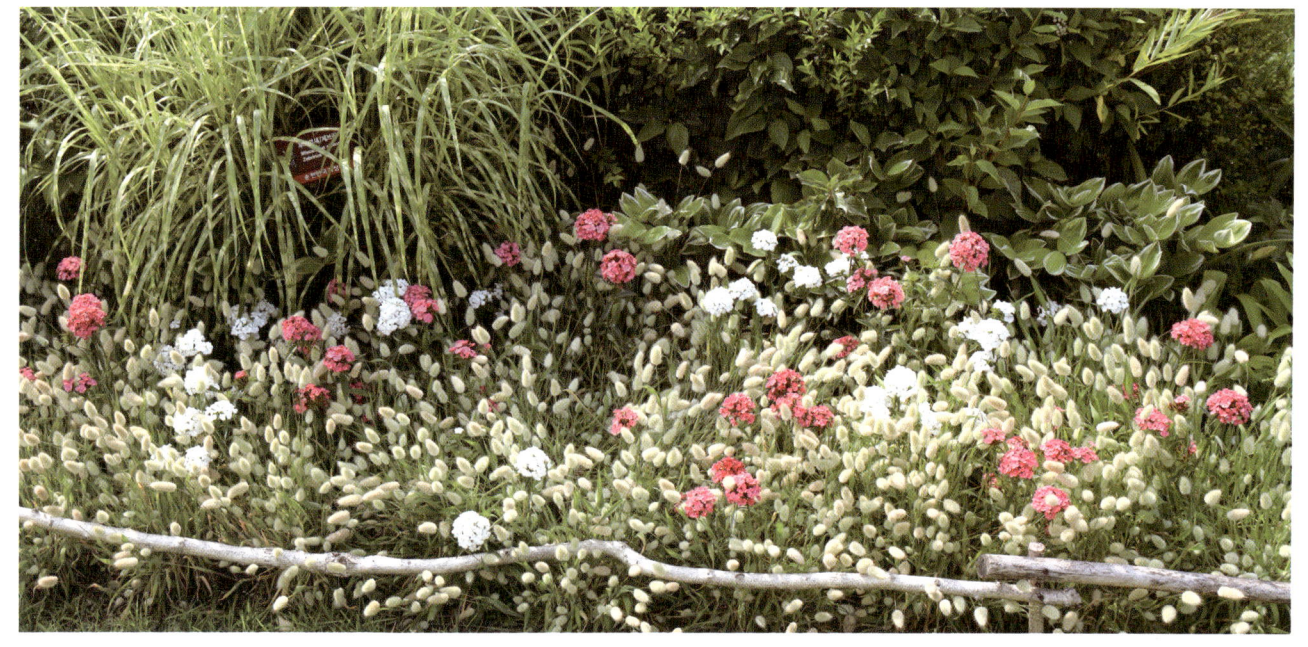

171. 엘비스 프레슬리 사망원인은 변비였다!

15~30세 여성 절반이 변비! 다이어트·붙는 옷·운동 부족·약한 복근·예민한 신경·생리 직전 프로게스테론 분비 등이 원인이다. 나는 운동·섬유질 섭취·수분 섭취가 충분할까? 밥을 먹고 바로 눕지 않는 것 또한 중요하며 식사 시 20번씩 씹고 20분 정도의 식사시간을 갖자! 말 못하는 #변비! 예방이 최선!

100. 나는 옷을 제대로 입고 있을까?

'옷 참 잘 입는다.' 이런 칭찬 기분 좋다! 옷이 날개 맞다. 어떤 사람은 거리표 옷을 입어도 폼나지만, 고가의 유명 브랜드를 걸치고도 어울리지 않는 사람도 있다. 건강 측면에서 나는 옷을 어떻게 입고 있을까? 나의 옷 입는 습관은?

레깅스나 스키니진 등 꽉 끼는 옷이 질염의 원인 가운데 하나라는네! 옷 입는 습관이 병나게 한다? 속옷, 양말, 스타킹, 브래지어, 모자 등! 나는 옷을 어떻게 입고 있을까? 제 기능을 하고 있을까? 유행만 따라가는 것은 아닐까? 기능·기후·활동·세탁·색·스타일·크기···.

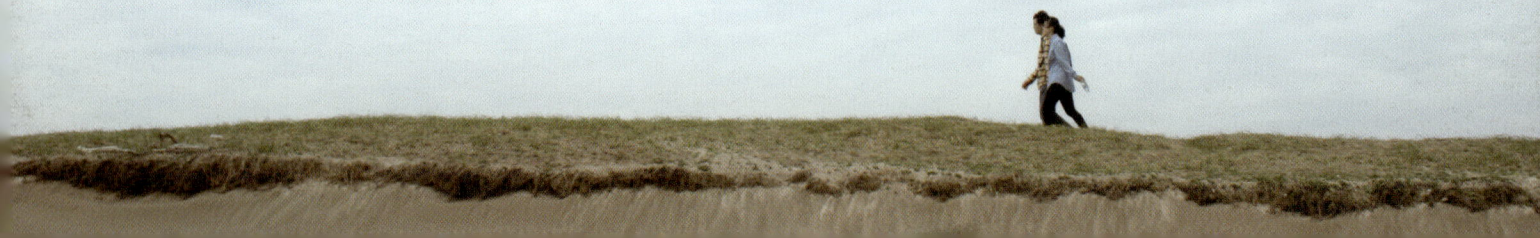

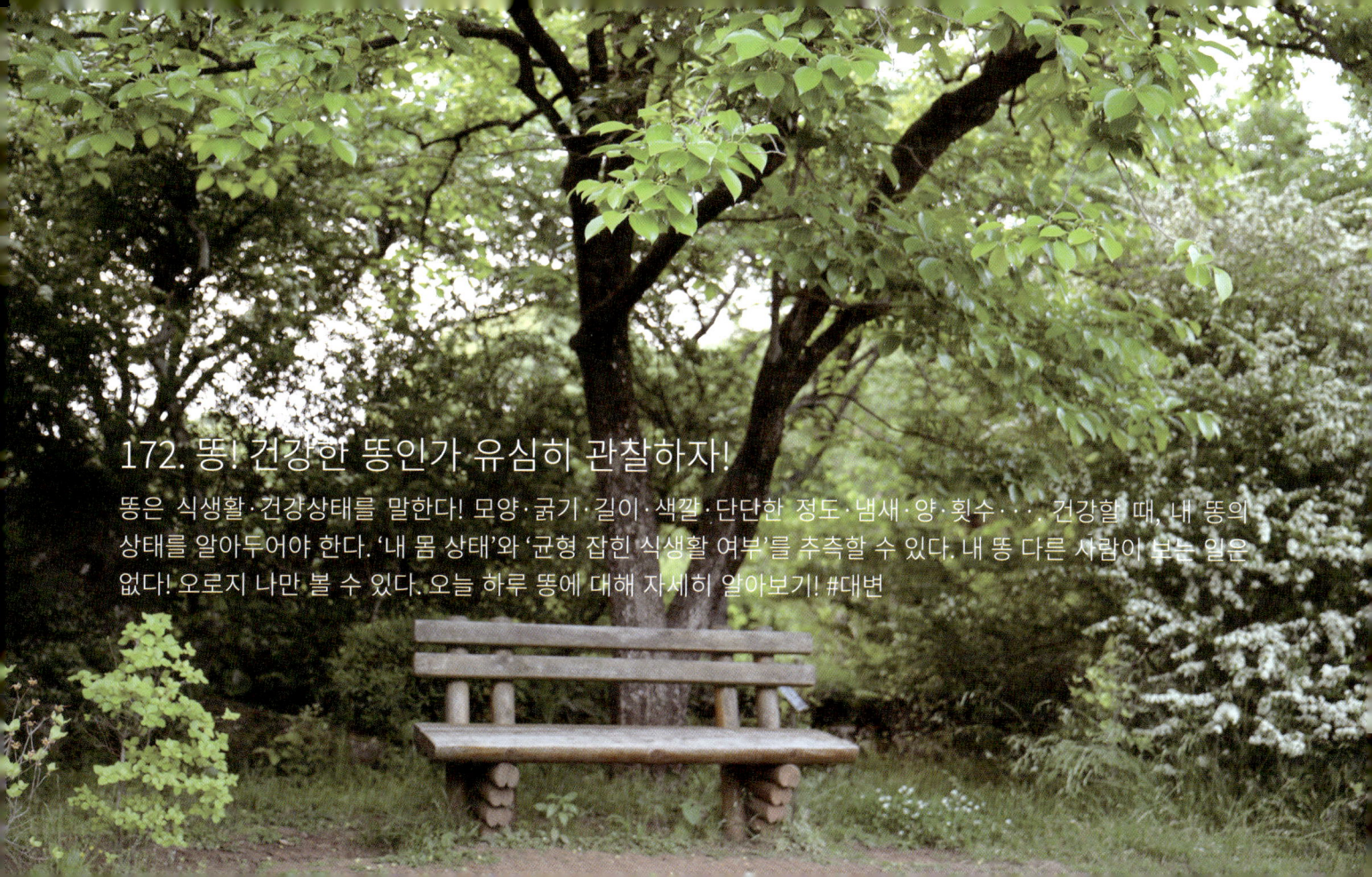

172. 똥! 건강한 똥인가 유심히 관찰하자!

똥은 식생활·건강상태를 말한다! 모양·굵기·길이·색깔·단단한 정도·냄새·양·횟수···. 건강할 때, 내 똥의 상태를 알아두어야 한다. '내 몸 상태'와 '균형 잡힌 식생활 여부'를 추측할 수 있다. 내 똥 다른 사람이 보는 일은 없다! 오로지 나만 볼 수 있다. 오늘 하루 똥에 대해 자세히 알아보기! #대변

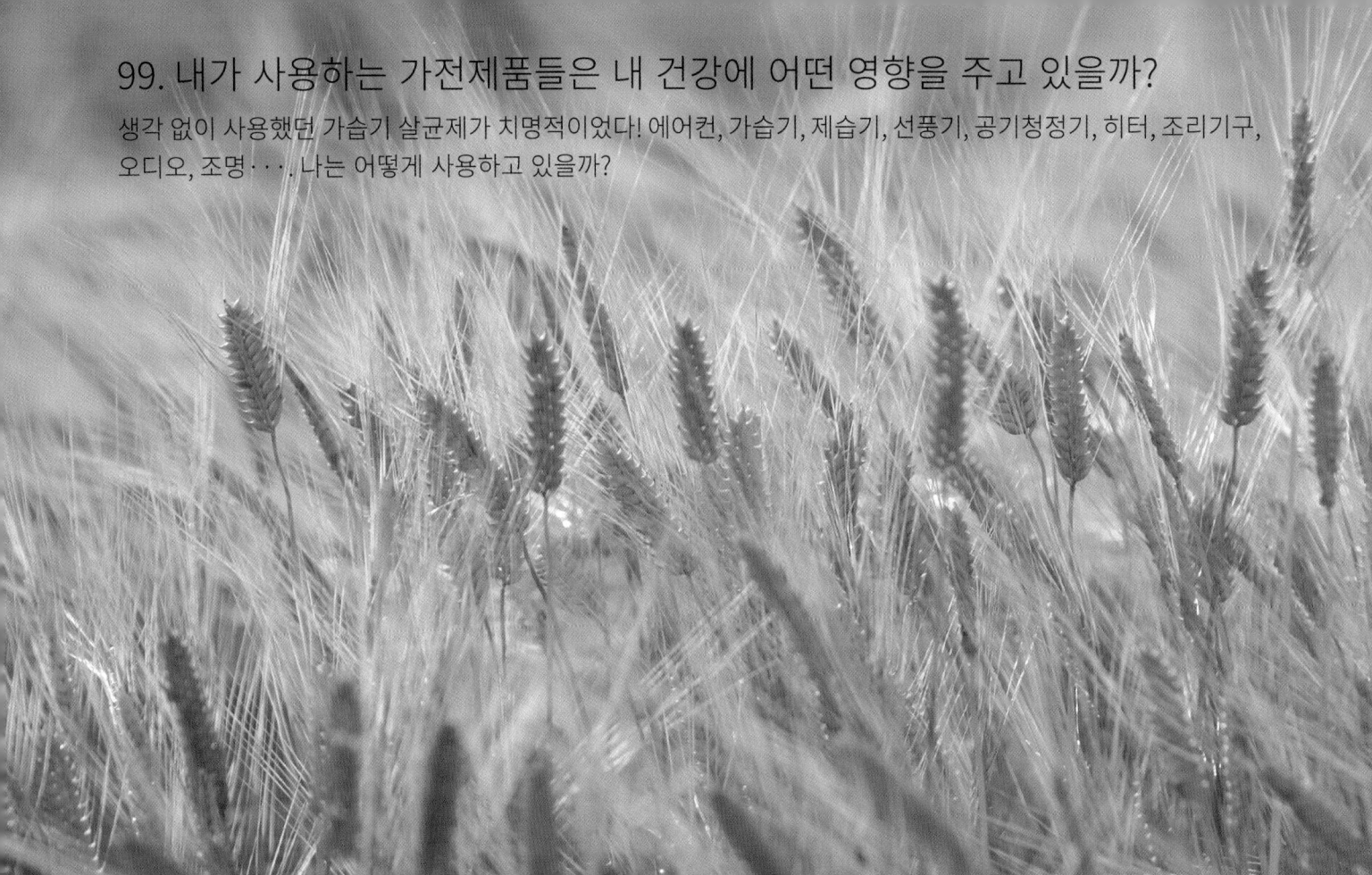

99. 내가 사용하는 가전제품들은 내 건강에 어떤 영향을 주고 있을까?

생각 없이 사용했던 가습기 살균제가 치명적이었다! 에어컨, 가습기, 제습기, 선풍기, 공기청정기, 히터, 조리기구, 오디오, 조명…. 나는 어떻게 사용하고 있을까?

173. 치질! 누군가에게 항문을 보이는 것 쉽지 않다!

치핵(70%)·치열·치루 항문질환을 말하며 거의 모든 사람이 경험하는 질병이다. 서구화된 식생활, 섬유질은 줄고 동물성 단백질 섭취 증가가 원인이다. 오래 앉아서 일하는 경우 치질이 많다. 혈변이 있거나 항문 통증이 생기면 검사받아야 한다. #항문 #치질

식이섬유 식사와 올바른 자세로 생활. 하루 1~2번 가벼운 좌욕이 도움이 되며, 샤워할 때 괄약근이 이완되어 방귀가 나올 때까지 항문 주위를 약간 뜨거운 샤워기로 물 마사지하는 것도 좋다. 항문 닦는 습관은? 세게 여러 번? 옹 닦는 티슈의 두께, 부드러움, 크기 등은?

※143 '정신건강을 위한 생활방법' 기준을 마련해 둔 것 참 잘한 것 같다. 제어장치 역할을 할 때도 있다.

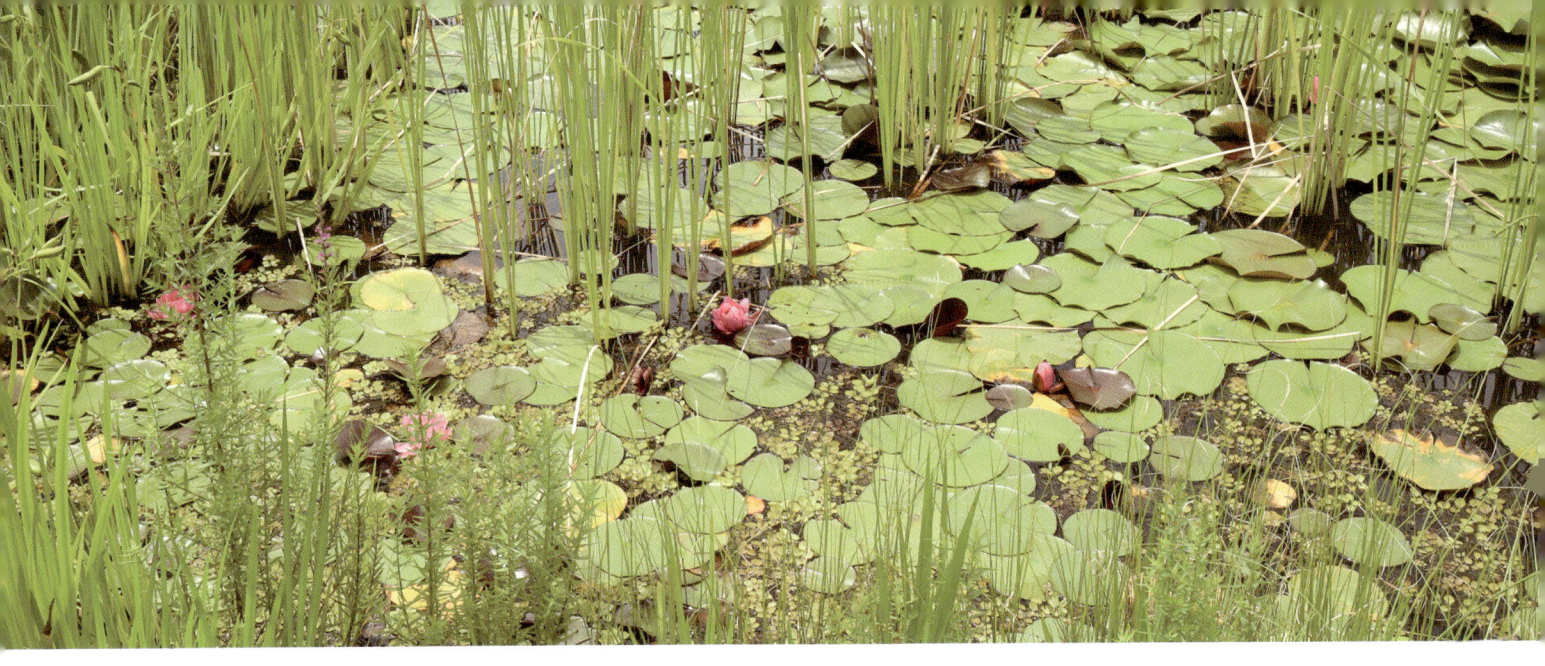

98. 부엌 환경은 괜찮나?

냉장고를 너무 맹신하고 있지 않을까? 냉동실에 처박아둔 오래된 것은 없을까? 부엌에서 사용하는 물건들 건강에 해로운 것은 없을까? 환경 호르몬이 생기는 조리기구는 없을까? 화상·감전 위험은 없을까?

※ '눈 딱 감고 한 번만…' 먹기 목표 유혹도 있다. 그러나 흔들리면 안 된다!

174. 간염! 나는 어떤 감염 가능성이 있을까?

A형 간염은 오염된 물과 음식으로 전염되며 20대 이하일 때, 예방접종 하면 좋다. B형 간염은 암으로 진행될 가능성이 크며, 태어나면서 어머니로부터 감염되었을 수도 있고 성관계·주삿바늘·문신·침·부황·피어싱·면도기·칫솔로 감염될 수 있다. C형 간염은 주로 혈액을 통해 전염된다.

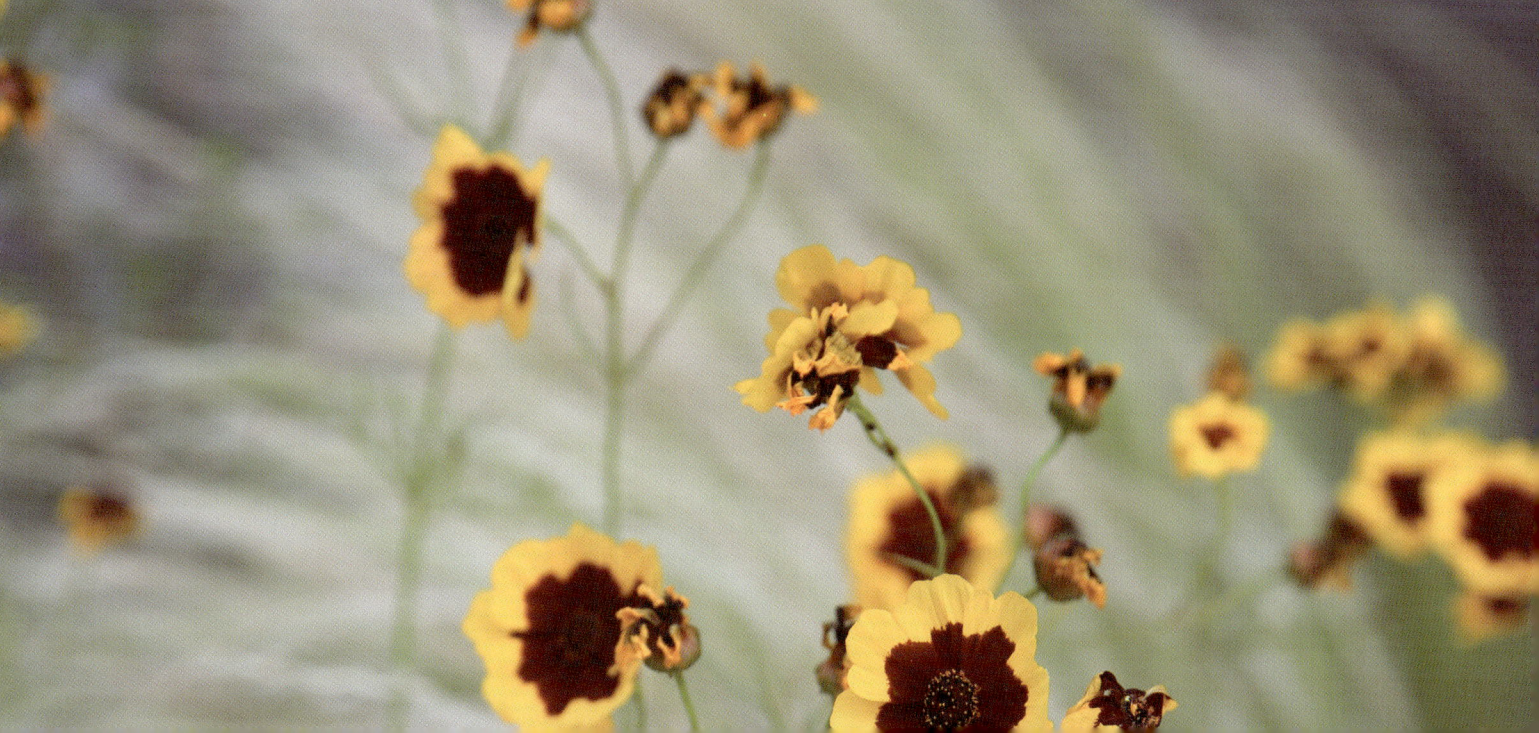

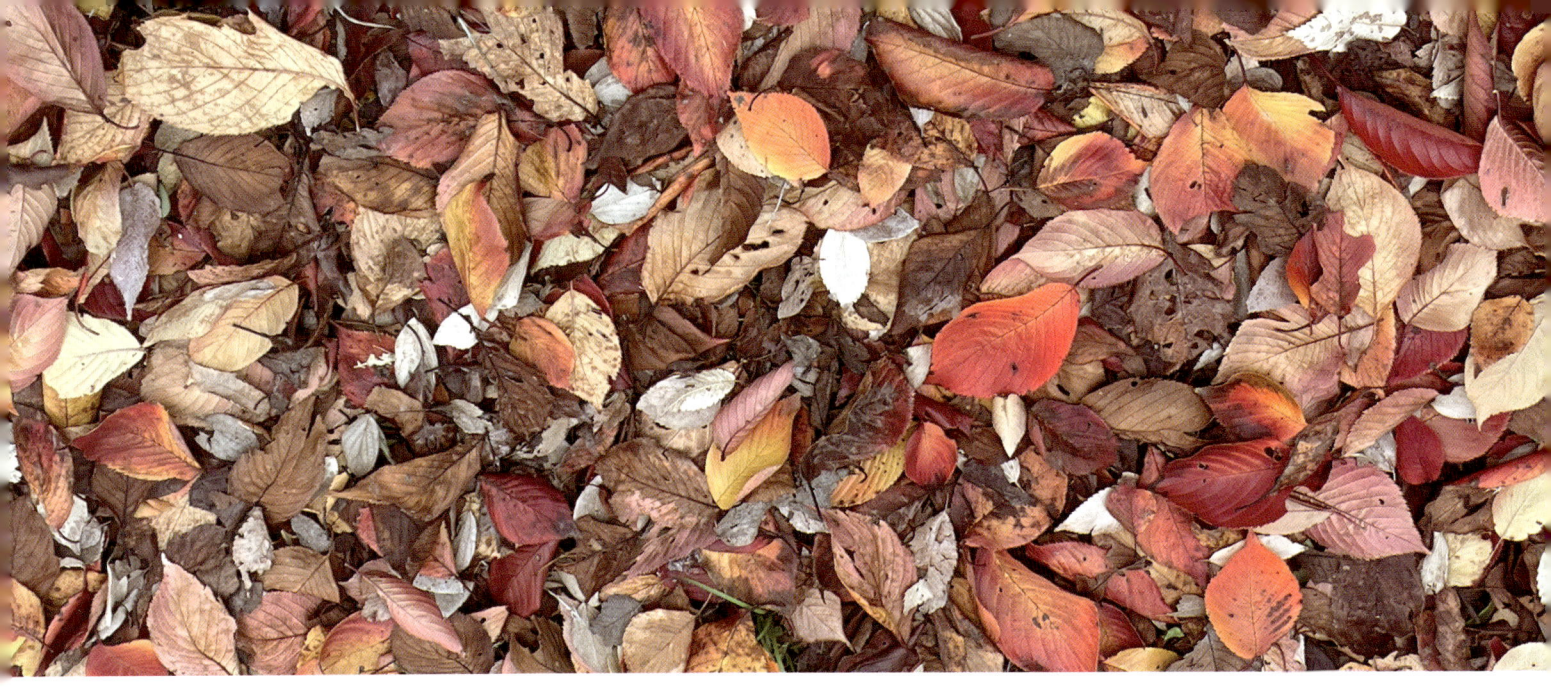

97. '내가 사는 집' '내가 일하는 곳' 건강한 공간일까?

매우 중요한 것인데도, 그냥 적당히 지내는 것은 아닐까! 공기·먼지는 괜찮은가? 환기는 잘 되고 있을까? 냄새나 연기는 내 건강에 어떤 영향을 줄까? 일조 조건은 좋은가? 조명은 적합한가? 냉난방 온도는 적합한가? 습도는 적절한가? 소음 공해는 없을까? 상투적인 점검 사항 결코 아니다.

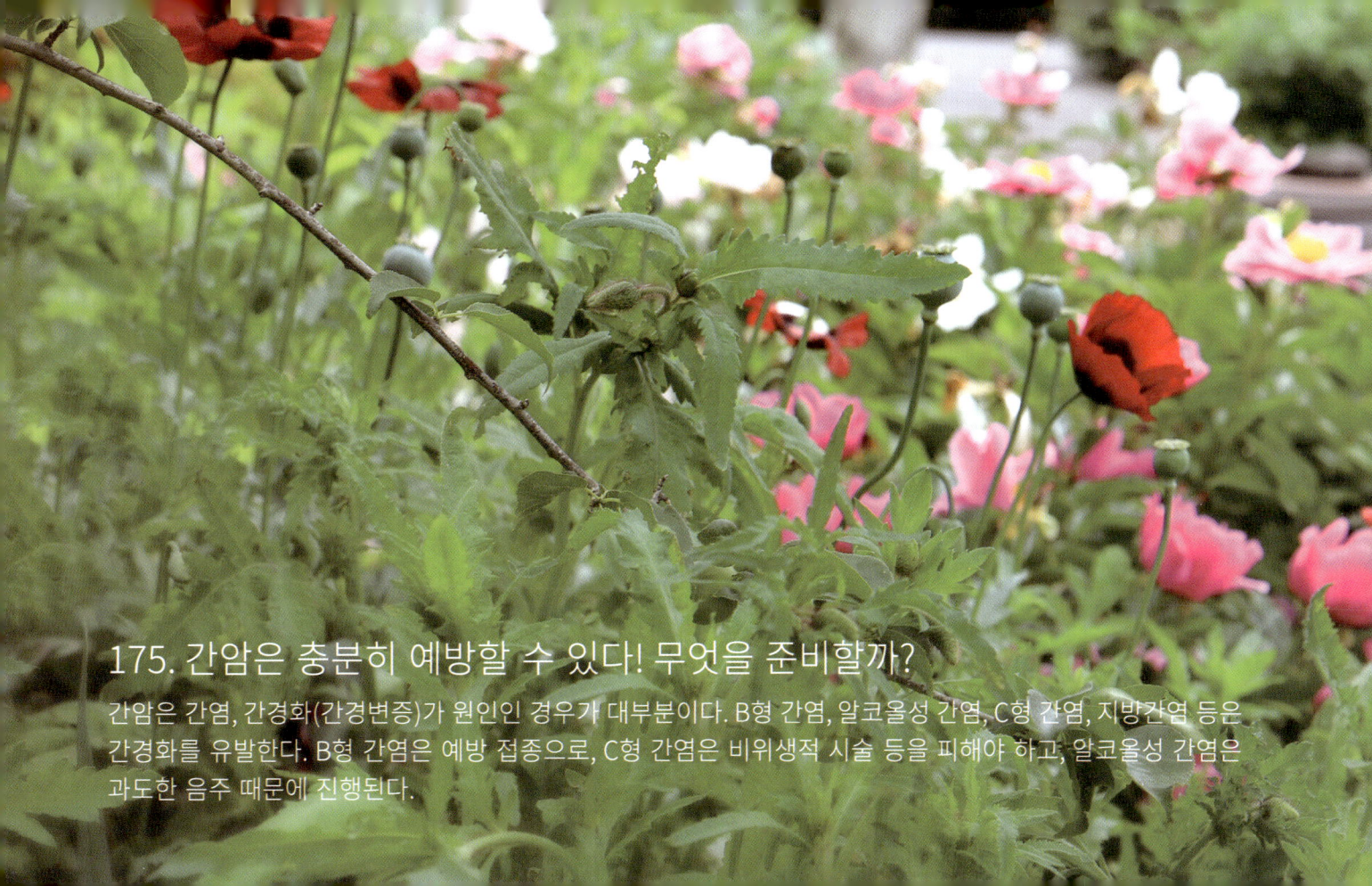

175. 간암은 충분히 예방할 수 있다! 무엇을 준비할까?

간암은 간염, 간경화(간경변증)가 원인인 경우가 대부분이다. B형 간염, 알코올성 간염, C형 간염, 지방간염 등은 간경화를 유발한다. B형 간염은 예방 접종으로, C형 간염은 비위생적 시술 등을 피해야 하고, 알코올성 간염은 과도한 음주 때문에 진행된다.

96. '바쁘지?' '많이 바빠!'

바쁘지 않으면 뭔가 뒤처져 있는 것일까? 바빠야 하는 것이 당연한 사회 분위기! 스스로 옭아매는 것 아닐까? '쉼·여유 없지?' '쉴 틈이 없어! 여유가 없어!'와 같은 말일까? 실제 바쁠 수도 있지만 바빠야 한다는 생각이 반영된 것은 아닐까? '바쁘면 좋은 것'은 아니다. 내 삶의 속도 생각해 보기!

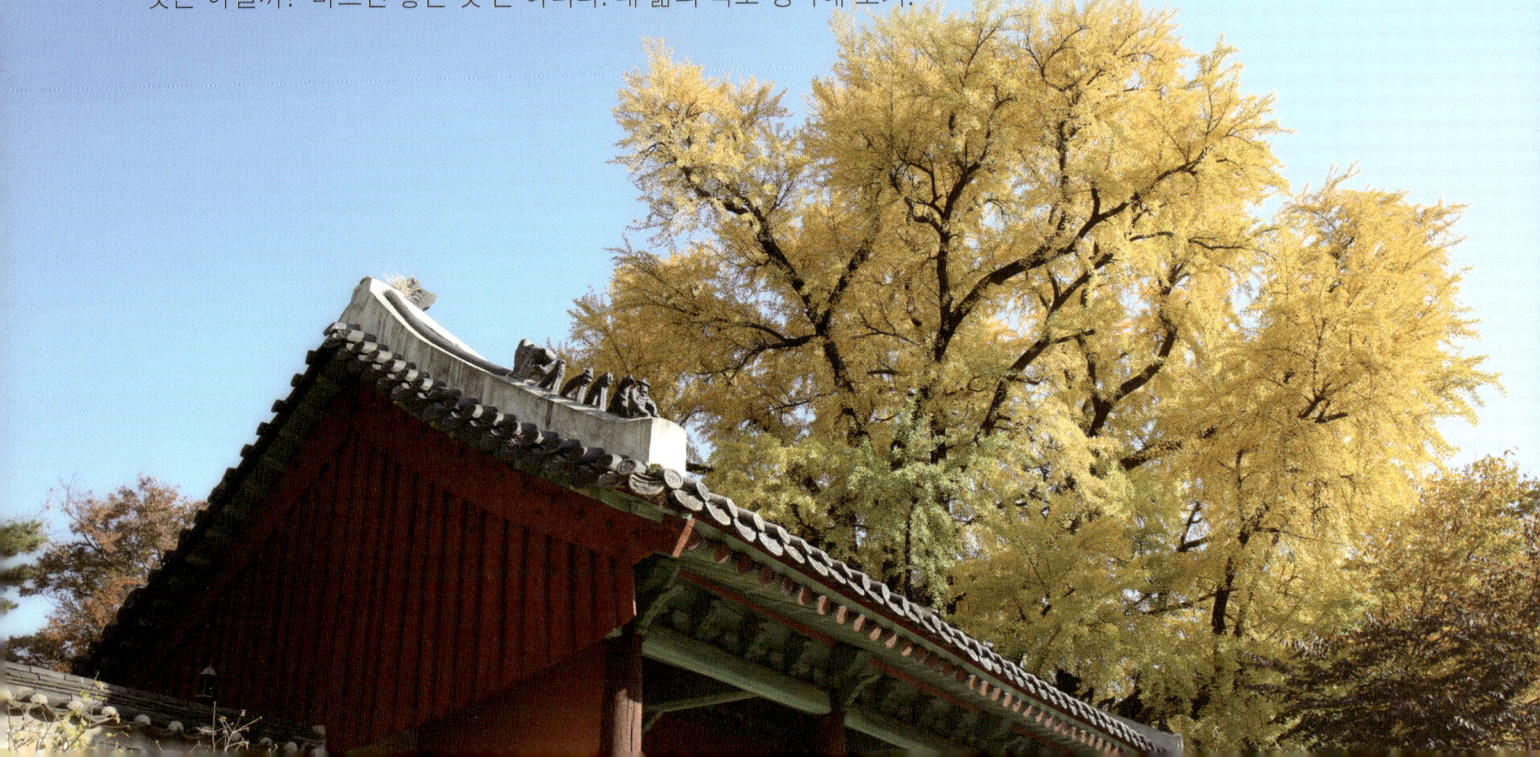

176. 말없이 열심히 일하는 고마운 간을 혹사하고 있지 않을까?

간은 1차 해독 기관으로, 음주·육류·기름진 음식·인스턴트 식품 등의 독소를 걸러낸다. 독소가 배출되지 못하면 피로, 피부에 점, 쥐젖, 여드름, 윗배 불쾌감 통증, 배에 가스 참, 소화불량, 멍이 자주 생김, 다리가 자주 붓는다. 지방간·간염 - 간경변(간경화) - 간암 순으로 진행된다.

민간요법에서 벌나무(산청목), 헛개나무, 감태, 홍합 등은 간 건강에 좋다고 알려져 있다.

※잠·쉼·환경 목표! 잠자는 것 많이 좋아졌다. 이제 조만간 꿀잠을 잘 수도 있겠다!

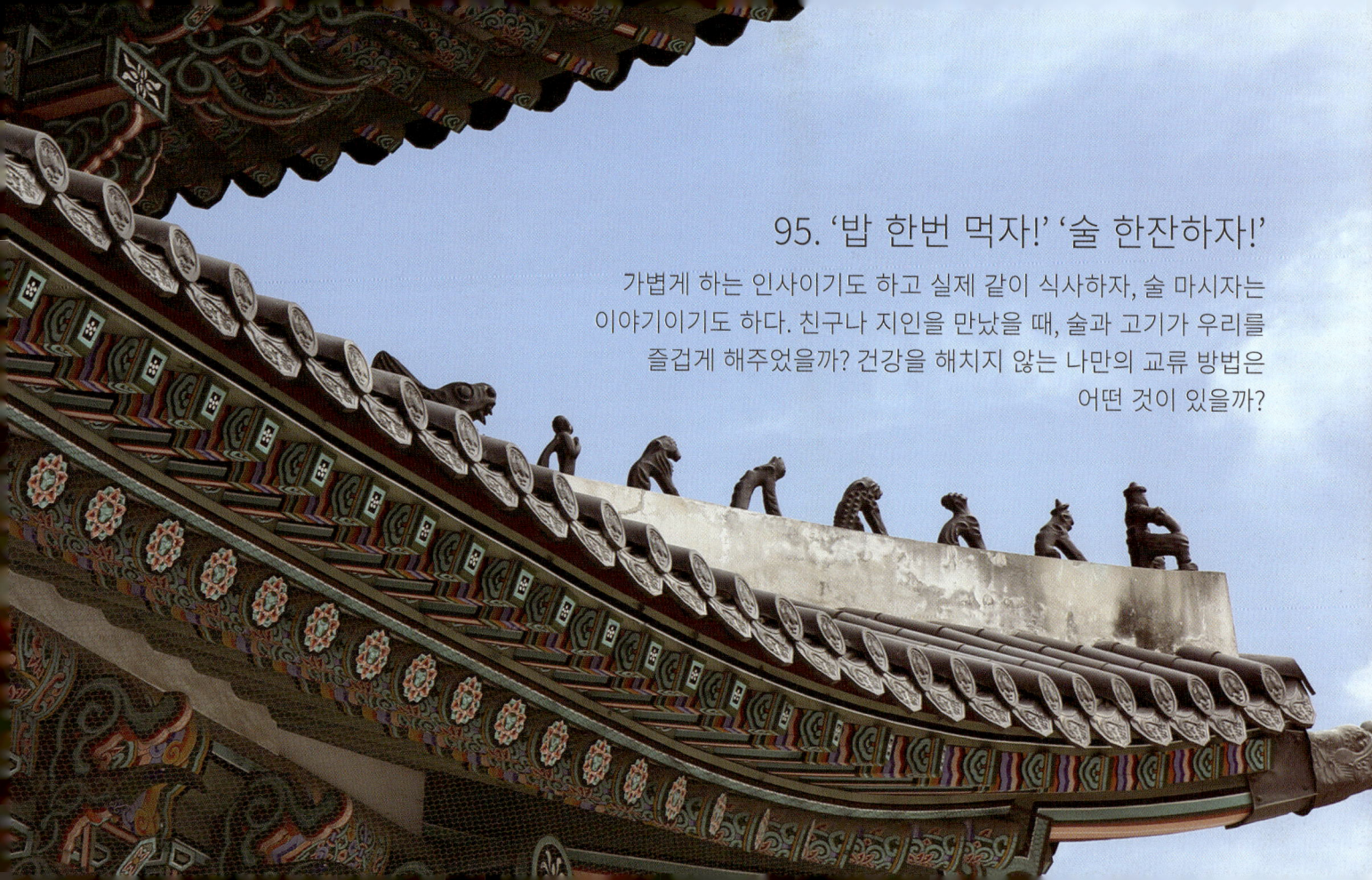

95. '밥 한번 먹자!' '술 한잔하자!'

가볍게 하는 인사이기도 하고 실제 같이 식사하자, 술 마시자는 이야기이기도 하다. 친구나 지인을 만났을 때, 술과 고기가 우리를 즐겁게 해주었을까? 건강을 해치지 않는 나만의 교류 방법은 어떤 것이 있을까?

177. 쓸개 빠진 놈! 담력(膽力)은 근거 있는 말일까?

담낭(쓸개)은 소화작용을 하는 담즙을 저장하고 농축하는 일을 한다. 담즙이 십이지장으로 들어가 지방의 소화를 돕는다. 담낭은 담석이라고 하는 딱딱한 침전물이 생기기 쉬우며, 고유의 기능이 있지만 제거해도 생명에 지장은 없다. #담낭 #담석

※입 냄새도 없는 것 같고. '입 건강' 원칙과 목표 이제 몸에 밴 것 같다!

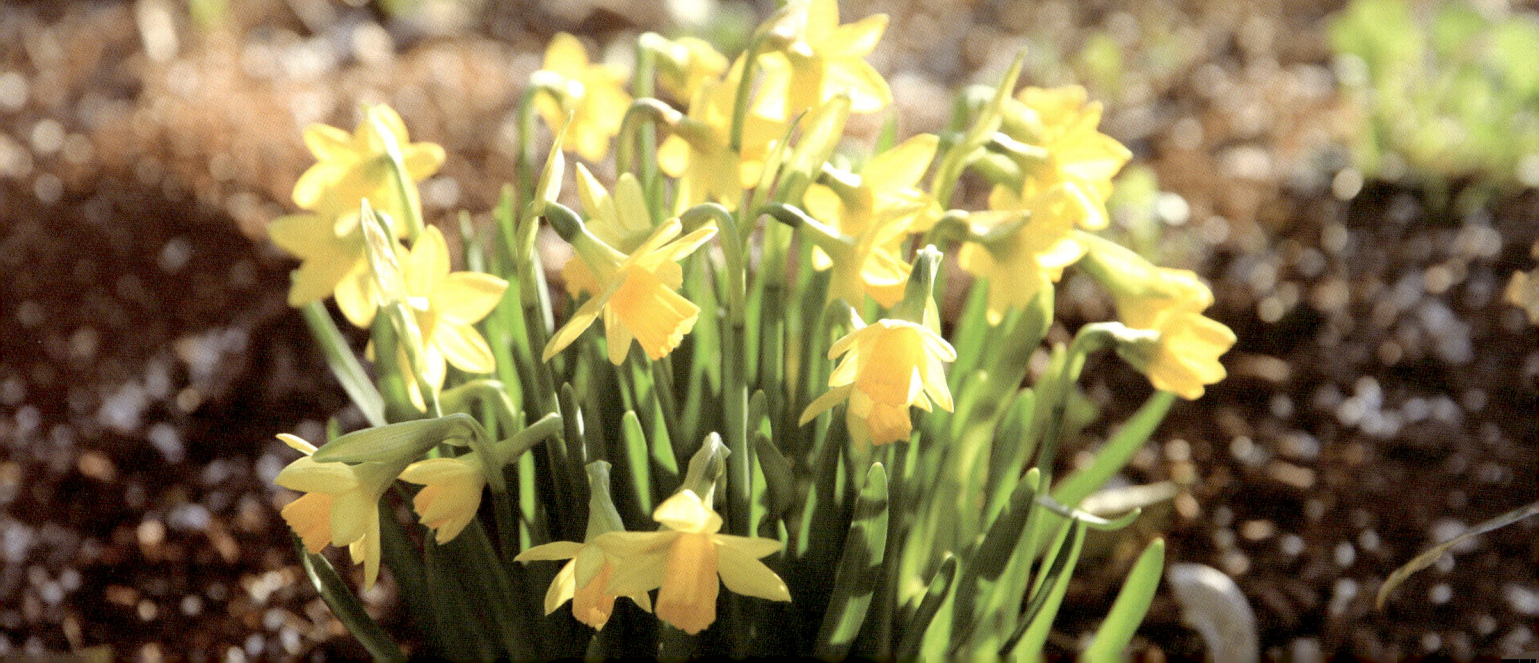

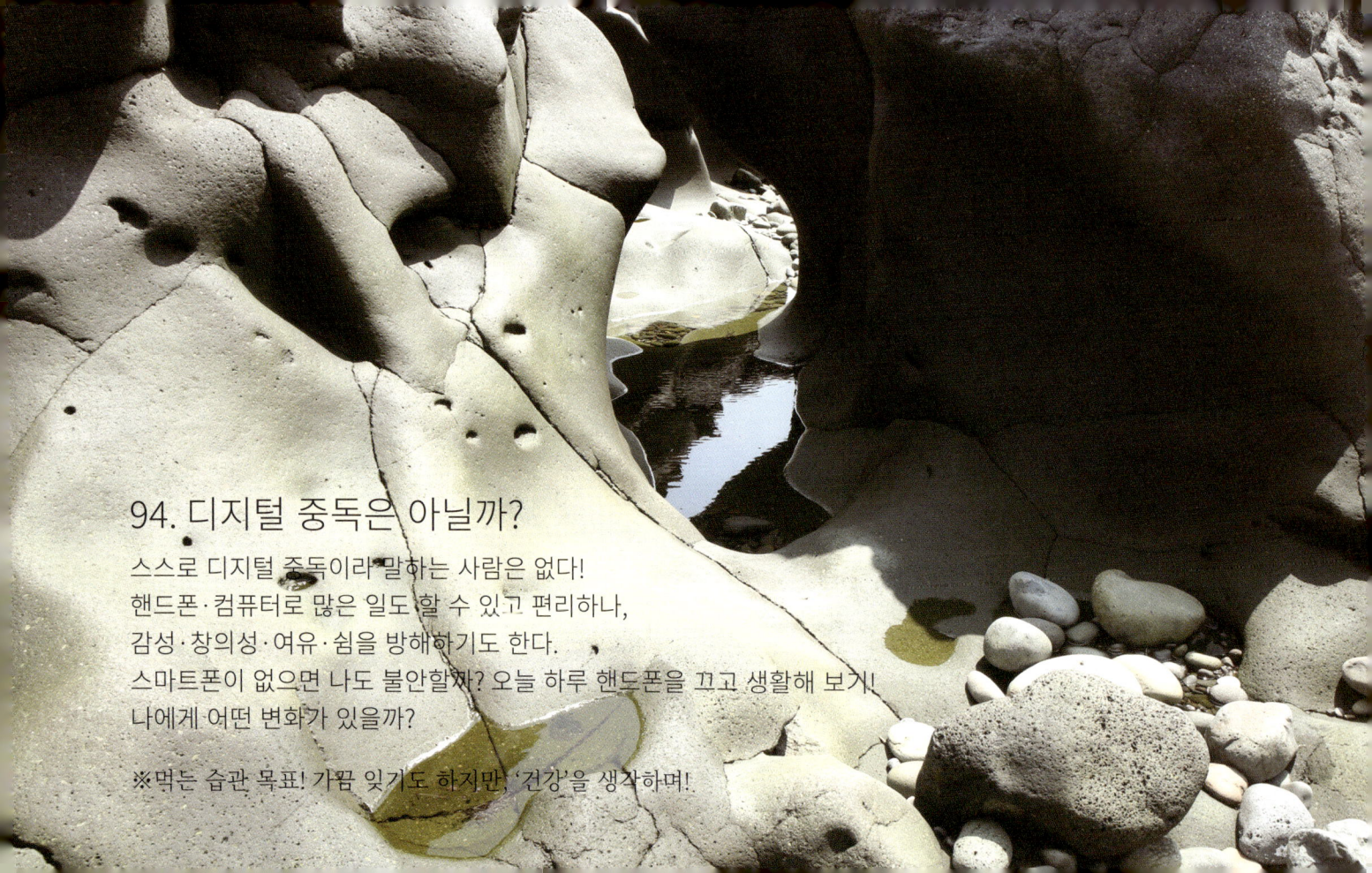

94. 디지털 중독은 아닐까?

스스로 디지털 중독이라 말하는 사람은 없다!
핸드폰·컴퓨터로 많은 일도 할 수 있고 편리하나,
감성·창의성·여유·쉼을 방해하기도 한다.
스마트폰이 없으면 나도 불안할까? 오늘 하루 핸드폰을 끄고 생활해 보기!
나에게 어떤 변화가 있을까?

※ 먹는 습관 목표! 가끔 잊기도 하지만 '건강'을 생각하며!

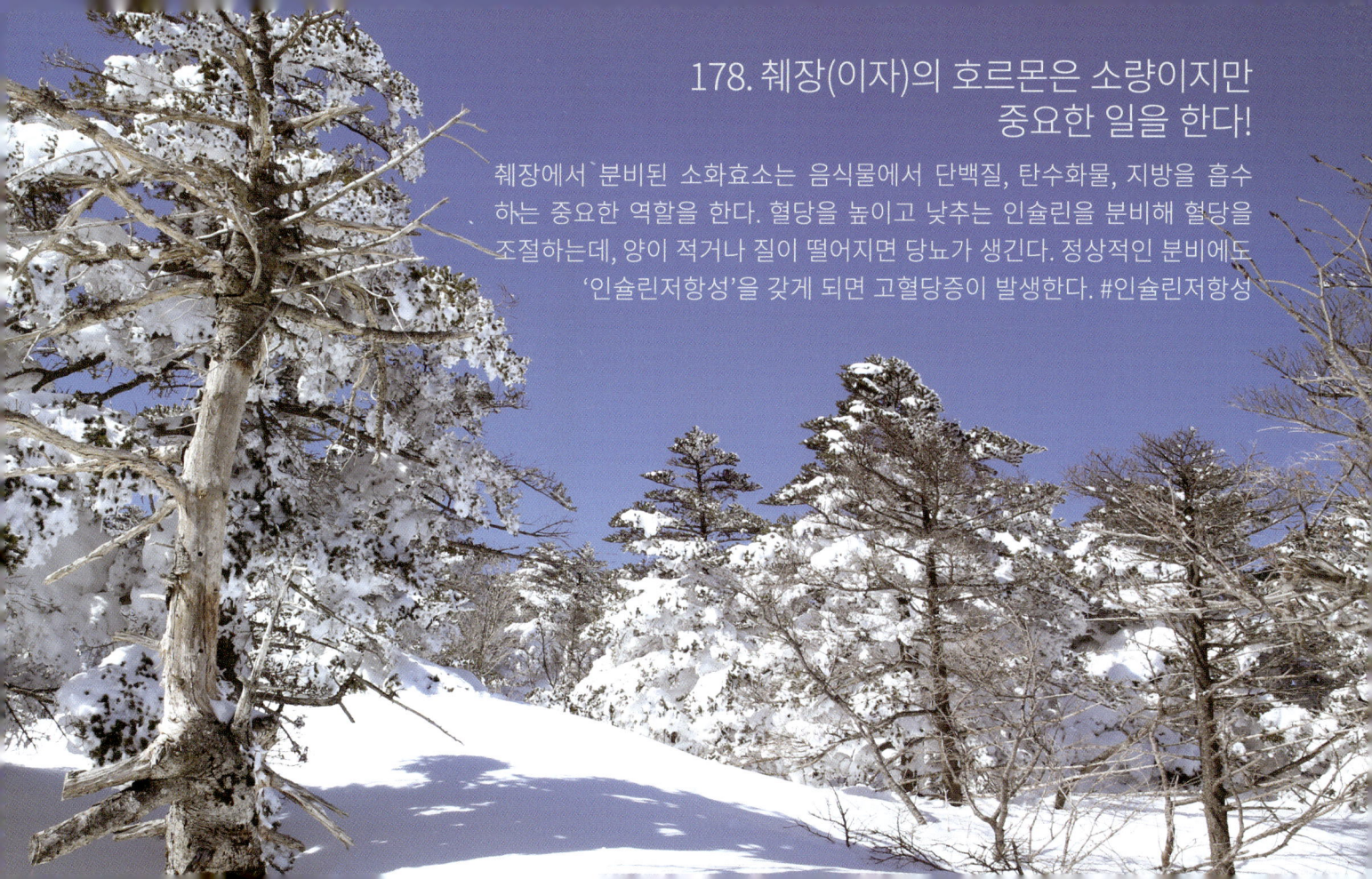

178. 췌장(이자)의 호르몬은 소량이지만 중요한 일을 한다!

췌장에서 분비된 소화효소는 음식물에서 단백질, 탄수화물, 지방을 흡수하는 중요한 역할을 한다. 혈당을 높이고 낮추는 인슐린을 분비해 혈당을 조절하는데, 양이 적거나 질이 떨어지면 당뇨가 생긴다. 정상적인 분비에도 '인슐린저항성'을 갖게 되면 고혈당증이 발생한다. #인슐린저항성

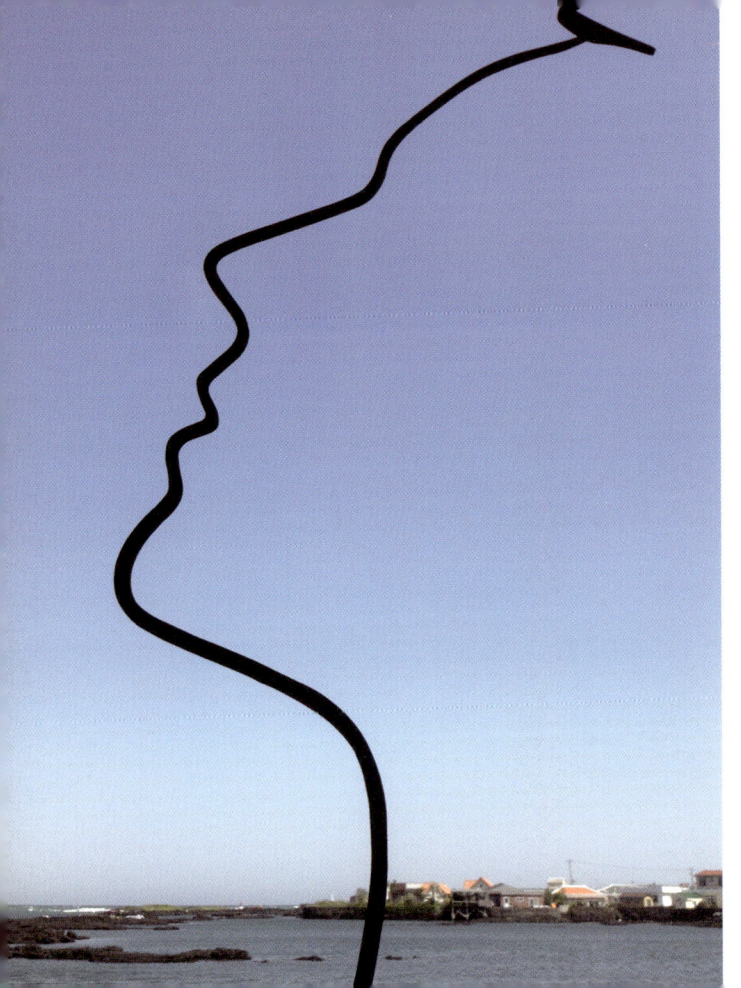

93. 나는 '불량한 잠'을 자고 있지 않을까?

잠들기 어렵다. 지다 깨기를 반복한다. 불면증에 시달리는 경우가 많다. 코를 심하게 곤다. 수면무호흡증이 있다. 이갈이한다. 잠꼬대가 심하다. 악몽에 시달리는 경우가 많다. 꿈이 선명하다. 아침에 일어나면 오히려 몸이 뻐근하거나 몽롱하다⋯. 건강에 문제가 없을까?
#수면장애

잠들기 어렵다면 스트레스·불안, 하지불안증후군이 원인인 경우도 있다. 자주 깨면 코골이·수면무호흡증 검사가 필요하다. 무호흡이 길면 오래 자도 피곤하다. 새벽에 깨어 다시 잠들기 어려우면, 우울증이 원인인 경우가 많다. 2주 이상 계속되면 우울증 여부 확인이 필요하다.

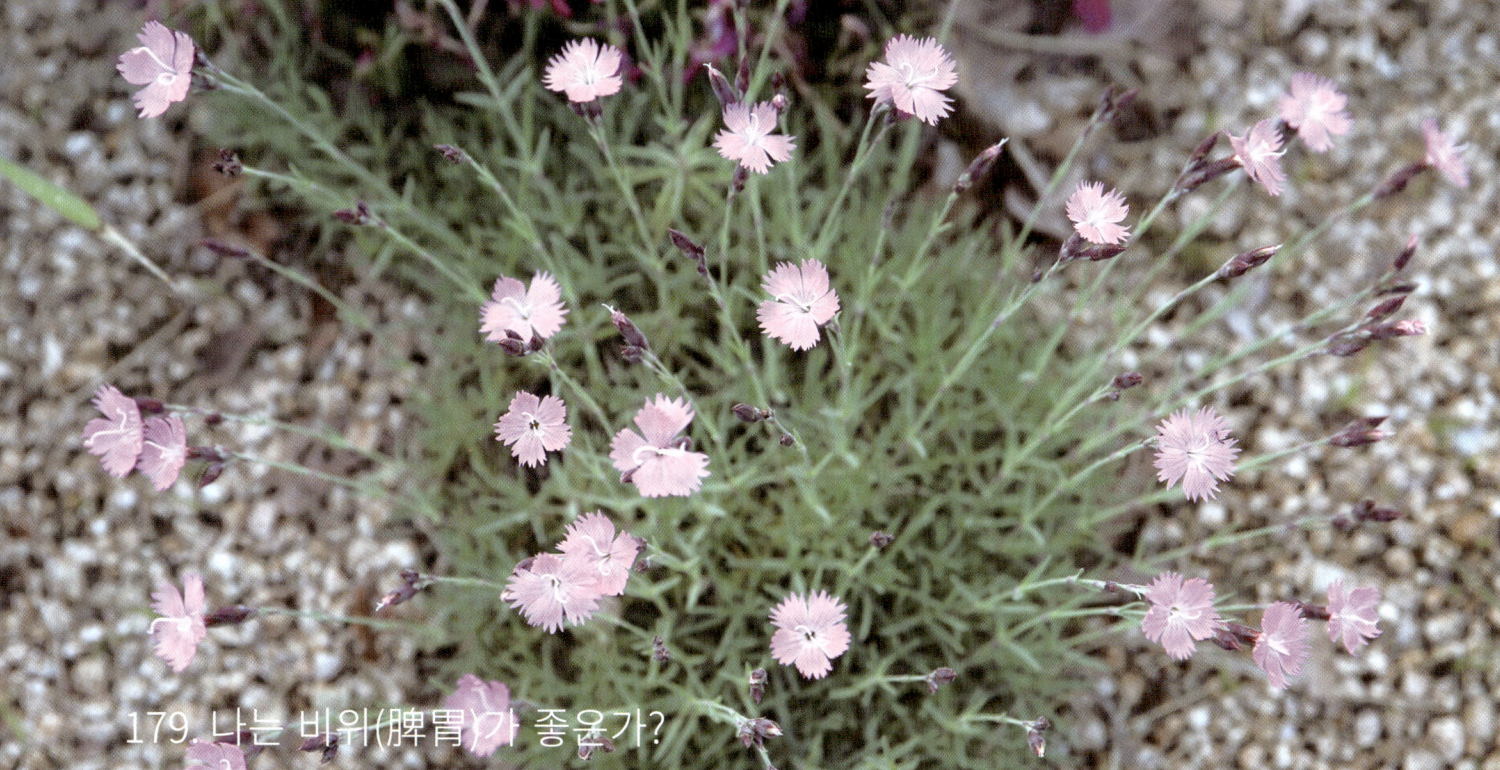

179. 나는 비위(脾胃)가 좋은가?

흔히 '대상에 대한 기분이나 생각'을 말할 때 비위가 좋다, 나쁘다고 한다. 비장과 위를 말하는 것이 왜 그렇게 바뀌었을까? 비장은 림프구를 만들고 혈액을 저장하며, 오래된 적혈구와 백혈구를 걸러내고 혈액 속의 세균을 없애는 작용을 한다. 나는 일·환경·사람에 비위가 좋은가?

92. 나는 '좋은 잠'을 자고 있을까?

잠이 보약! 인생의 1/3이 잠자는 시간! 개인별 다소 차이가 있을 수 있으나, 적정 수면시간은 성인 평균 7시간 내외라 한다. 나는 쾌면하고 있을까? 깊게 잠이 들 때는 옆에서 깨워도 잘 모른다? 아침에 일어나면 개운하다? 좋은 잠을 자기 위해 나는 무엇을 바꿔야 할까?

가능한 밤 11시부터 새벽 2시 사이는 잠을 자는 것이 좋다. 신진대사와 신체 회복이 가장 활발하게 일어나는 시간이기 때문이다. 스마트워치를 갖고 있으면 수면의 질을 체크해 보는 것도 좋다.
#수면, 잠

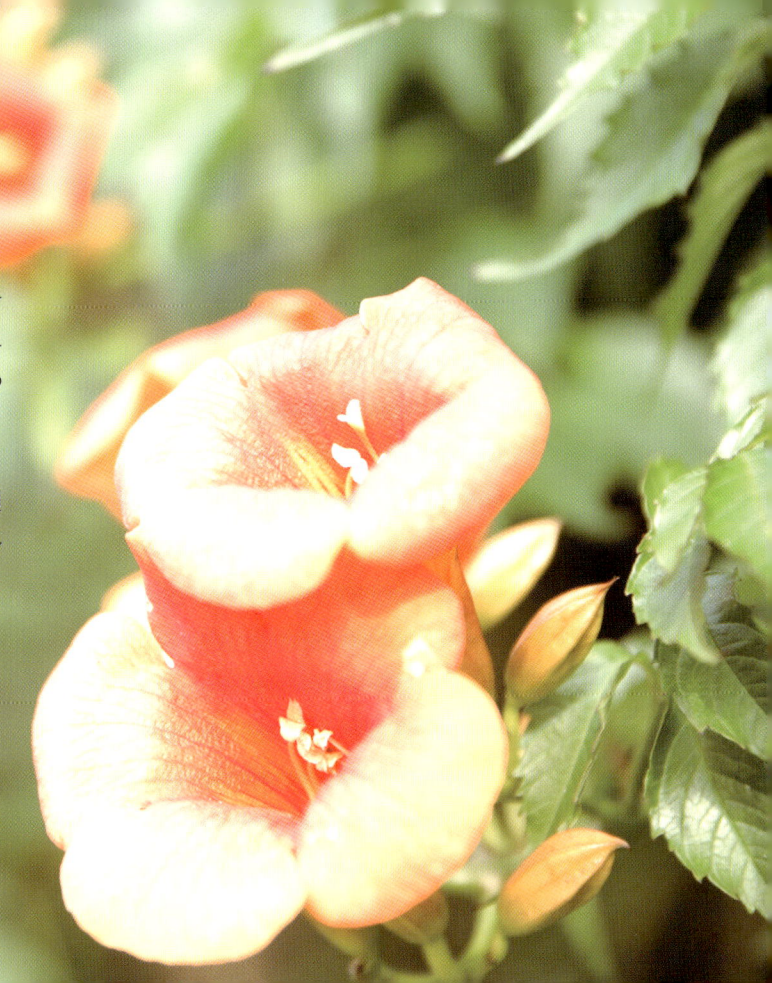

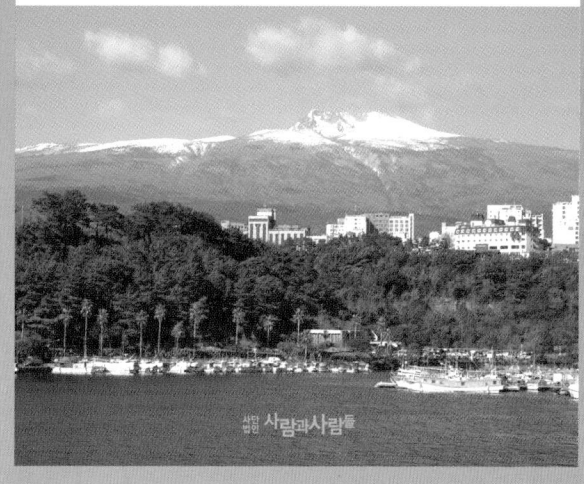

서귀포 사람들은

태풍이
제일 먼저
가장 세게 온다고
불평하지 않는다.

봄은
화려한 옷 입고
선물처럼
기쁘게 찾아온다.

西歸! 인생 태풍이 불어오면 서쪽으로 돌아가자! 지치고 힘든 사람, 인생의 전환점이 필요하신 분! 소설 읽고 답사에 동행하면 좋다. 자신을 객관적으로 바라보기 위한 사진 소설이다.

창작소설 '태풍서귀' 구입안내

₩25,000 / 인터넷 교보문고 / 출판사 '아름기획' (02)6204-4141
함께! 걷고 듣고 말하고 생각하고. 답사안내 (064)747-7114

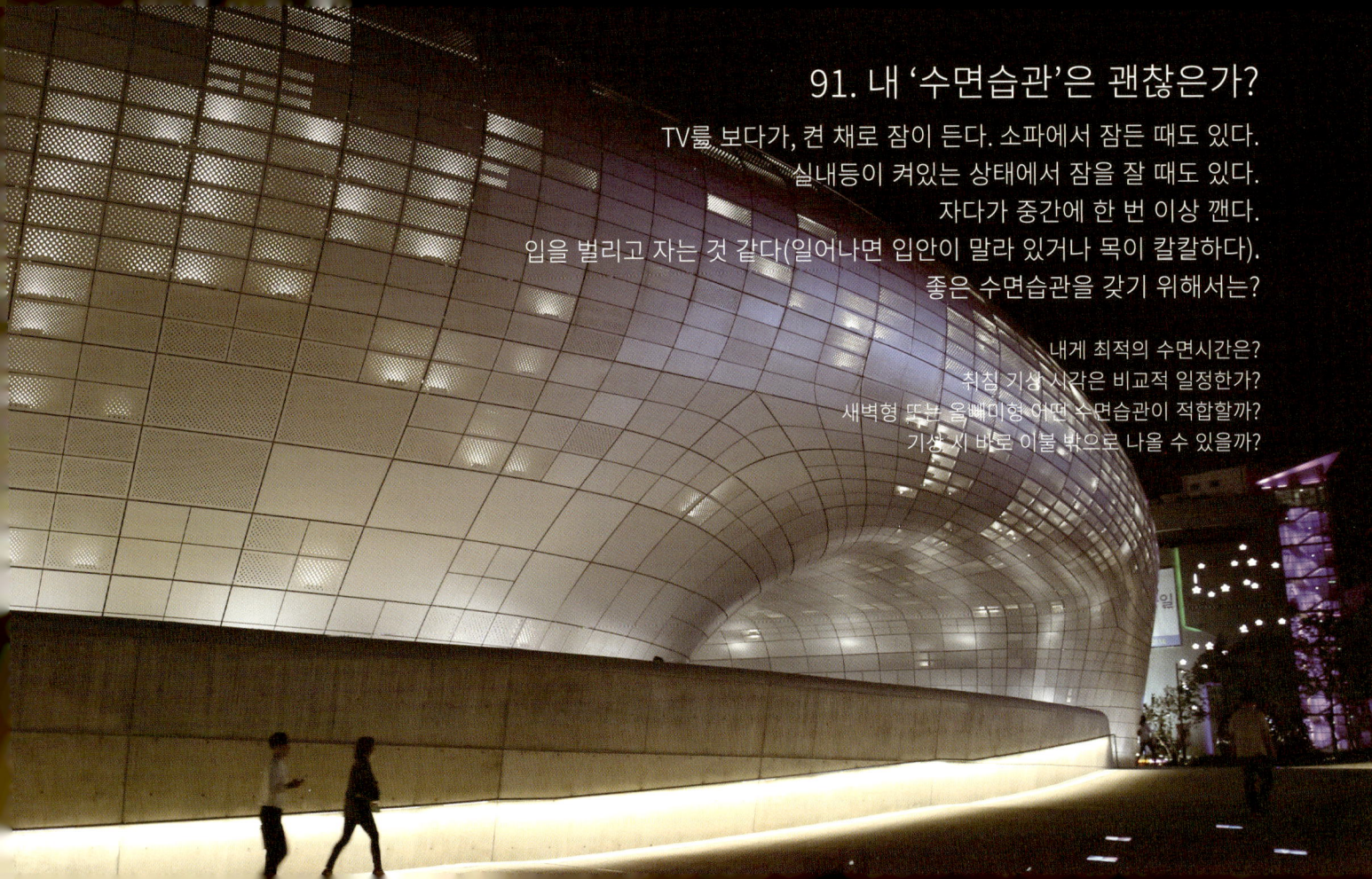

91. 내 '수면습관'은 괜찮은가?

TV를 보다가, 켠 채로 잠이 든다. 소파에서 잠든 때도 있다.
실내등이 켜있는 상태에서 잠을 잘 때도 있다.
자다가 중간에 한 번 이상 깬다.
입을 벌리고 자는 것 같다(일어나면 입안이 말라 있거나 목이 칼칼하다).
좋은 수면습관을 갖기 위해서는?

내게 최적의 수면시간은?
취침 기상 시각은 비교적 일정한가?
새벽형 또는 올빼미형 어떤 수면습관이 적합할까?
기상 시 바로 이불 밖으로 나올 수 있을까?

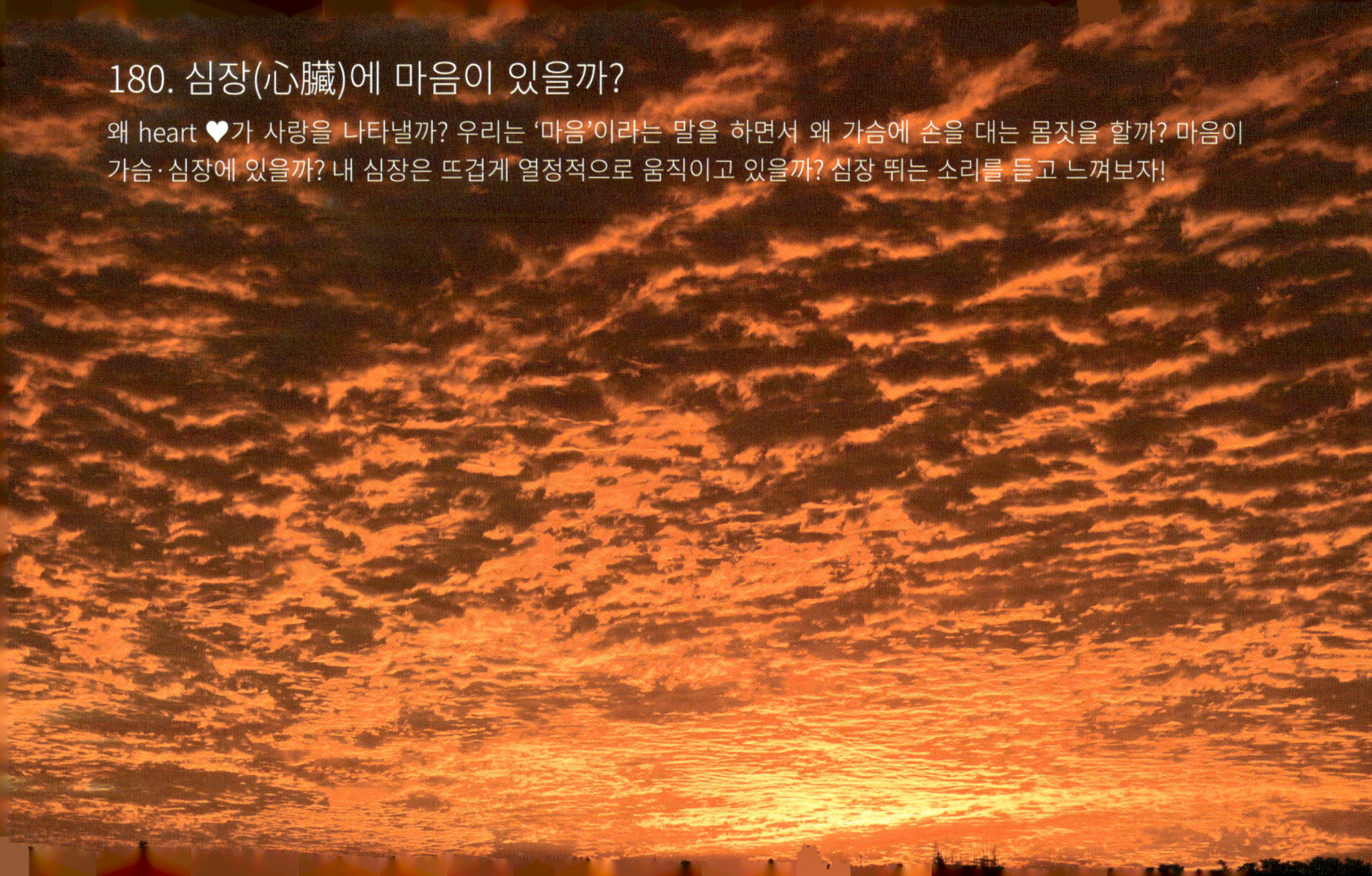

180. 심장(心臟)에 마음이 있을까?

왜 heart ♥가 사랑을 나타낼까? 우리는 '마음'이라는 말을 하면서 왜 가슴에 손을 대는 몸짓을 할까? 마음이 가슴·심장에 있을까? 내 심장은 뜨겁게 열정적으로 움직이고 있을까? 심장 뛰는 소리를 듣고 느껴보자!

90. 나의 '잠자는 환경'은 좋은가?

바닥의 딱딱함·쿠션의 정도, 베개의 높이·부드러움, 이불의 두께·보온, 빛 차단, 소음 차단, 온도, 습도···. 핸드폰은 끄거나, 알람 기능일 경우 비행 모드로! 숙면 환경은 중요하다. 침구류는 주기적으로 세탁 및 햇빛 말리기! 내 수면 환경 살펴보자!

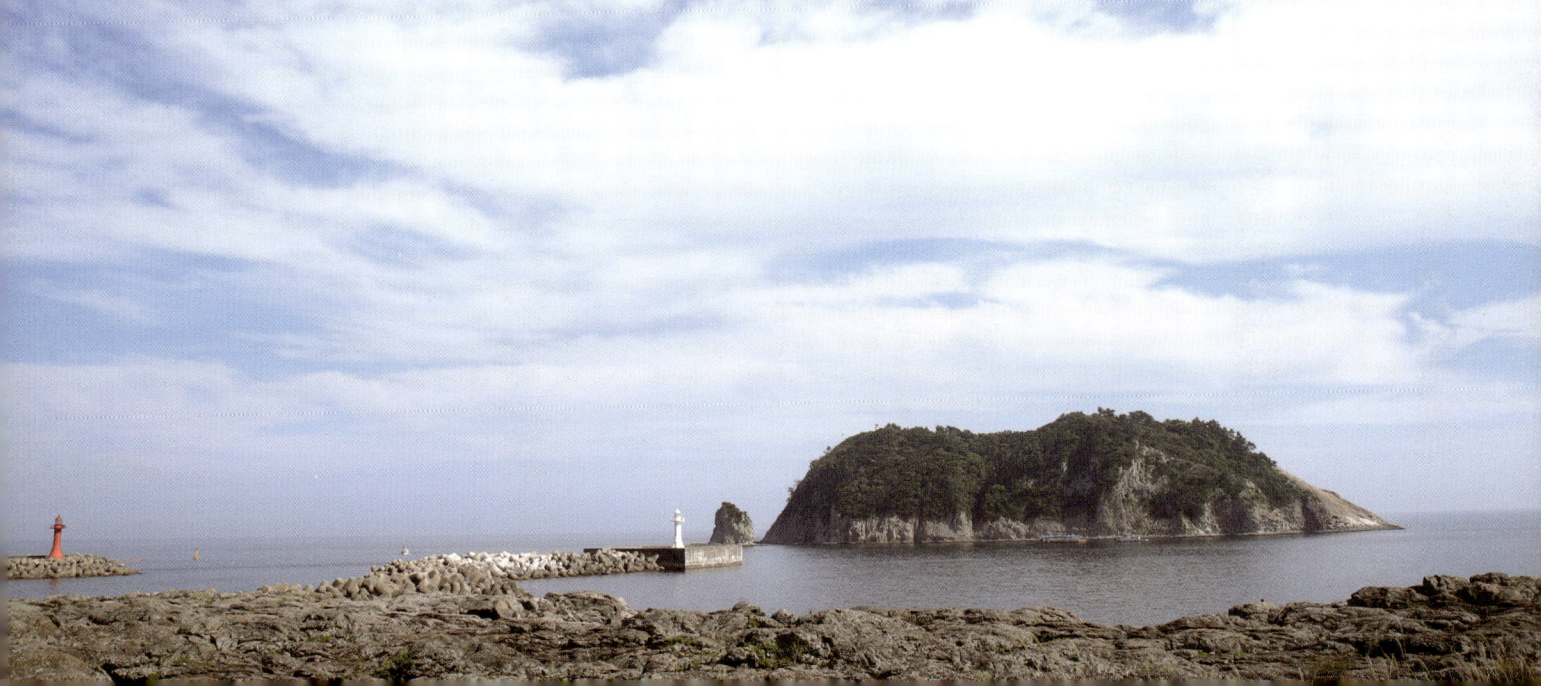

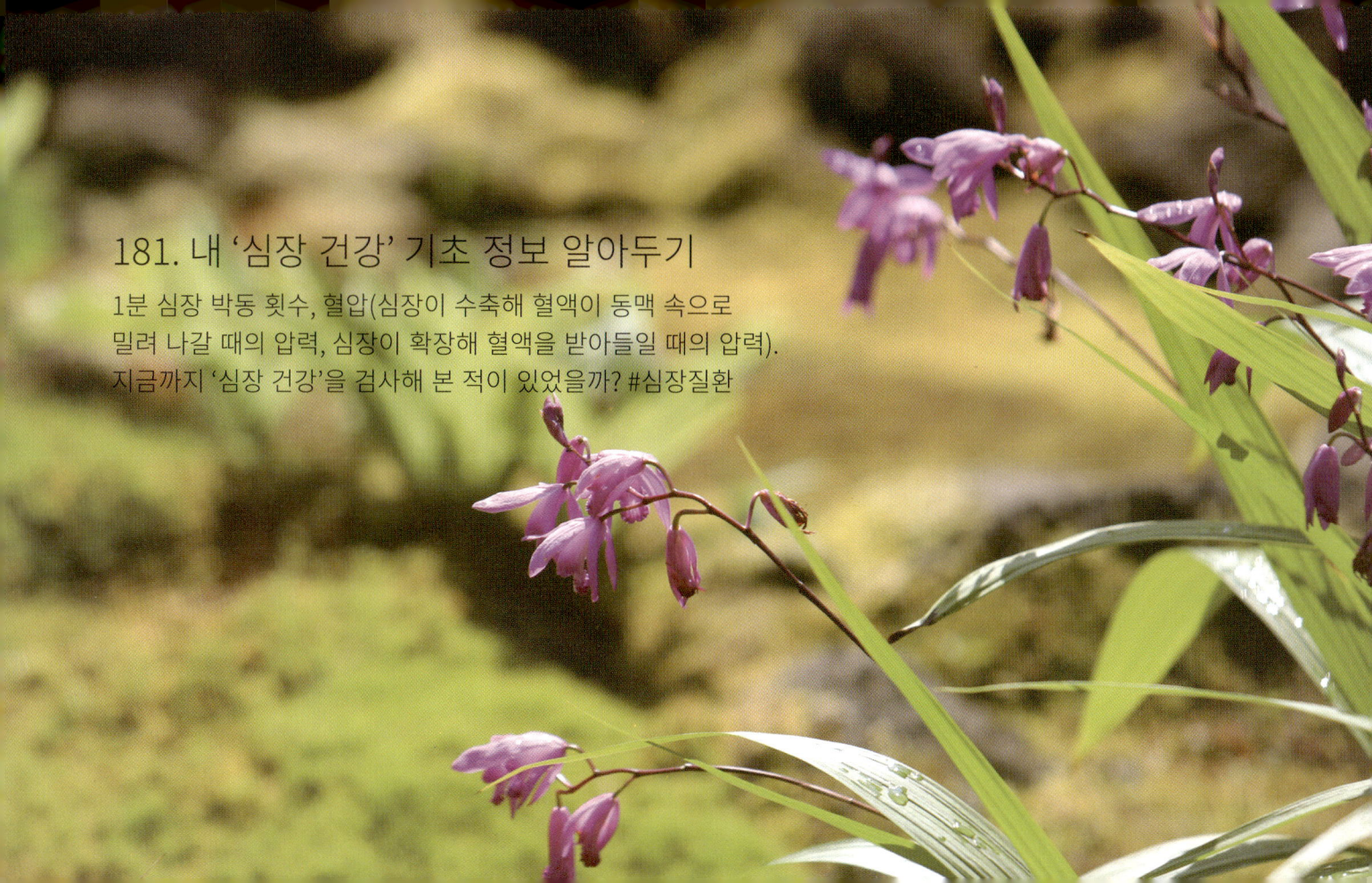

181. 내 '심장 건강' 기초 정보 알아두기

1분 심장 박동 횟수, 혈압(심장이 수축해 혈액이 동맥 속으로 밀려 나갈 때의 압력, 심장이 확장해 혈액을 받아들일 때의 압력). 지금까지 '심장 건강'을 검사해 본 적이 있었을까? #심장질환

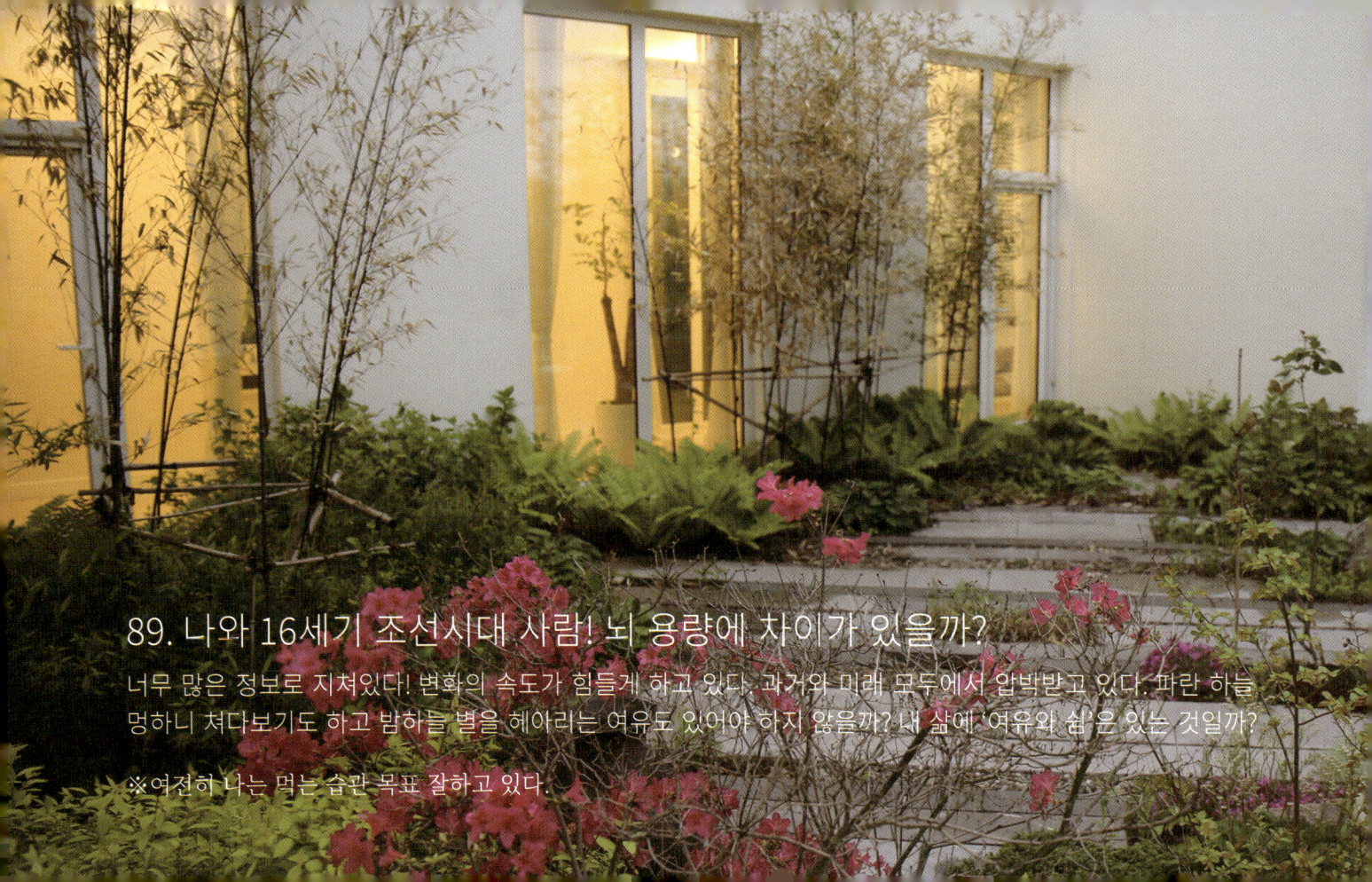

89. 나와 16세기 조선시대 사람! 뇌 용량에 차이가 있을까?

너무 많은 정보로 지쳐있다! 변화의 속도가 힘들게 하고 있다. 과거와 미래 모두에서 압박받고 있다. 파란 하늘 멍하니 쳐다보기도 하고 밤하늘 별을 헤아리는 여유도 있어야 하지 않을까? 내 삶에 '여유와 쉼'은 있는 것일까?

※ 여전히 나는 먹는 습관 목표 잘하고 있다.

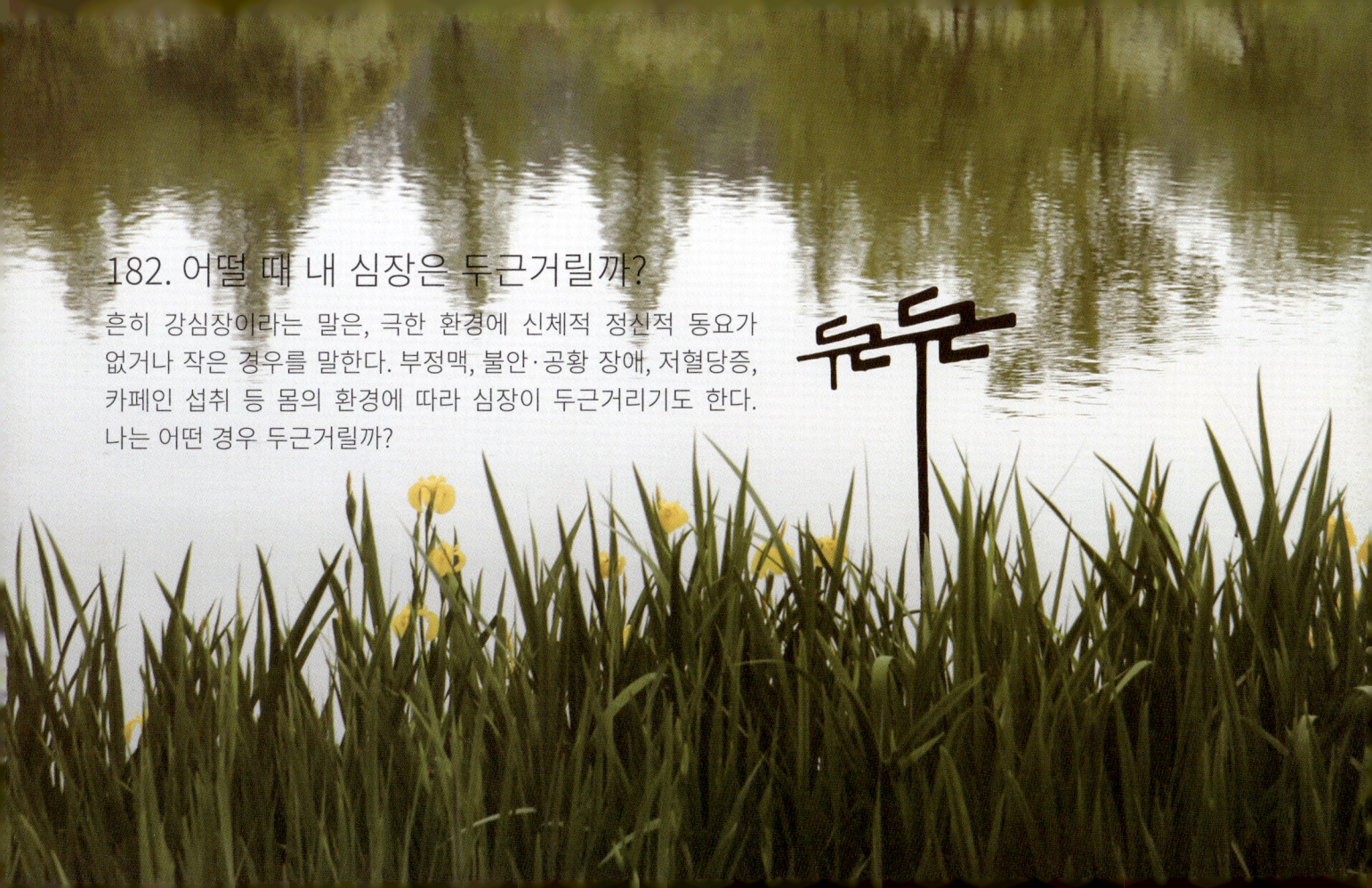

182. 어떨 때 내 심장은 두근거릴까?

흔히 강심장이라는 말은, 극한 환경에 신체적 정신적 동요가 없거나 작은 경우를 말한다. 부정맥, 불안·공황 장애, 저혈당증, 카페인 섭취 등 몸의 환경에 따라 심장이 두근거리기도 한다. 나는 어떤 경우 두근거릴까?

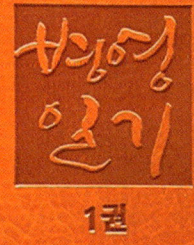
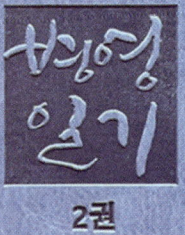

내가 인생을 다시 시작한다면 입대부터다! 군대는 30·40대 삶을 계획하는 인생설계사무소! 군 복무가 괴롭고 지겨운 청춘도 있겠지만, 누군가는 미래를 준비하는 소중한 시간이리라. 아들아! 지금까지 결과가 만족스럽지 못해도 좋다. 군 복무부터 네 인생 다시 시작하는 거다! '병영일기' 너에게 인생 노트가 될 것이다!

군 입대 선물 '병영일기' 구입안내 1세트(₩50,000) 1권+2권 / 군대에서 작성하는 인생 계획서 / 구입 : 인터넷 교보문고 / 출판사 '아름기획' (02)6204-4141

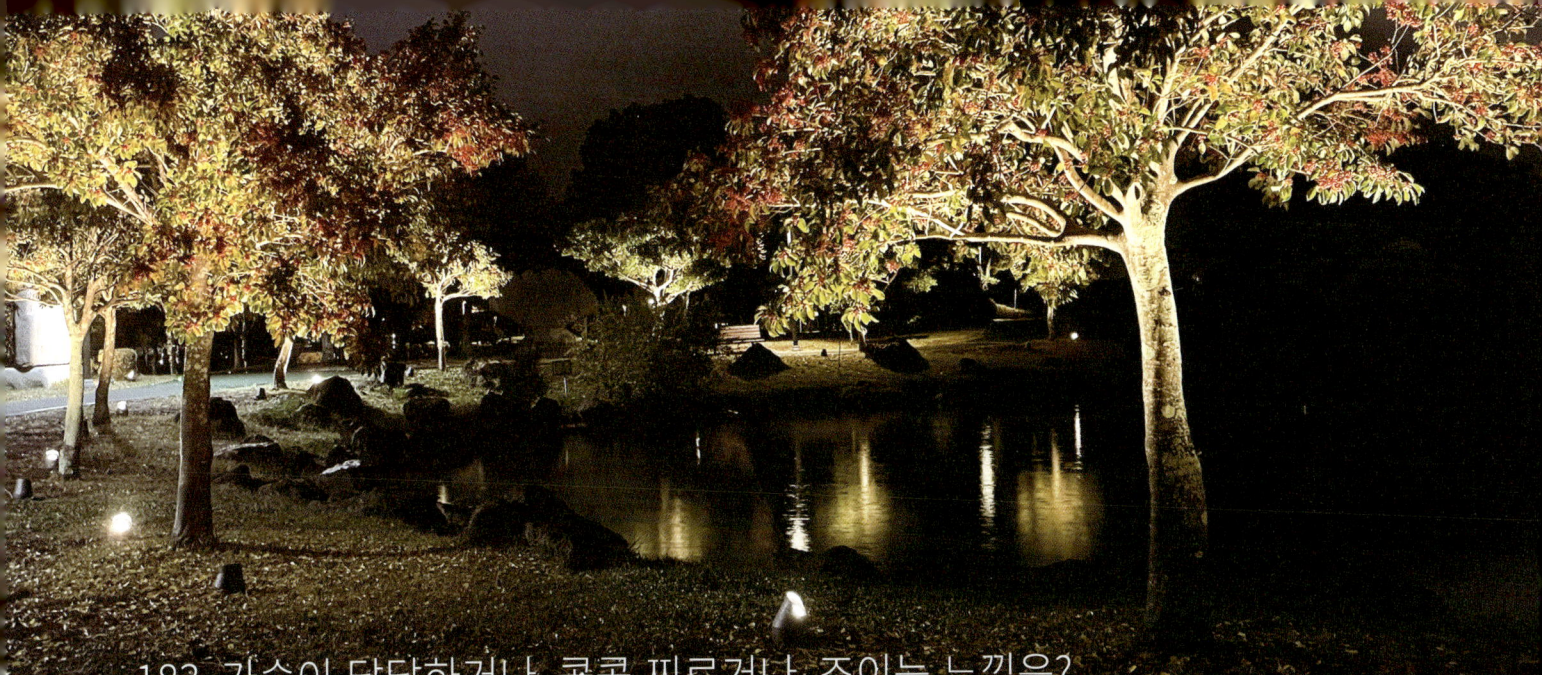

183. 가슴이 답답하거나, 콕콕 찌르거나, 조이는 느낌은?

심장에 문제가 있는 것 아닐까? 가슴 통증 및 이상 느낌은 일시적 문제이기도 하고 다른 부위 문제로 생기기도 한다. 무심히 넘기는 것도 문제지만, 지나친 걱정도 바람직하지 않다. 어느 정도 계속되는가 살펴봐야 한다. 그리고 증상이 없어진 후 느낌을 기록해 둘 필요도 있다. #심혈관질환

※가끔 게으름 때문에 자기 전 칫솔질 잊기는 하지만 그래도 '입 건강' 원칙과 목표 꾸준히!

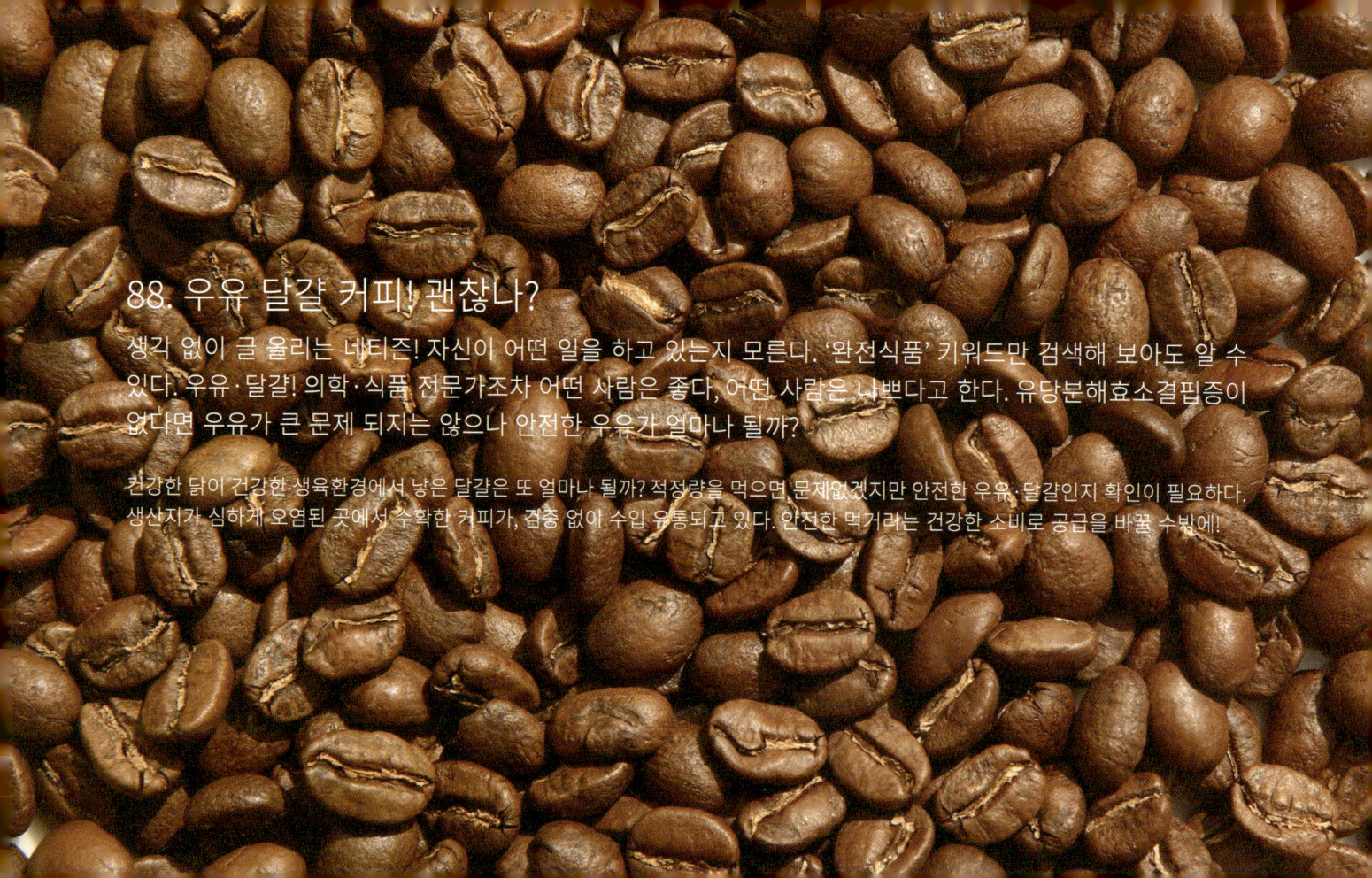

88. 우유 달걀 커피! 괜찮나?

생각 없이 글 올리는 네티즌! 자신이 어떤 일을 하고 있는지 모른다. '완전식품' 키워드만 검색해 보아도 알 수 있다. 우유·달걀! 의학·식품 전문가조차 어떤 사람은 좋다, 어떤 사람은 나쁘다고 한다. 유당분해효소결핍증이 없다면 우유가 큰 문제 되지는 않으나 안전한 우유가 얼마나 될까?

건강한 닭이 건강한 생육환경에서 낳은 달걀은 또 얼마나 될까? 적정량을 먹으면 문제없겠지만 안전한 우유·달걀인지 확인이 필요하다. 생산지가 심하게 오염된 곳에서 수확한 커피가, 검증 없이 수입 유통되고 있다. 안전한 먹거리는 건강한 소비로 공급을 바꿀 수밖에!

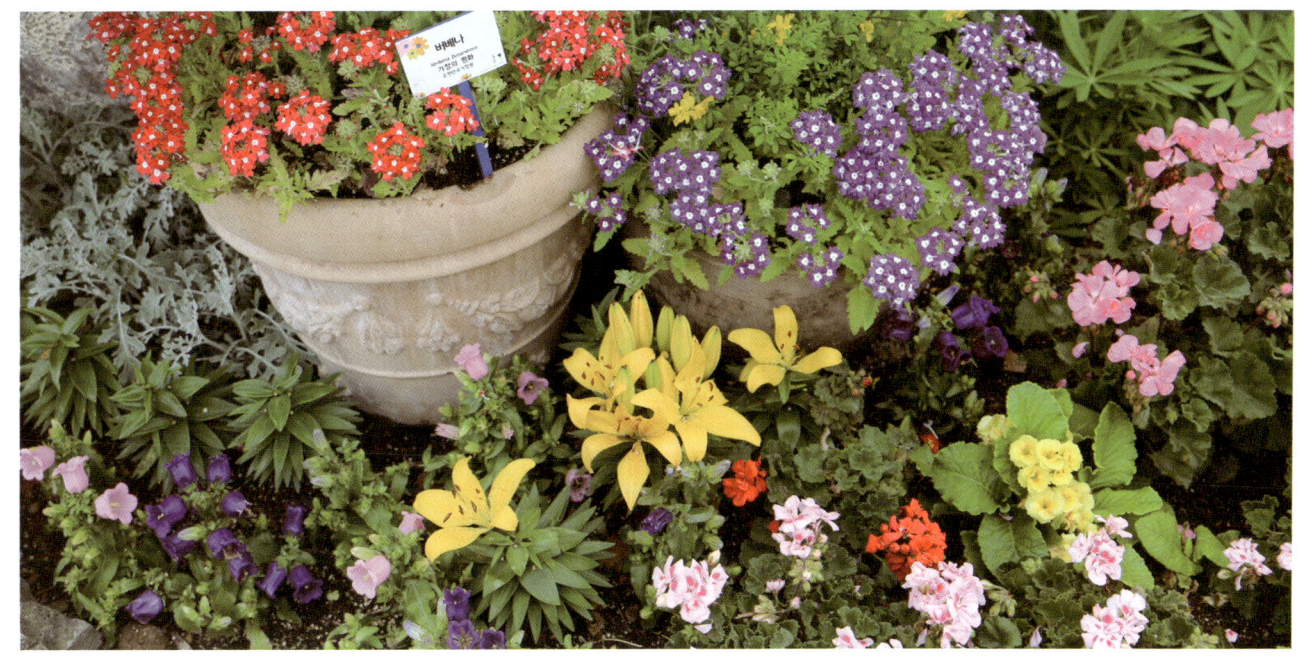

184. 심근경색(심장마비)을 예방하려면?

혈전(피떡)이 심장 관상동맥을 막아, 심장 근육으로 혈액이 공급되지 않아 심장 근육이 죽어가는 병이다. 경험해보지 못한 엄청난 가슴 통증으로 죽음의 공포를 느낀다고 한다. 흡연·당뇨·고혈압·고콜레스테롤 혈증·심장병의 가족력·비만 등, 동맥경화증 원인이 나에게는 없을까? #심근경색

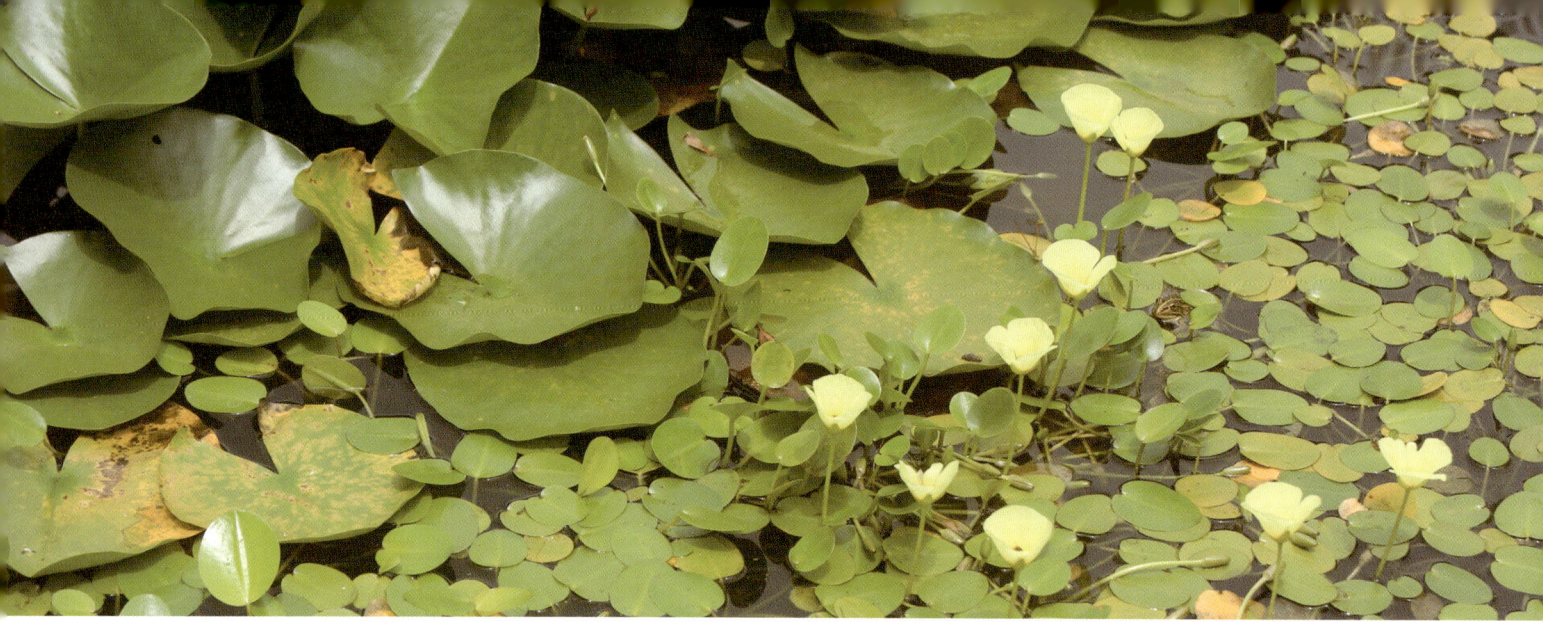

87. 술에 잘 안 취하면 많이 마셔도 될까?

안주도 사람 잡는다! 술자리 있다면 마실 술의 양, 안주(종류, 양)를 미리 생각할까? 너무 좀스러운 건가? 물은 가장 좋은 안주며, 술 마시는 중간에 뭔가를 하면 좋다. 술 마시다 잠깐 자리를 떠서 하는 특별한 행동은 뭐였더라? 그 짧은 시간을 잘 쓰면 그래도 몸 덜 망가진다!

※22 운동목표 중간에 그만둘까 흔들리기도 했지만 잘하고 있다!

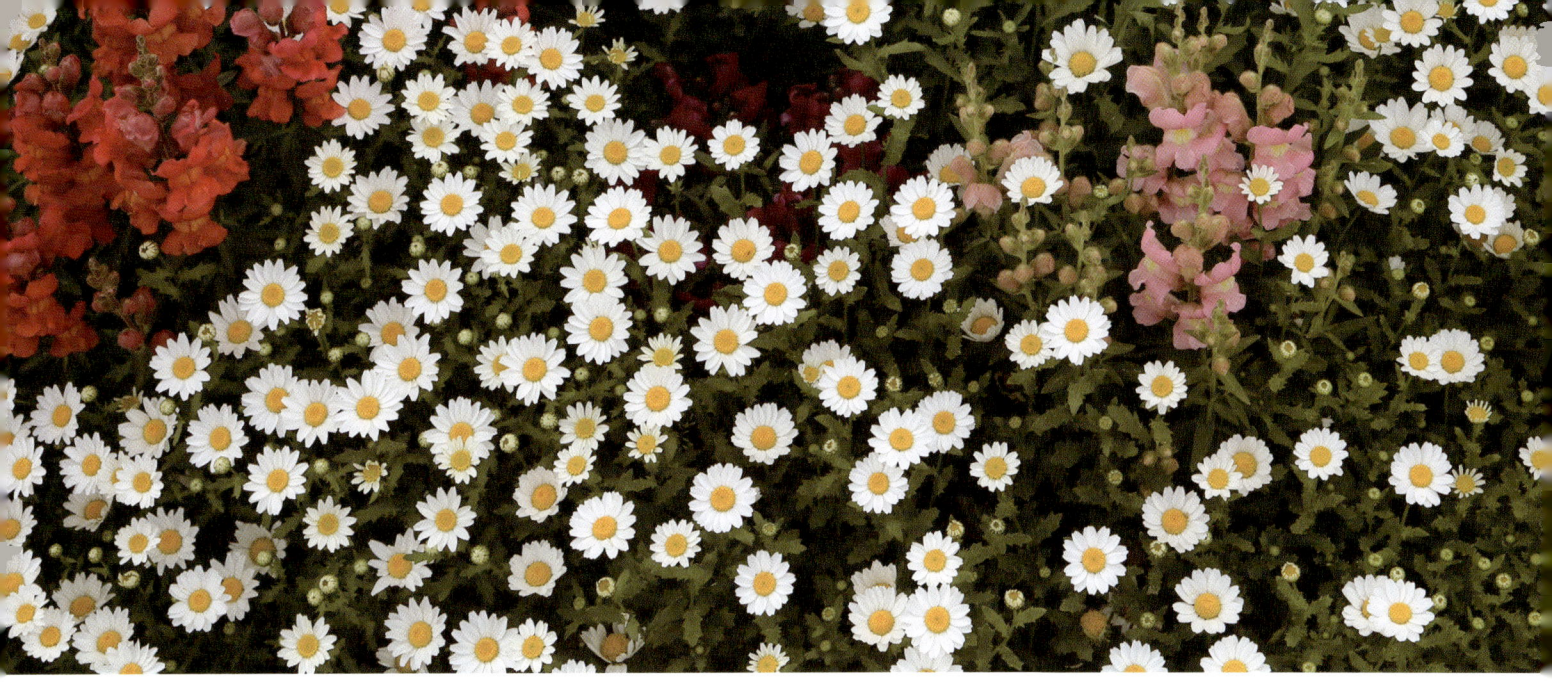

185. 클린턴 대통령이 앓아 채식주의자로 바뀌었다!

협심증은 동맥경화에 의해 관상동맥이 좁아져 생기는 병이다. 가슴이 좁아진 듯 조이고 뻐근한 통증이 생긴다. 협심증의 증상은 소화불량처럼 느껴질 수도 있으며 통증이 어깨나 팔, 등, 목, 턱에서 느껴질 수도 있다. 나는 협심증, 동맥경화에 안전할까? #협심증 #동맥경화

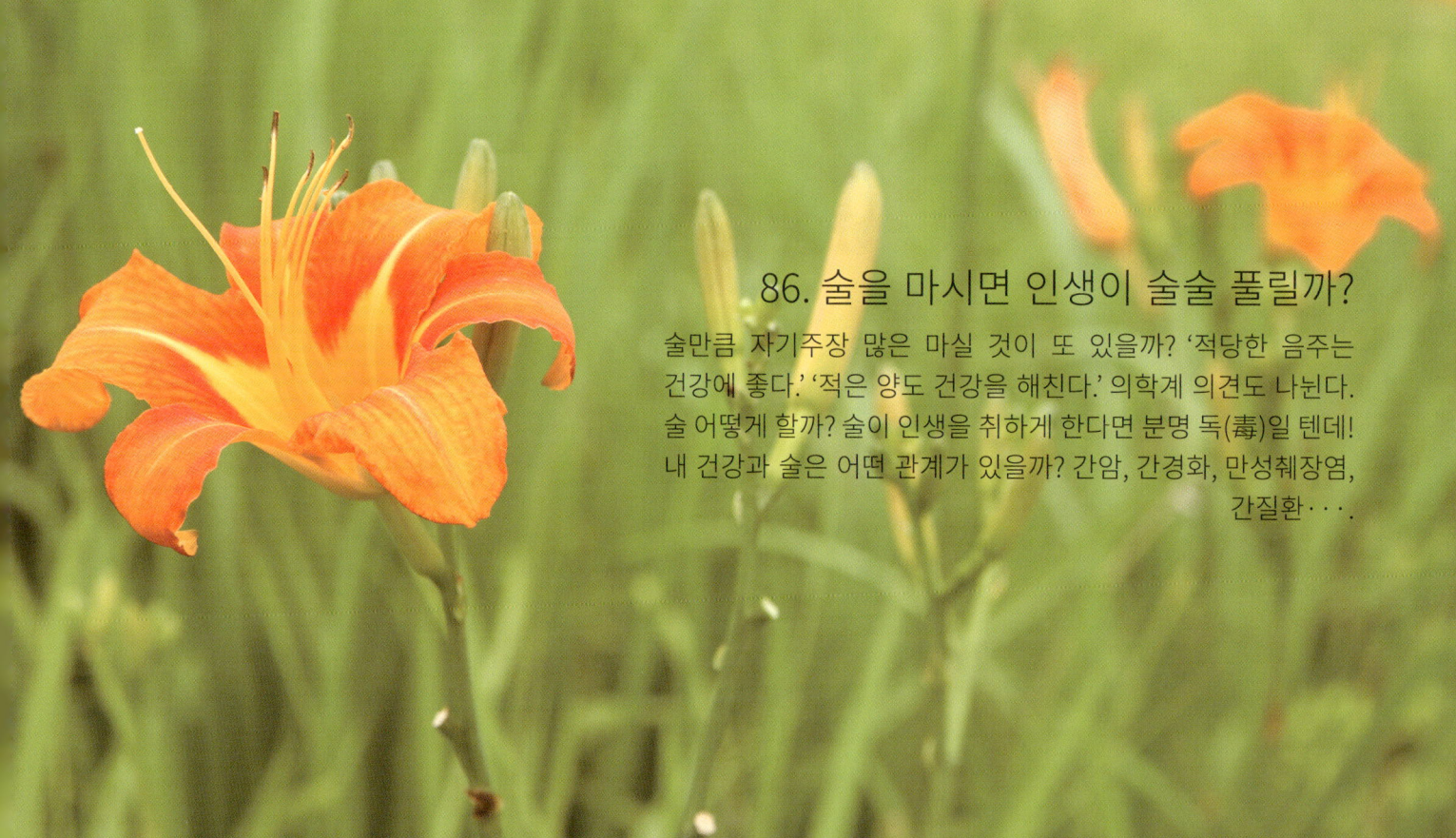

86. 술을 마시면 인생이 술술 풀릴까?

술만큼 자기주장 많은 마실 것이 또 있을까? '적당한 음주는 건강에 좋다.' '적은 양도 건강을 해친다.' 의학계 의견도 나뉜다. 술 어떻게 할까? 술이 인생을 취하게 한다면 분명 독(毒)일 텐데! 내 건강과 술은 어떤 관계가 있을까? 간암, 간경화, 만성췌장염, 간질환‥‥.

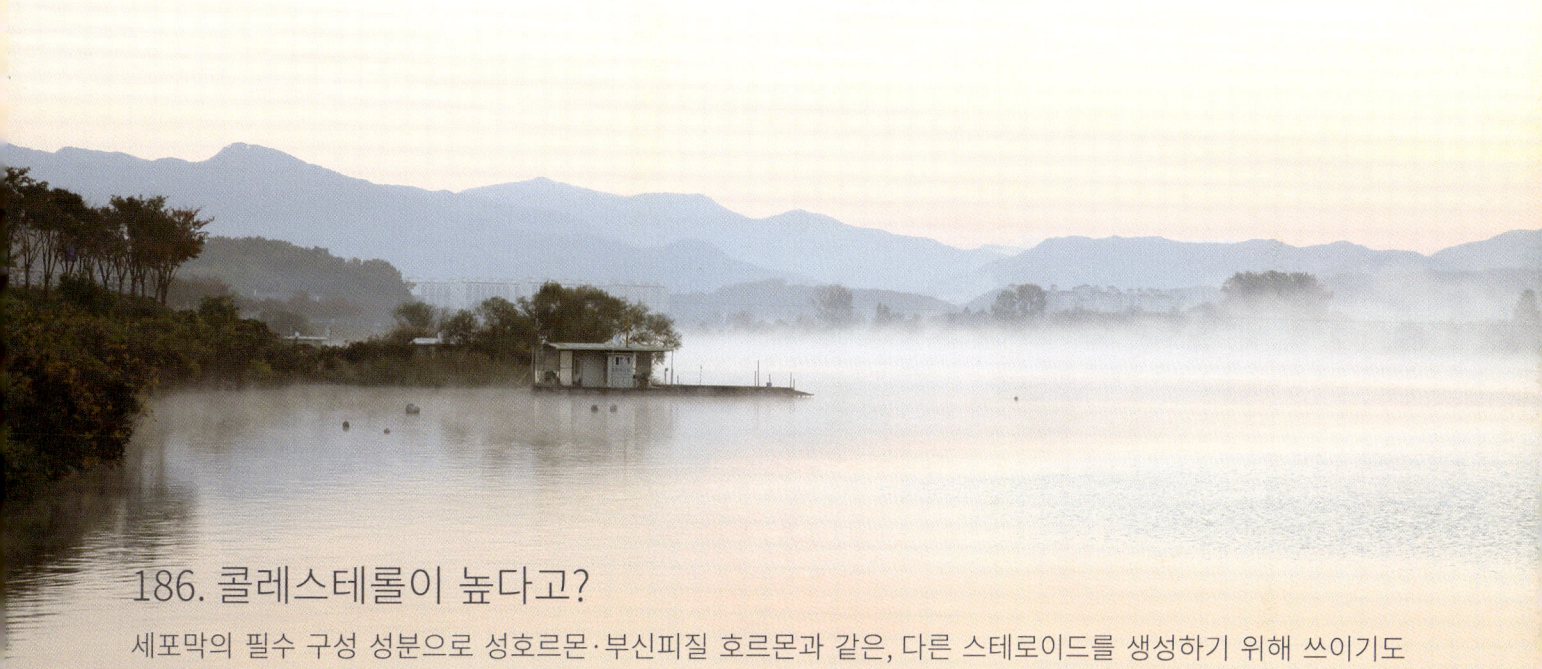

186. 콜레스테롤이 높다고?

세포막의 필수 구성 성분으로 성호르몬·부신피질 호르몬과 같은, 다른 스테로이드를 생성하기 위해 쓰이기도 한다. 저밀도지방단백질(LDL) 및 고밀도지방단백질(HDL)로 존재하는데 혈중 콜레스테롤이 높은 경우 동맥벽에 침전물이 달라붙어 동맥경화증을 일으킨다.

달걀노른자, 오징어, 멸치, 새우, 생선알, 장어, 삼겹살, 소시지, 베이컨, 돼지기름, 버터, 생크림, 치즈 등은 콜레스테롤 수치를 높이는 식품이다. 올리브유, 카놀라유, 채소, 해조류, 등푸른생선, 견과류는 콜레스테롤 수치를 낮추는 데 도움이 된다. #콜레스테롤

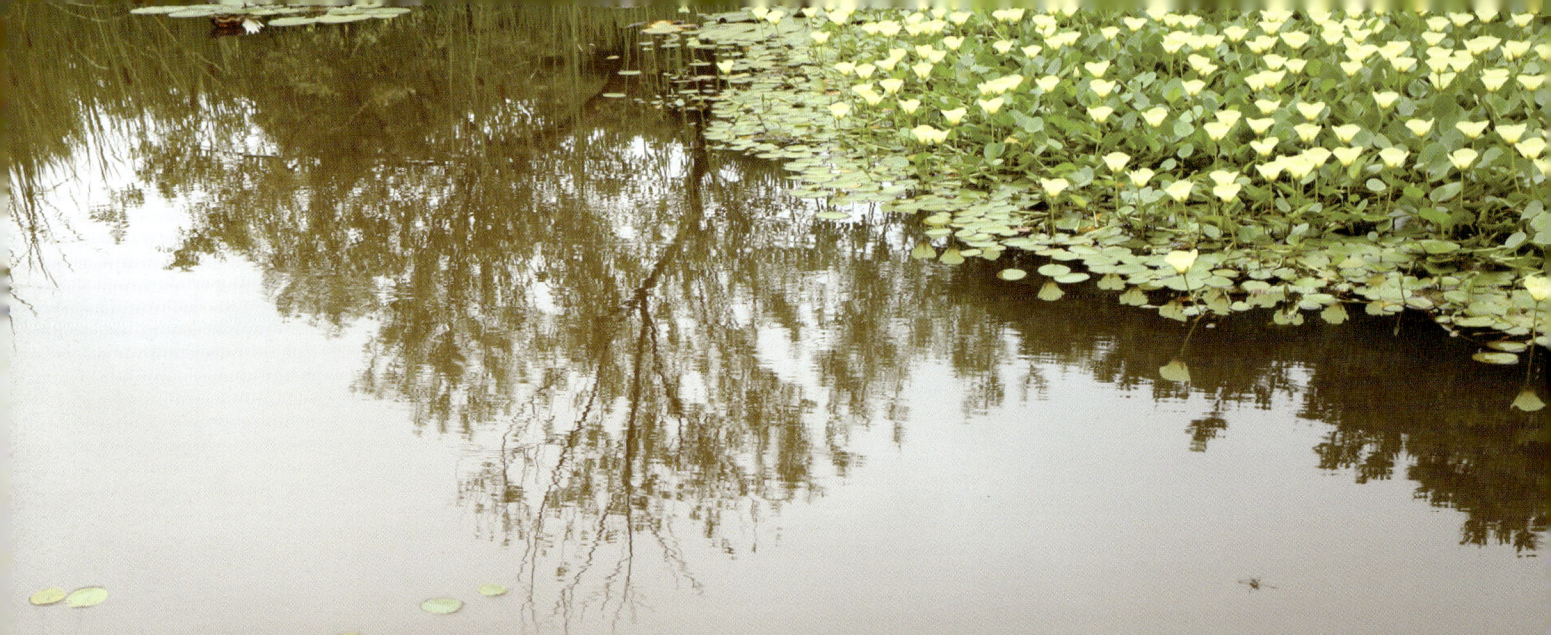

85. 나는 얼마나 자주, 어느 정도 물을 마시고 있을까?

갑상선기능저하증, 간경화, 심부전, 부신기능저하증 등이면 물을 적게 마셔야겠지만, 하루 2리터의 생수를 여러 번 나누어 마시라고 한다. 신진대사(호르몬의 원활한 기능), 혈액순환, 항산화 작용, 노화 방지, 장 기능 강화, 변비 설사 예방 등을 위해 수시로 물을 마셔야 한다! 나는 어떻게 물을 마시고 있을까?

※먹기 습관 실천! 어려운 것 같지는 않다!

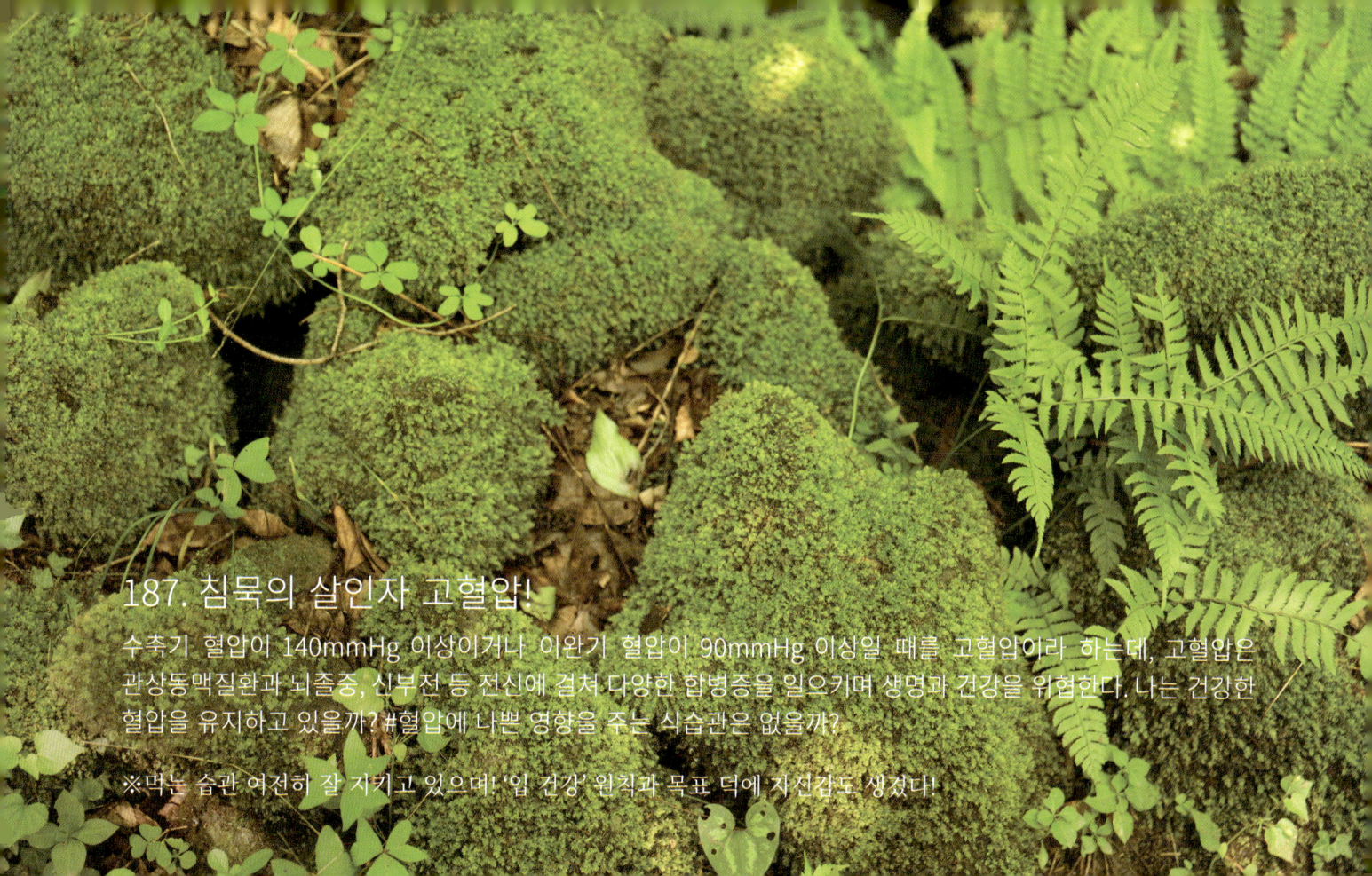

187. 침묵의 살인자 고혈압!

수축기 혈압이 140mmHg 이상이거나 이완기 혈압이 90mmHg 이상일 때를 고혈압이라 하는데, 고혈압은 관상동맥질환과 뇌졸중, 신부전 등 전신에 걸쳐 다양한 합병증을 일으키며 생명과 건강을 위협한다. 나는 건강한 혈압을 유지하고 있을까? #혈압에 나쁜 영향을 주는 식습관은 없을까?

※먹는 습관 여전히 잘 지키고 있으며! '입 건강' 원칙과 목표 덕에 자신감도 생겼다!

84. 어떻게 요리해서 먹을까?

'맛탕, 고구마튀김, 군고구마, 찐 고구마, 날 고구마' 어느 것을 먹을까? 같은 무게 고구마도 요리 방법에 따라 칼로리, GI 지수, GL 지수가 다르다. 당뇨 환자에게 맛탕, 고구마튀김, 군고구마는 적합하지 않다. 요리 방법에 따라 건강에 미치는 영향은 다르다. 비만을 걱정한다면 고려해야 할 부분!

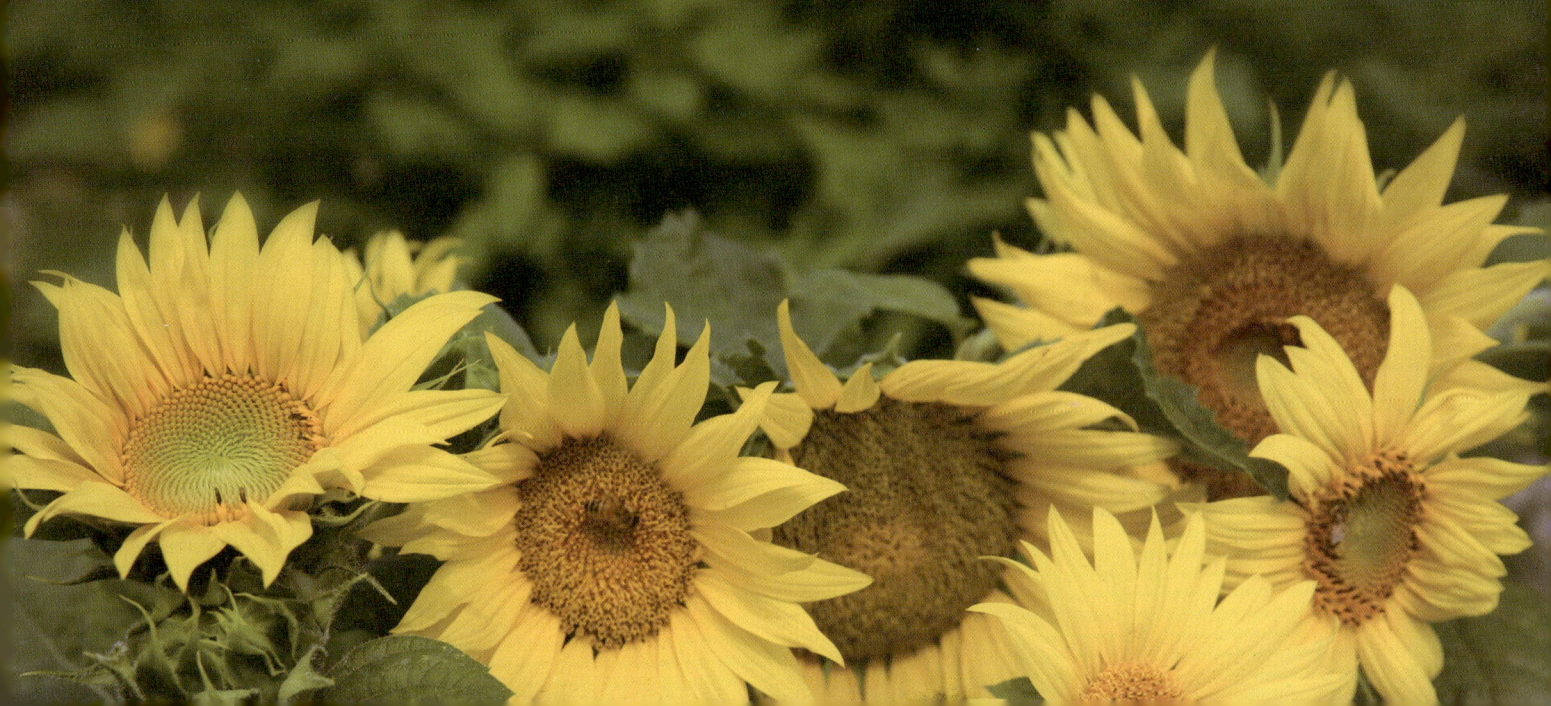

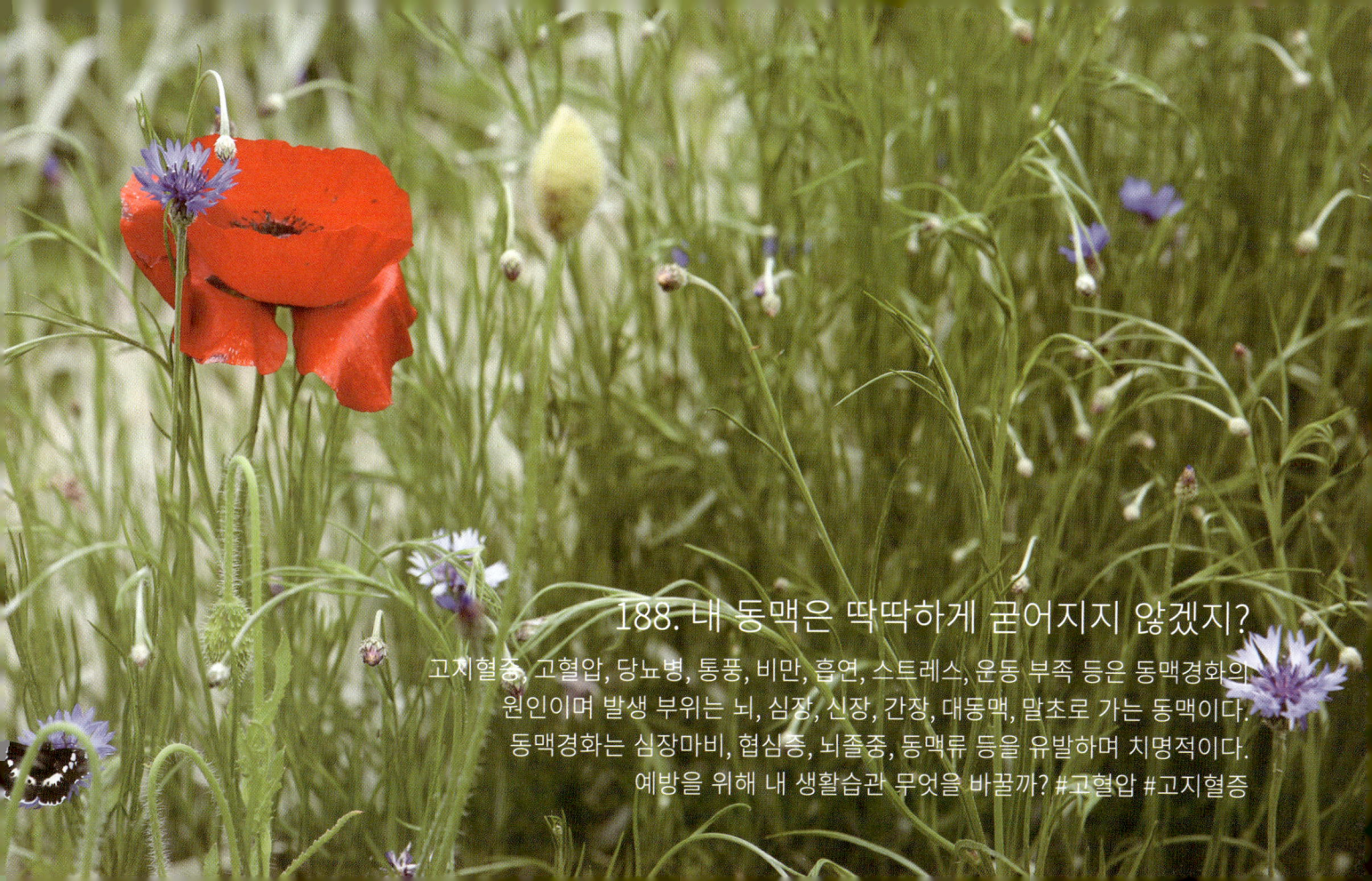

188. 내 동맥은 딱딱하게 굳어지지 않겠지?
고지혈증, 고혈압, 당뇨병, 통풍, 비만, 흡연, 스트레스, 운동 부족 등은 동맥경화의
원인이며 발생 부위는 뇌, 심장, 신장, 간장, 대동맥, 말초로 가는 동맥이다.
동맥경화는 심장마비, 협심증, 뇌졸중, 동맥류 등을 유발하며 치명적이다.
예방을 위해 내 생활습관 무엇을 바꿀까? #고혈압 #고지혈증

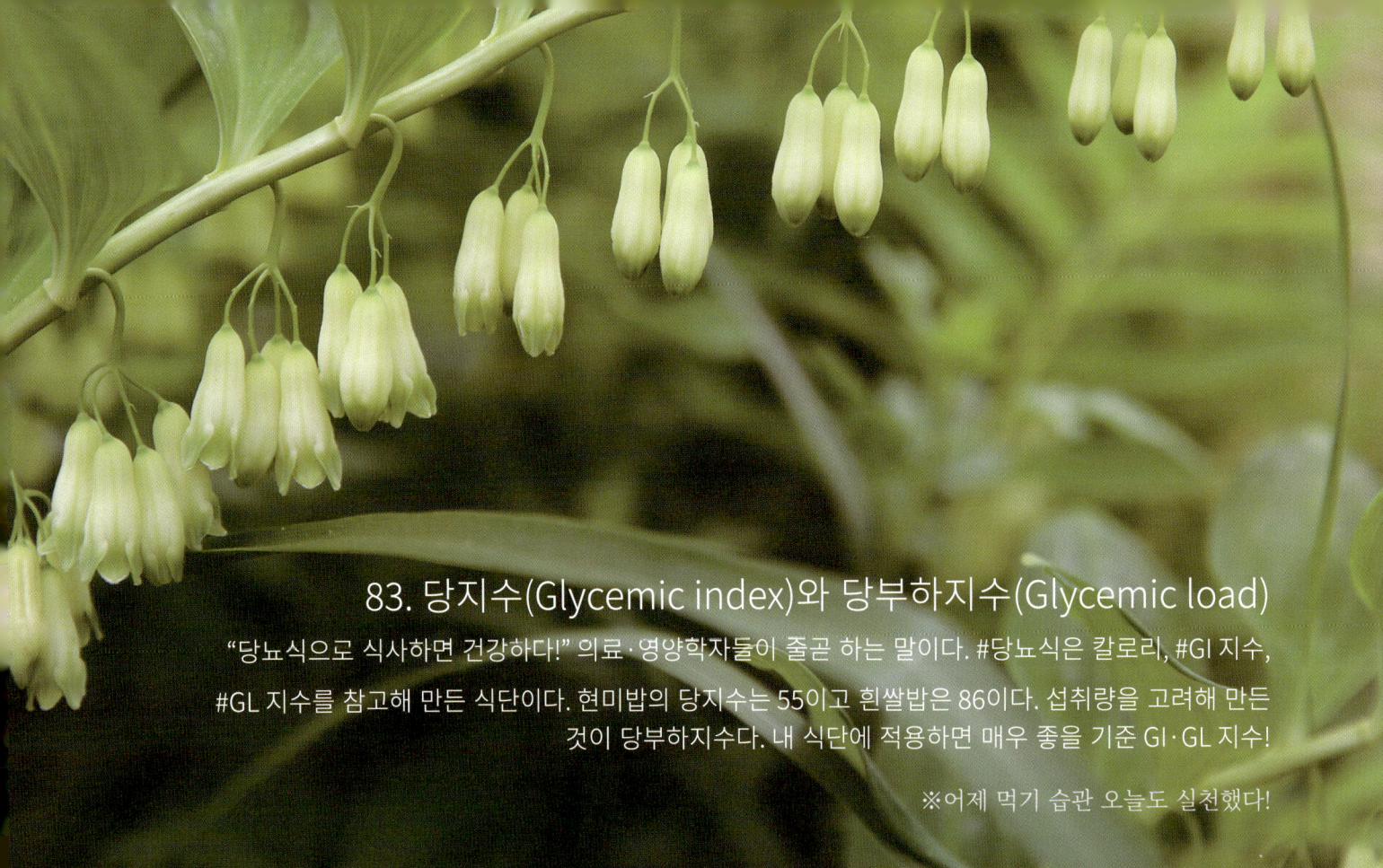

83. 당지수(Glycemic index)와 당부하지수(Glycemic load)

"당뇨식으로 식사하면 건강하다!" 의료·영양학자들이 줄곧 하는 말이다. #당뇨식은 칼로리, #GI 지수, #GL 지수를 참고해 만든 식단이다. 현미밥의 당지수는 55이고 흰쌀밥은 86이다. 섭취량을 고려해 만든 것이 당부하지수다. 내 식단에 적용하면 매우 좋을 기준 GI·GL 지수!

※어제 먹기 습관 오늘도 실천했다!

189. 춥지도 않은데 손발이 차가운가?

#수족냉증은 춥지 않은 온도에서도 손·발이 차갑다. 혈관이 수축해 손발 같은 말초 부위에 혈액이 적게 공급되어 발생하며, 때로는 무릎이 시리며 아랫배, 허리 등 다양한 신체 부위에서 냉기를 느낀다. 동맥경화나 자율신경 불균형으로 혈액공급이 불충분해 영양이 불충분하기 때문이다.

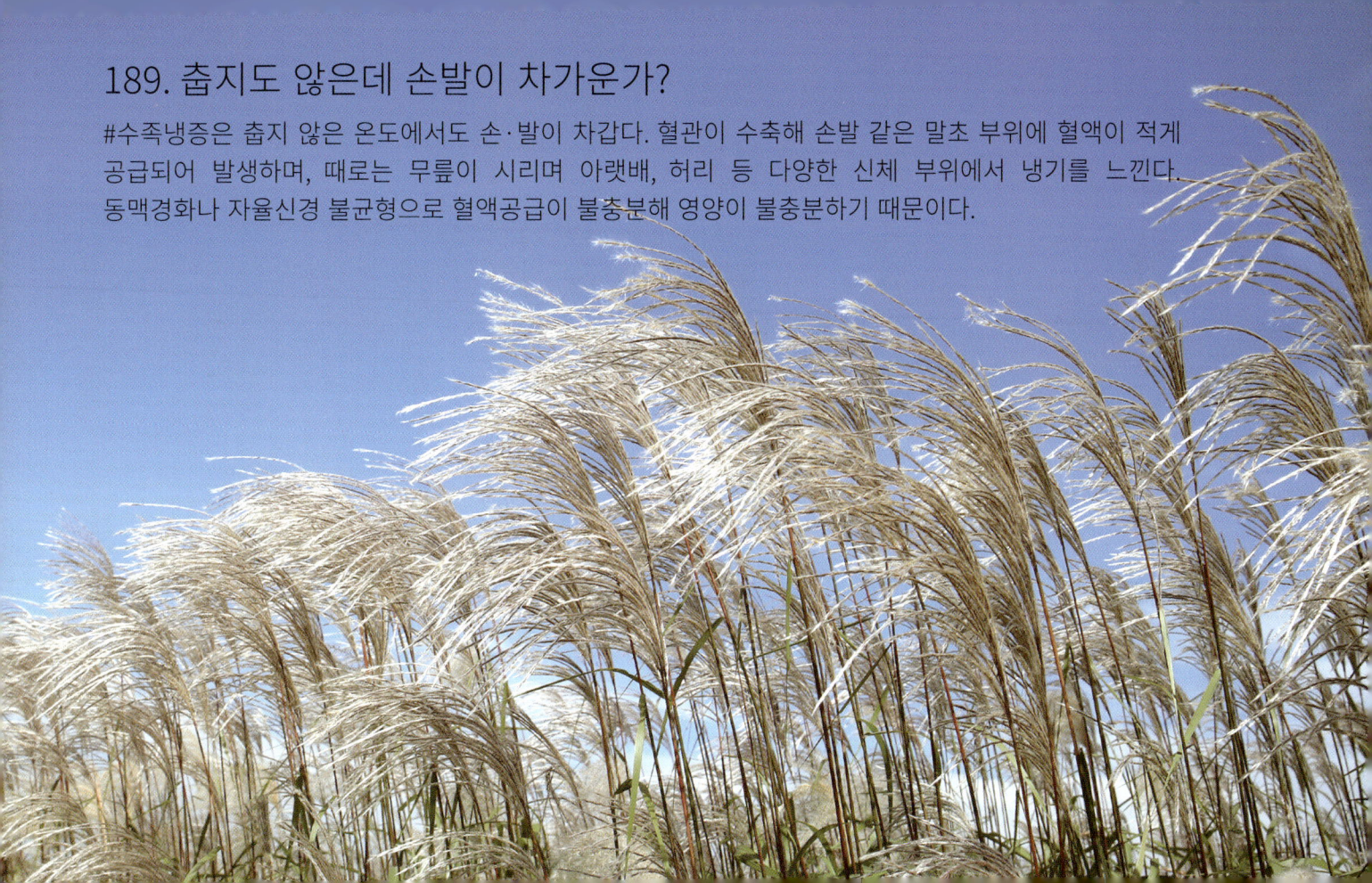

82. 먹어야 할 것, 먹지 말아야 할 것, 먹는 습관 정하기

식생활을 살펴보았다. '먹을 것'에 대해 이제 조금 알게 되었다. 내 몸 에너지 원천인 음식을 - ①적극적으로 먹을 것, ②적당히 먹을 것, ③가능한 먹지 말 것, ④절대 먹지 말아야 할 것으로 나누어 정리해 보자. 그리고 ⑤먹는 습관에 대한 목표도 만들어 보자!

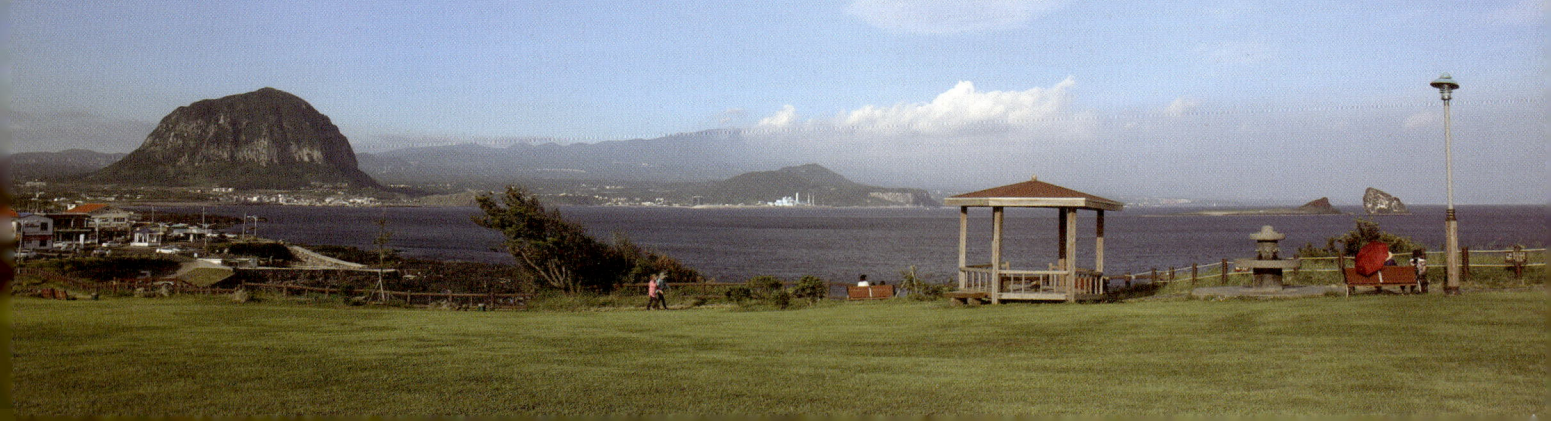

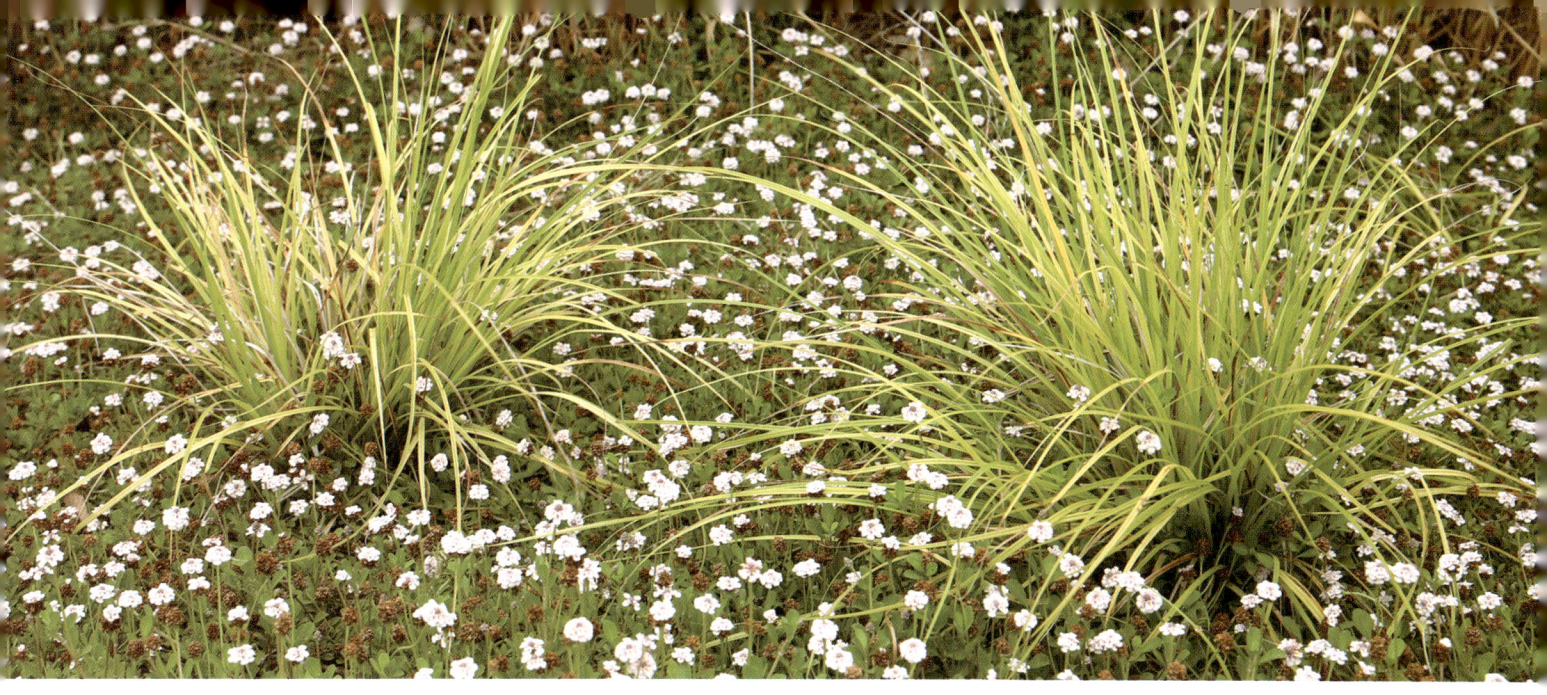

190. 내 피는 건강해서 기능을 잘하고 있을까?

혈액은 혈장, 적혈구, 백혈구, 혈소판 등으로 구성되어 있다. 혈관을 통해 영양물질과 산소를 공급하며, 이산화탄소·노폐물 등을 운반한다. 폐에서 산소를 흡수하고 이산화탄소는 배출하며, 신장에서는 과다한 물과 노폐물을 제거한다. 음식물로부터 얻은 영양물질을 필요한 기관으로 옮긴다. #혈액

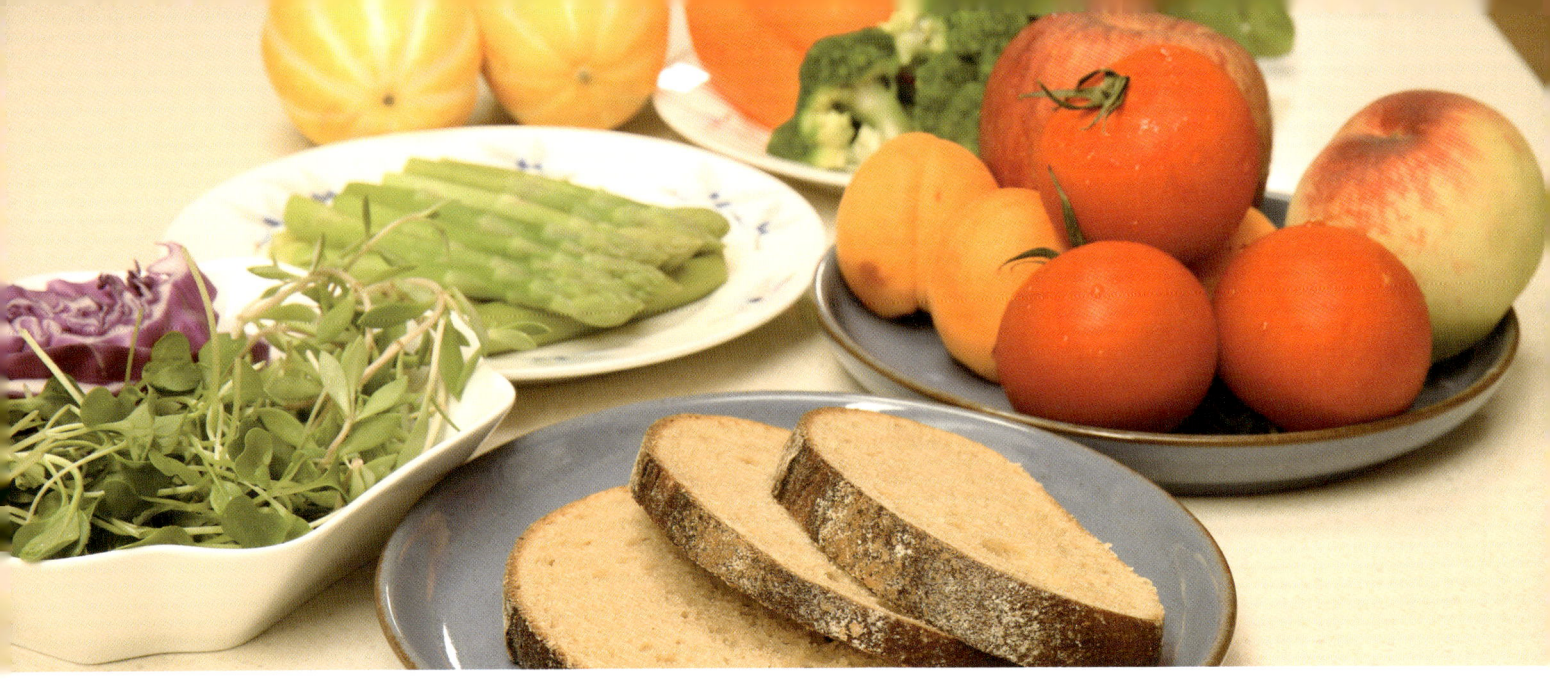

81. 나도 흰쌀밥에 설탕을 넣고 세 그릇 네 그릇 먹고 있었다!

대한민국 '빵'을 보면 그렇다. 영양분 모두 벗겨낸 흰 밀가루로 만든 것도 부족해, 이상한 것 마구 넣는다. 앉은 자리에서 빵만 세 개, 네 개···. 반찬 없이 흰쌀밥만 세 그릇 네 그릇 먹고 있었다. 똑똑한 소비자가 '빵 문화'를 바꾼다! 빵을 먹는다면 통곡밀(통밀×, 전립분○) 빵을 먹자!

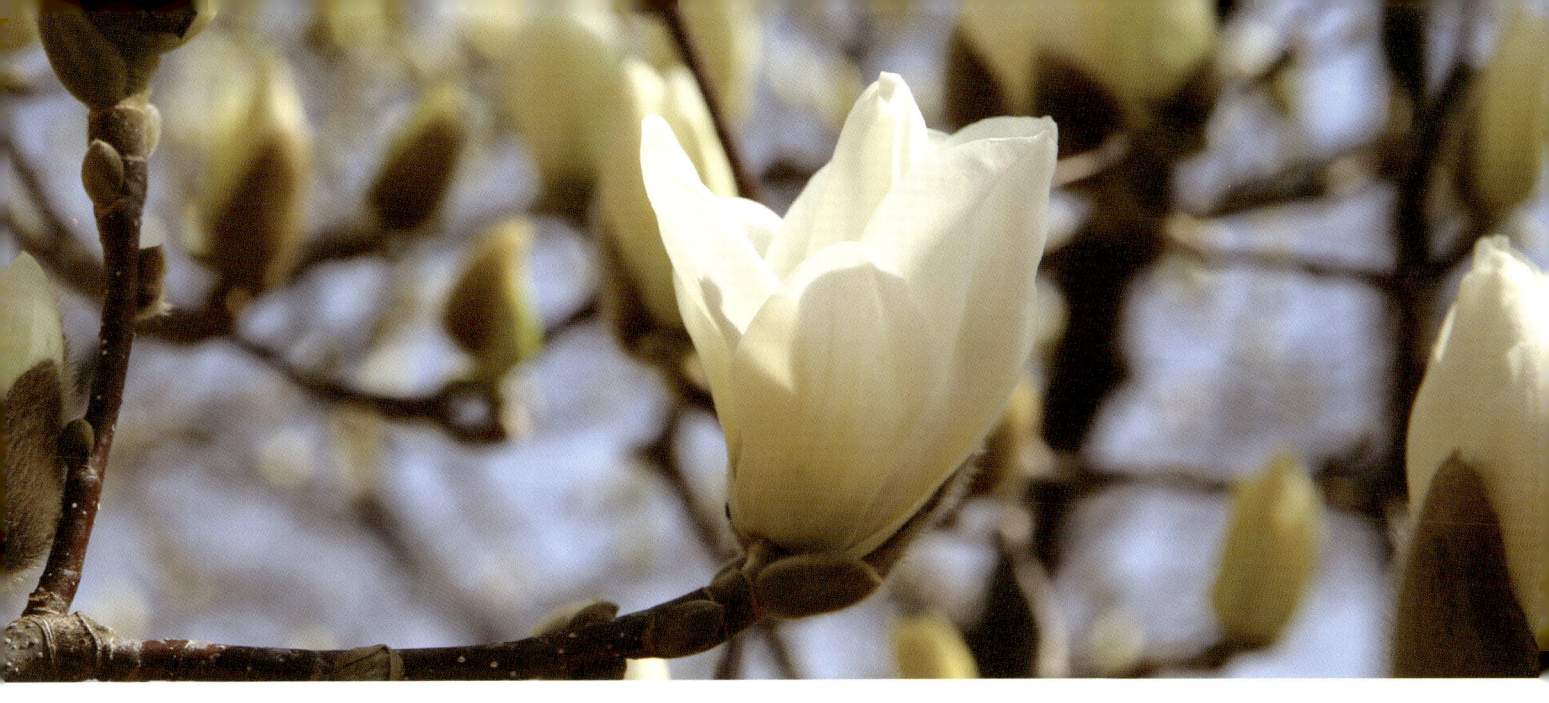

191. 헌혈과 빈혈!

헌혈은 몸과 마음 건강한 사람만 할 수 있다! 적혈구 내 헤모글로빈 수치가 정상이어야 한다. 헌혈 후 2개월 후면 복원된다. 빈혈은 헤모글로빈 농도가 부족한 상태를 말한다. 빈혈이 아니라면 오늘 헌혈하면 어떨까? 몸과 마음 건강하다는 뿌듯함! #적혈구 #백혈구 #혈소판

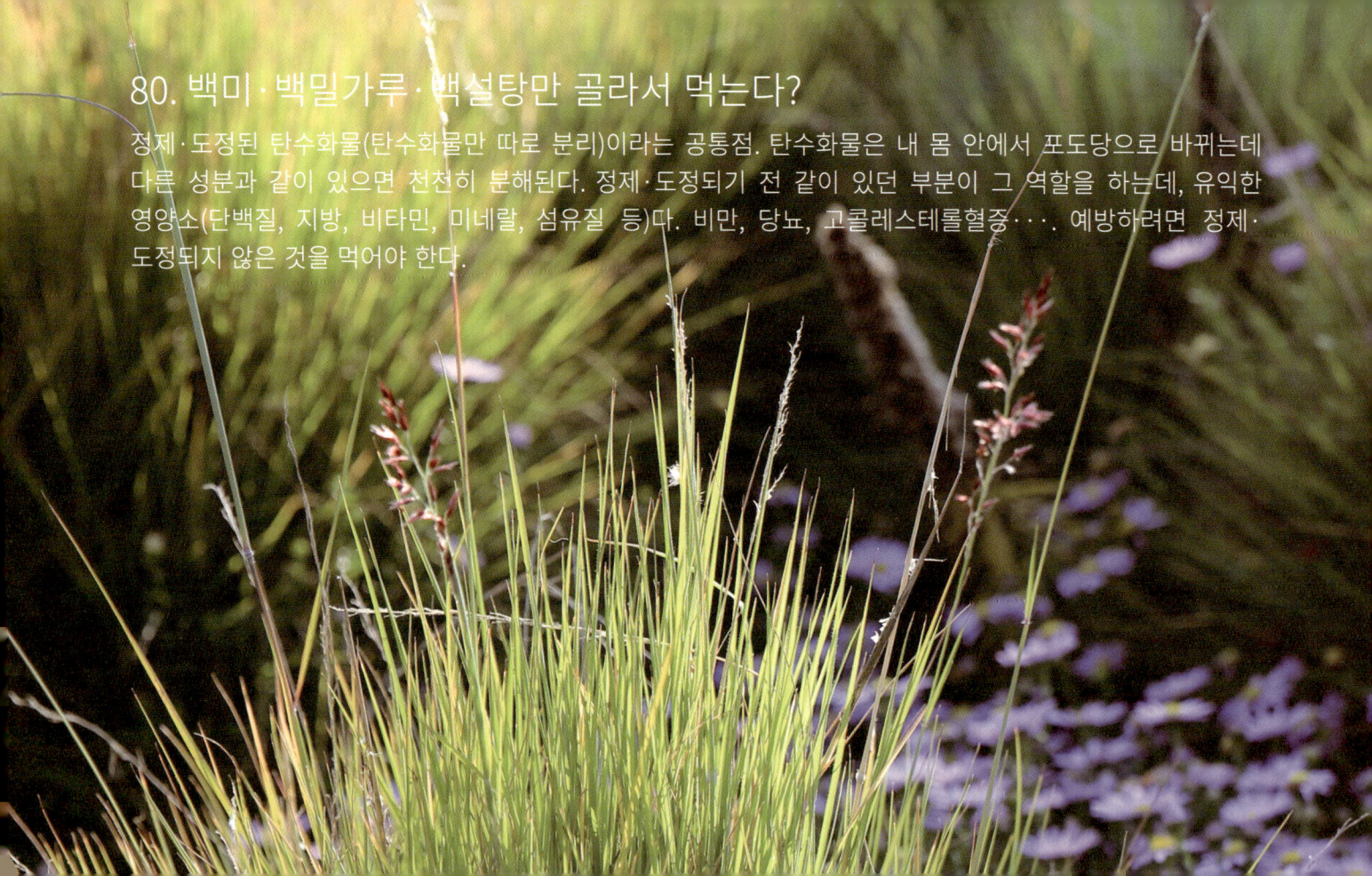

80. 백미·백밀가루·백설탕만 골라서 먹는다?

정제·도정된 탄수화물(탄수화물만 따로 분리)이라는 공통점. 탄수화물은 내 몸 안에서 포도당으로 바뀌는데 다른 성분과 같이 있으면 천천히 분해된다. 정제·도정되기 전 같이 있던 부분이 그 역할을 하는데, 유익한 영양소(단백질, 지방, 비타민, 미네랄, 섬유질 등)다. 비만, 당뇨, 고콜레스테롤혈증···. 예방하려면 정제·도정되지 않은 것을 먹어야 한다.

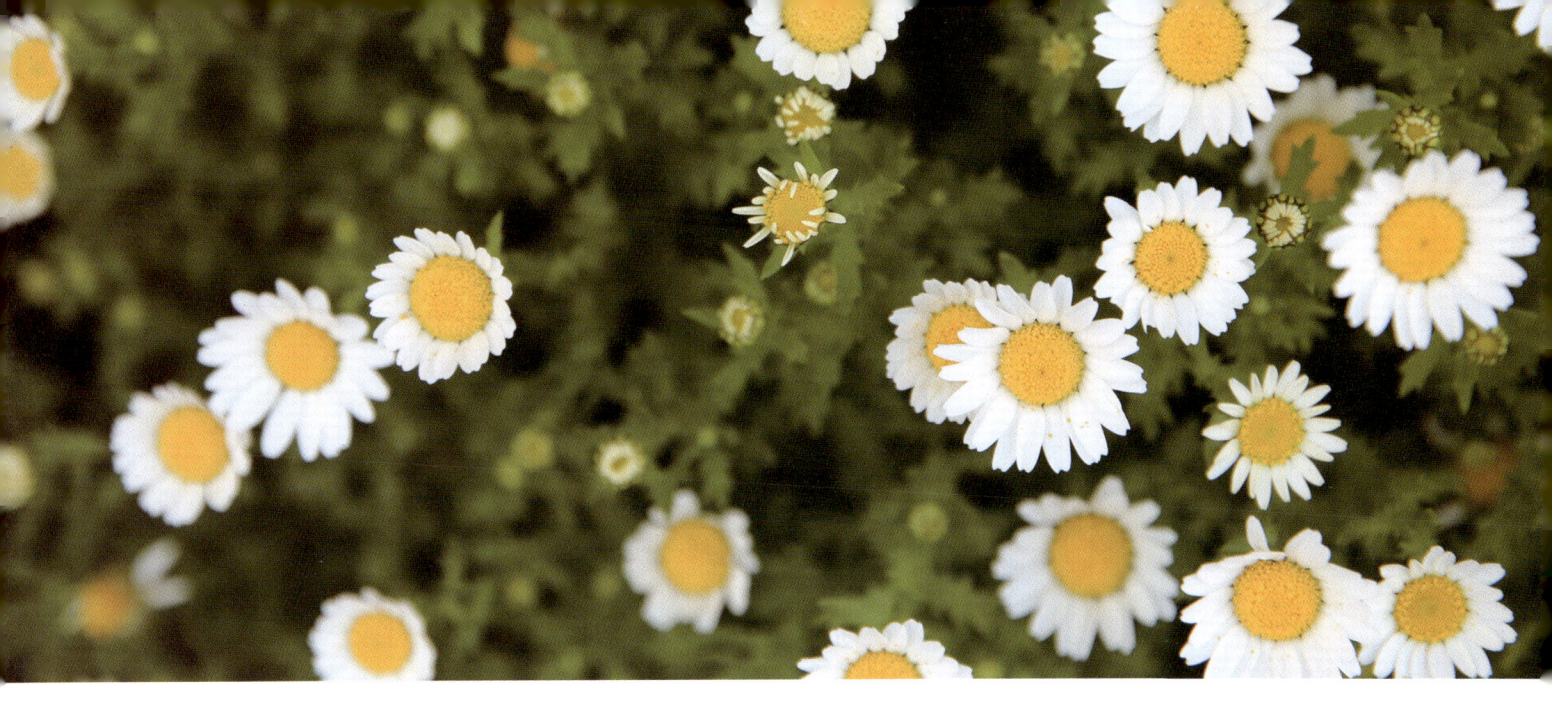

192. 혈액검사의 결과!

혈액을 통한 검사로, 하나의 혈액 검체로 여러 정보를 얻을 수 있다. 기본적으로 적혈구와 백혈구의 수, 헤모글로빈의 밀도 등이다. 이상 없다는 결과가 건강면허증은 아니다. 검사를 통해 얻은 정보(수치 등)가 무슨 의미인지 알아야 한다. 최근 내가 검사한 혈액검사 자료 알아보기! ※42 참고

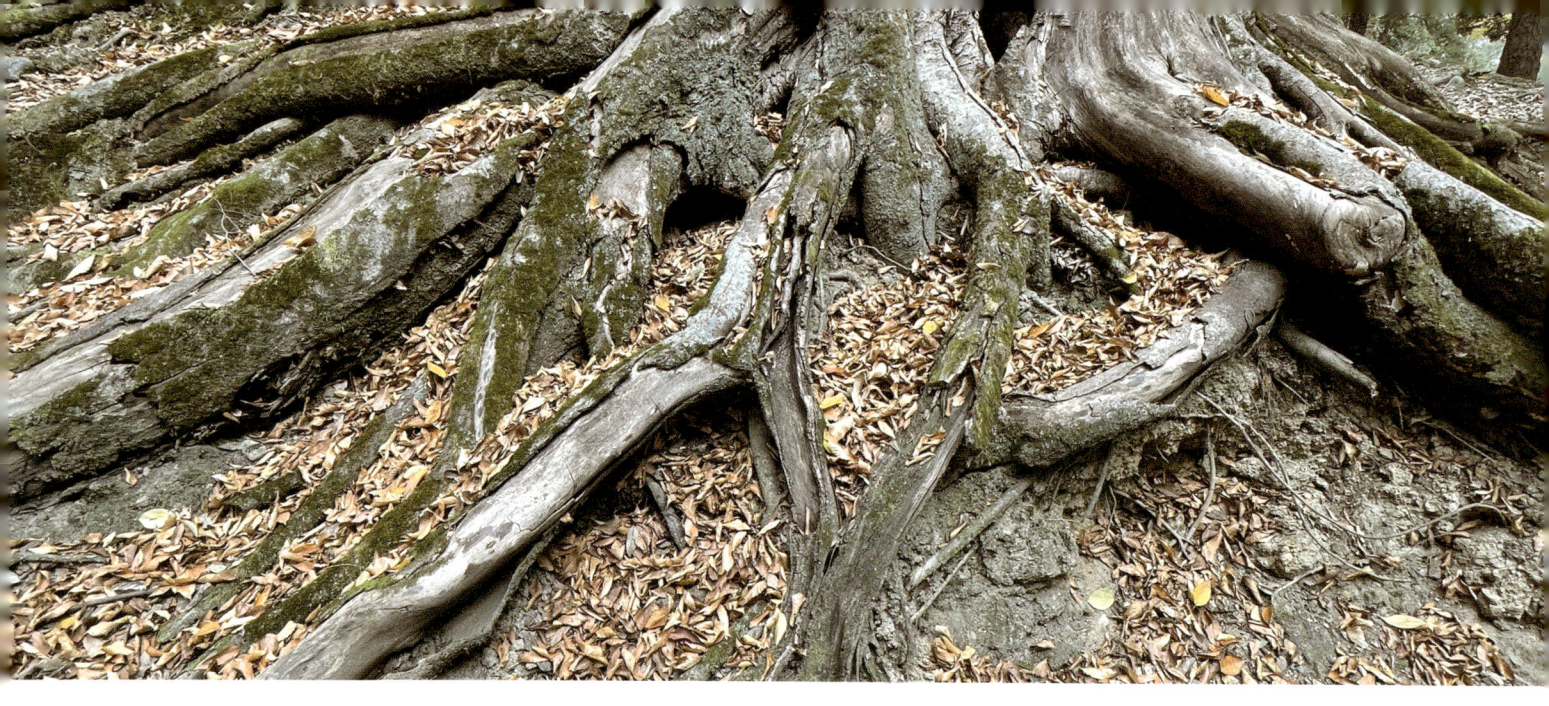

79. 가짜 참기름, 가짜 고춧가루에 분노한 적이 있었다!

가짜 참기름은 식용유, 캐러멜색소, 참깨 향(참깨 향이 나는 화학물질)으로 만든다. 가짜 고춧가루는 익힌 전분, 적색 색소, 고추 향(고추 향이 나는 화학물질)으로 만든다. 향과 색소! 화학물질이 내 몸에 들어오면? 게맛살은 어떻게 만들며, 게가 있을까? 어디 게맛살뿐일까?

193. 적혈구·백혈구·혈액암 알아보기!

적혈구는 산소를 운반·공급하고 이산화탄소를 다시 폐로 내보낸다. 헤모글로빈이 산소와 결합하면 혈액은 붉은색을 띠게 된다. 백혈구는 이물질을 잡아먹거나 항체를 형성해, 감염을 막아 몸을 보호한다. 혈액암은 혈액세포나 조혈 기관, 골수, 림프 등에 생기는 암이다.

백혈병은 피를 만드는 조혈모세포가 병든 백혈구를 만드는 #혈액암이며, 림프종은 림프 조직에 계통적으로 침투하는 종양으로 림프 조직이 비정상적으로 커지고 빈혈이 나타나기도 한다. 다발골수종은 골수에 발생하는 혈액암으로 뼈가 잘 부러지며, 골수를 감소시킨다.

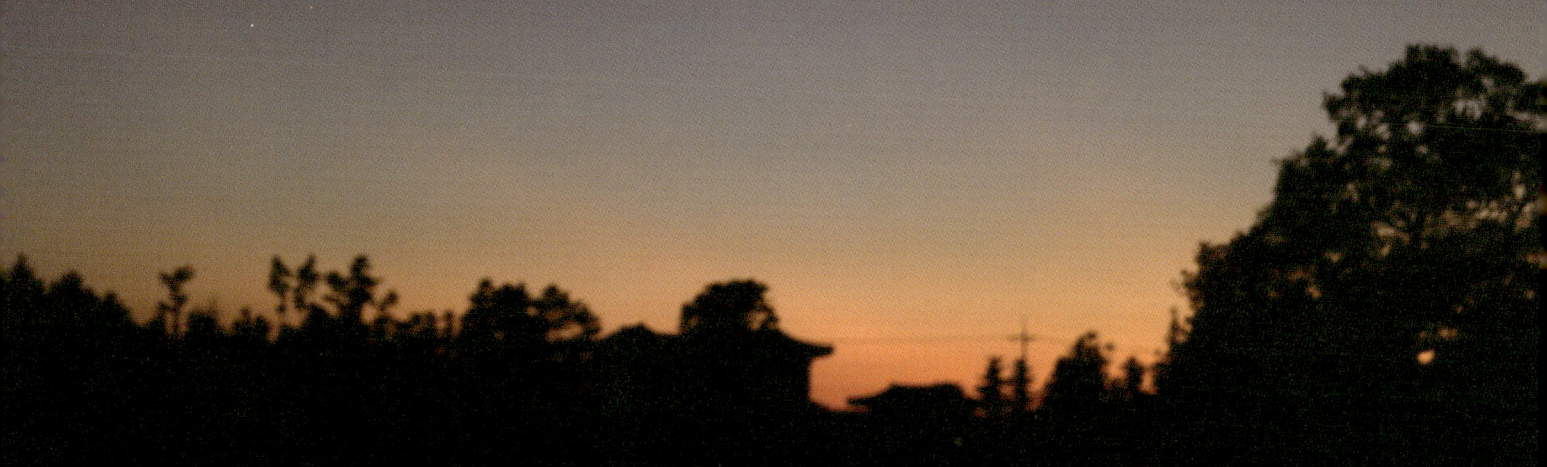

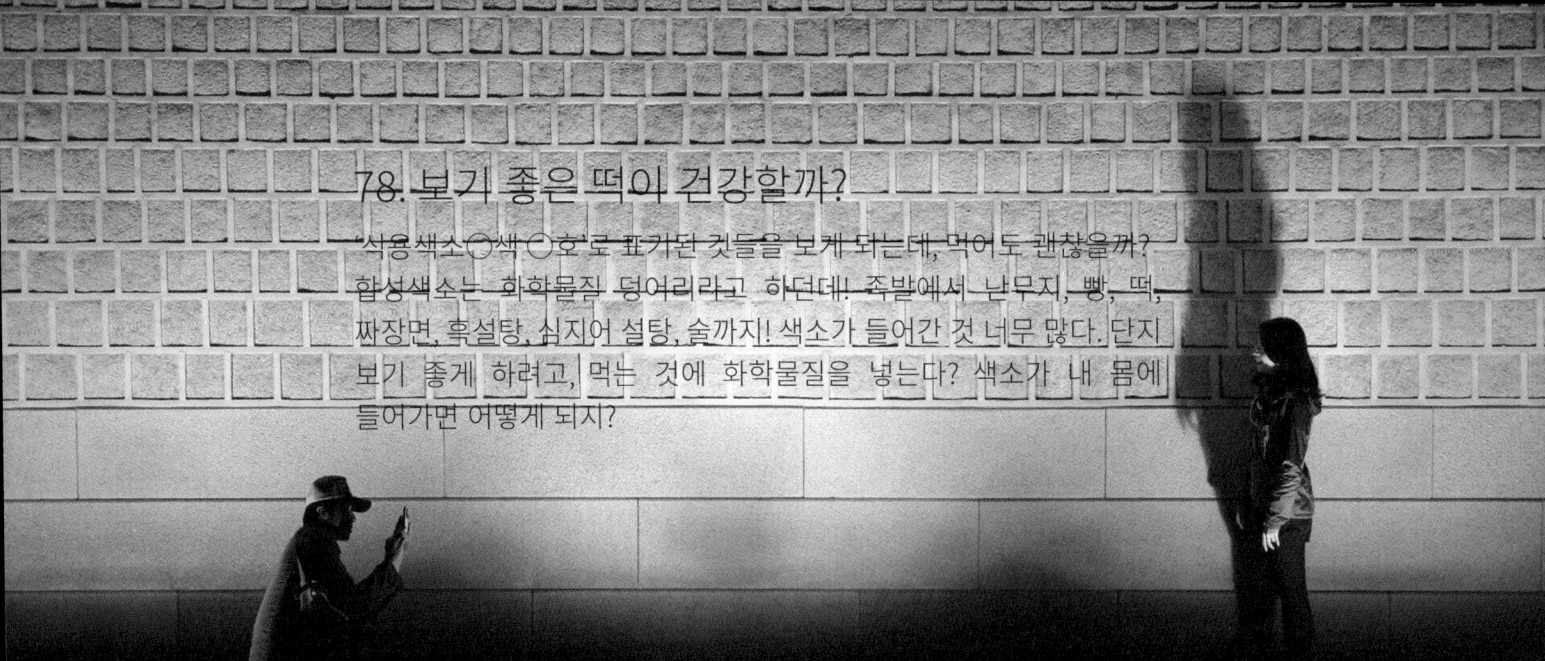

78. 보기 좋은 떡이 건강할까?

'식용색소○색○호'로 표기되던 것들을 보게 되는데, 먹어도 괜찮을까? 합성색소는 화학물질 덩어리라고 하던데! 족발에서 단무지, 빵, 떡, 짜장면, 흑설탕, 심지어 설탕, 술까지! 색소가 들어간 것 너무 많다. 단지 보기 좋게 하려고, 먹는 것에 화학물질을 넣는다? 색소가 내 몸에 들어가면 어떻게 되지?

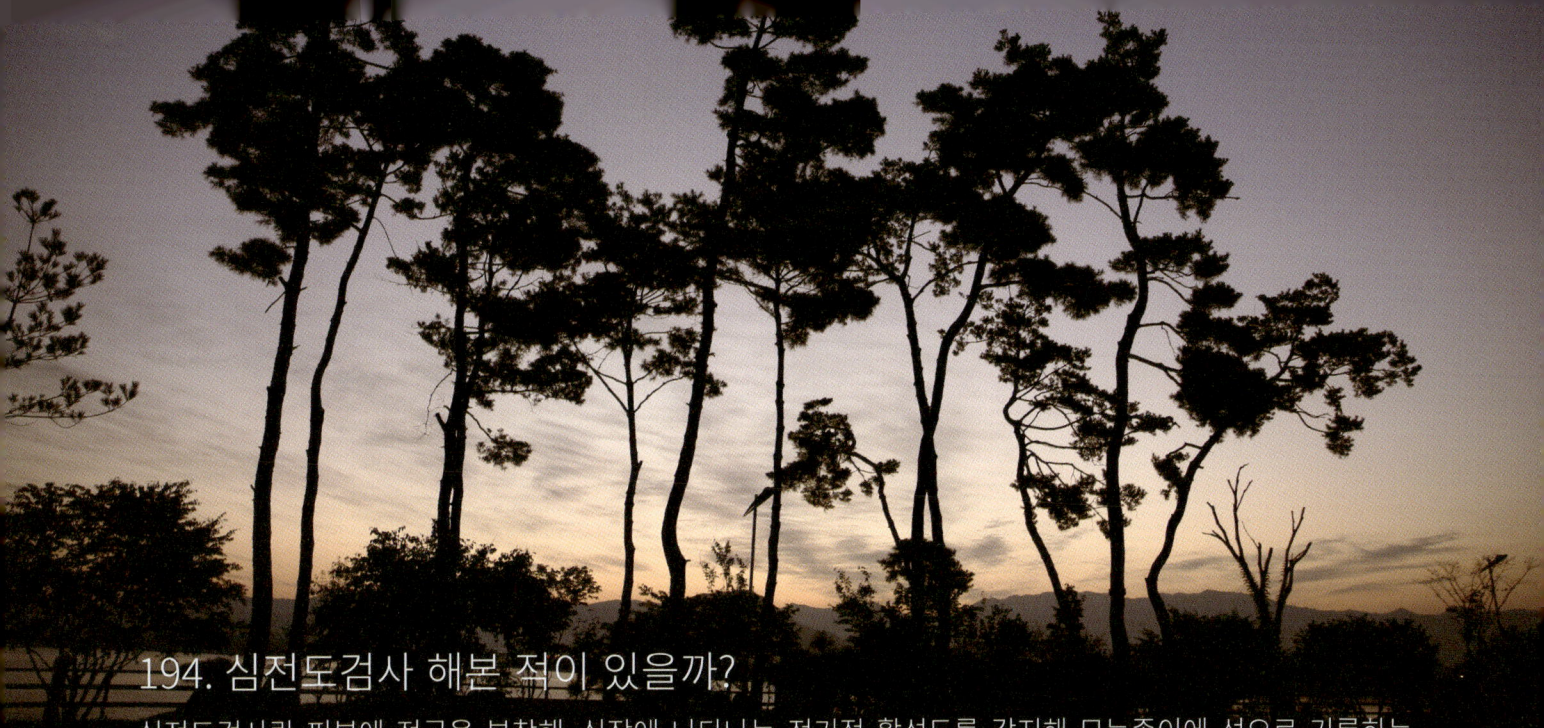

194. 심전도검사 해본 적이 있을까?

심전도검사란 피부에 전극을 부착해, 심장에 나타나는 전기적 활성도를 감지해 모눈종이에 선으로 기록하는 검사 방법으로 부정맥, 심장 비대, 선천성 심장 기형, 심장 판막 질환, 심근 질환, 관상동맥 질환, 심장의 염증성 질환, 전해질 불균형 등을 알 수 있다.

※조 더 빨리 '잇 건강' 원칙과 목표 세우고 실천했으면 좋았을 텐데! 아쉬움은 있지만 그래도 괜찮다.

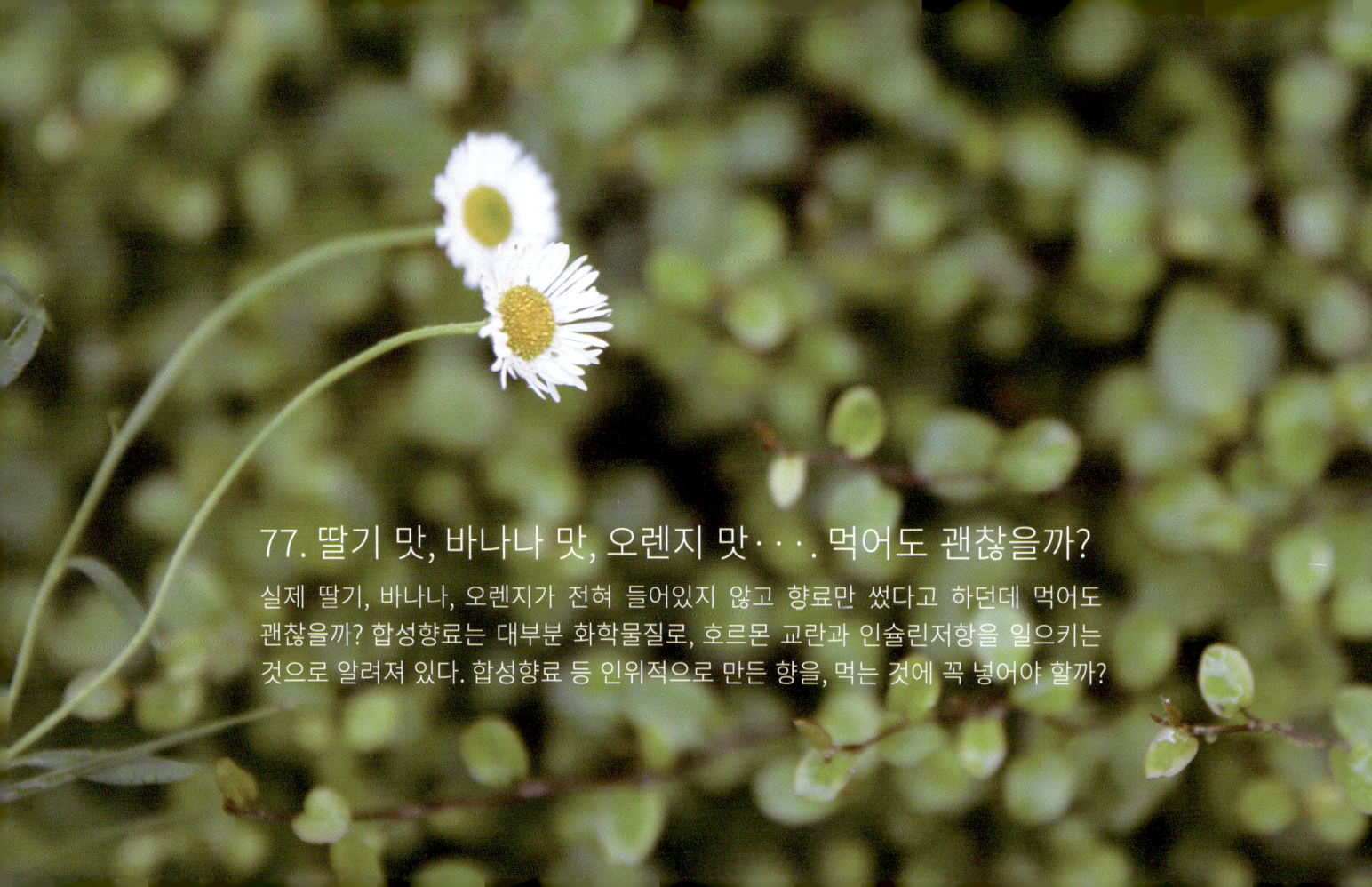

77. 딸기 맛, 바나나 맛, 오렌지 맛··· 먹어도 괜찮을까?

실제 딸기, 바나나, 오렌지가 전혀 들어있지 않고 향료만 썼다고 하던데 먹어도 괜찮을까? 합성향료는 대부분 화학물질로, 호르몬 교란과 인슐린저항을 일으키는 것으로 알려져 있다. 합성향료 등 인위적으로 만든 향을, 먹는 것에 꼭 넣어야 할까?

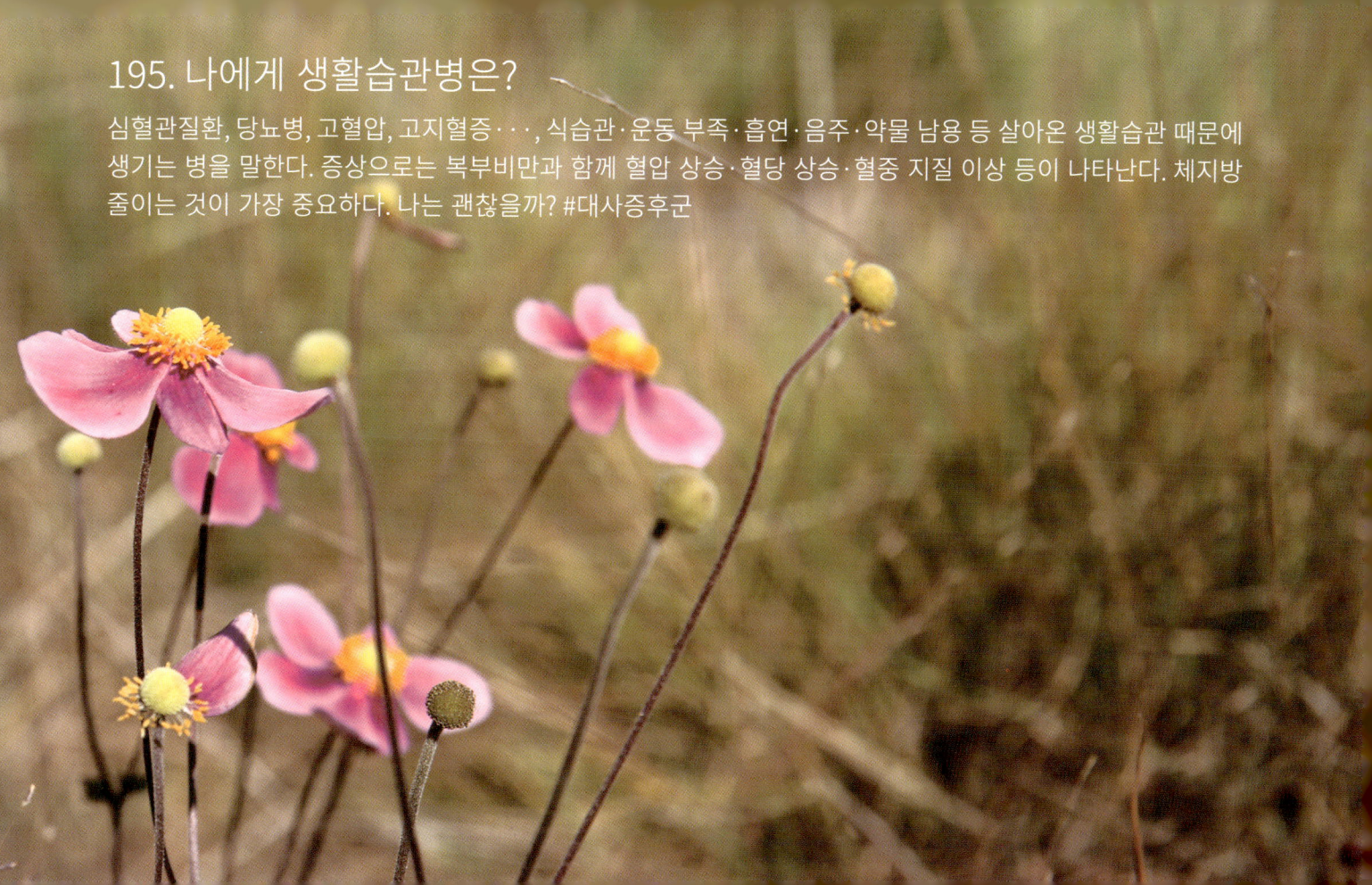

195. 나에게 생활습관병은?

심혈관질환, 당뇨병, 고혈압, 고지혈증…, 식습관·운동 부족·흡연·음주·약물 남용 등 살아온 생활습관 때문에 생기는 병을 말한다. 증상으로는 복부비만과 함께 혈압 상승·혈당 상승·혈중 지질 이상 등이 나타난다. 체지방 줄이는 것이 가장 중요하다. 나는 괜찮을까? #대사증후군

76. 설탕 좋아하는 사람이 질병에 걸릴 가능성이 더 크다고?

정제당 즉, 흰설탕 줄이는 것은 중요하다. 설탕이나 포도당은 소화 흡수되어 혈당을 빠르게 올리고 과당은 대부분 간에서 분해되어 지방으로 변한다. 과당은 교활한 당으로 간을 혹사한다. 요산 성분이 늘어나 통풍의 원인이 되기도 한다. 미국을 비만 대국으로 만든 것이 바로 '과당'이다.

당은 단당류, 이당류, 다당류로 나뉘고, 단당류에는 포도당, 과당이 있다. 이당류는 맥아당·유당·지당이 있다. 자당은 사탕부와 사탕수수에 함유된 당으로, 원당을 만들며 원당을 정제해 백설탕을 만든다. 다당류에는 전분, 글리코겐 등이 있다. #설탕 #과당

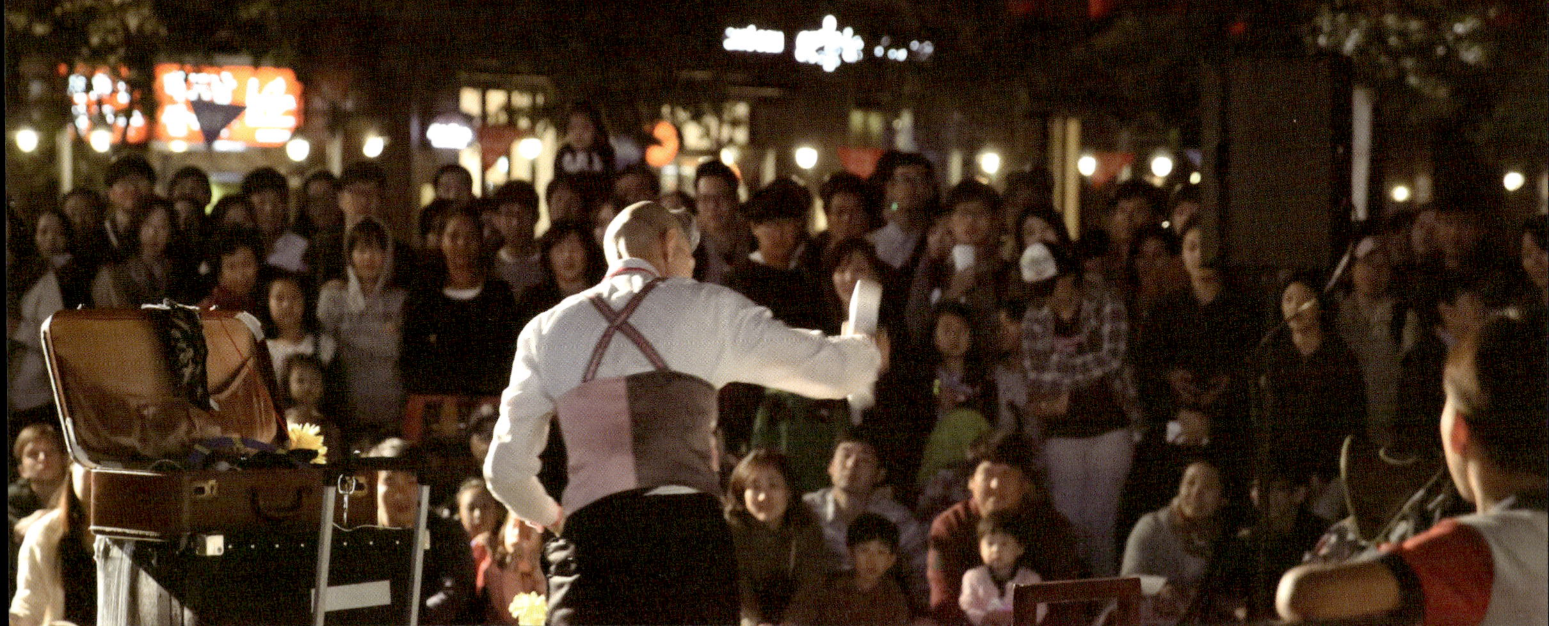

196. 내 몸에 호르몬은 정상적으로 분비되고 있을까?

부신·이자섬(랑게르한스섬)·갑상선·성호르몬·성장호르몬·뇌하수체·림프·부갑상샘···. 호르몬은 혈액을 통해 특정 기관으로 이동, 대사과정에 작용해 신체의 항상성(외부의 환경 변화에 몸속의 상태는 큰 변동이 없음)을 유지한다. 호르몬 불균형은 감정 변화·체중 증가·만성피로·수면장애·탈모···. #호르몬 불균형

※잠·쉼·환경 목표! 잘 쉰다는 것! 어떻게 중요한 것을 왜 진작 몰랐을까?

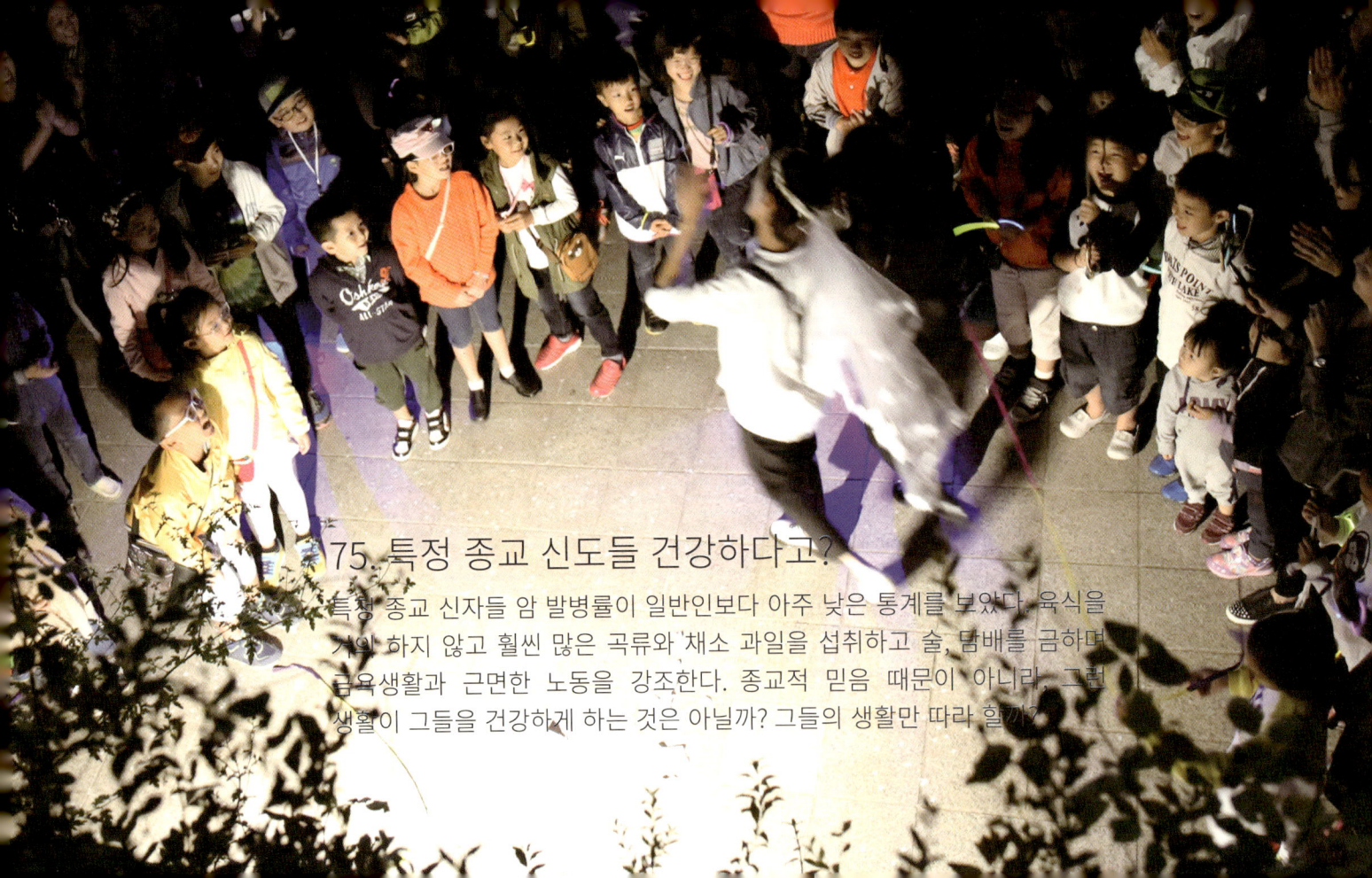

75. 특정 종교 신도들 건강하다고?

특정 종교 신자들 암 발병률이 일반인보다 아주 낮은 통계를 보았다. 육식을 거의 하지 않고 훨씬 많은 곡류와 채소 과일을 섭취하고 술, 담배를 금하며 금욕생활과 근면한 노동을 강조한다. 종교적 믿음 때문이 아니라 그런 생활이 그들을 건강하게 하는 것은 아닐까? 그들의 생활만 따라 할까?

197. 고집불통 당뇨 환자가 많다고 하던데?

당뇨병을 앓고 있는 분 가운데, 가짜 정보를 맹신하는 경우를 본다. '당뇨에는 무엇이 좋다!' '내 몸은 내가 더 잘 알아!' 심지어 내분비대사내과 전문의 이야기도 듣지 않는다. 자기 몸 상태를 정확히 알고 그에 맞는 대처와 생활습관이 필요하다! #당뇨병 #인슐린

※먹기 습관 바로 잡은 것! 참 잘한 것 같다.

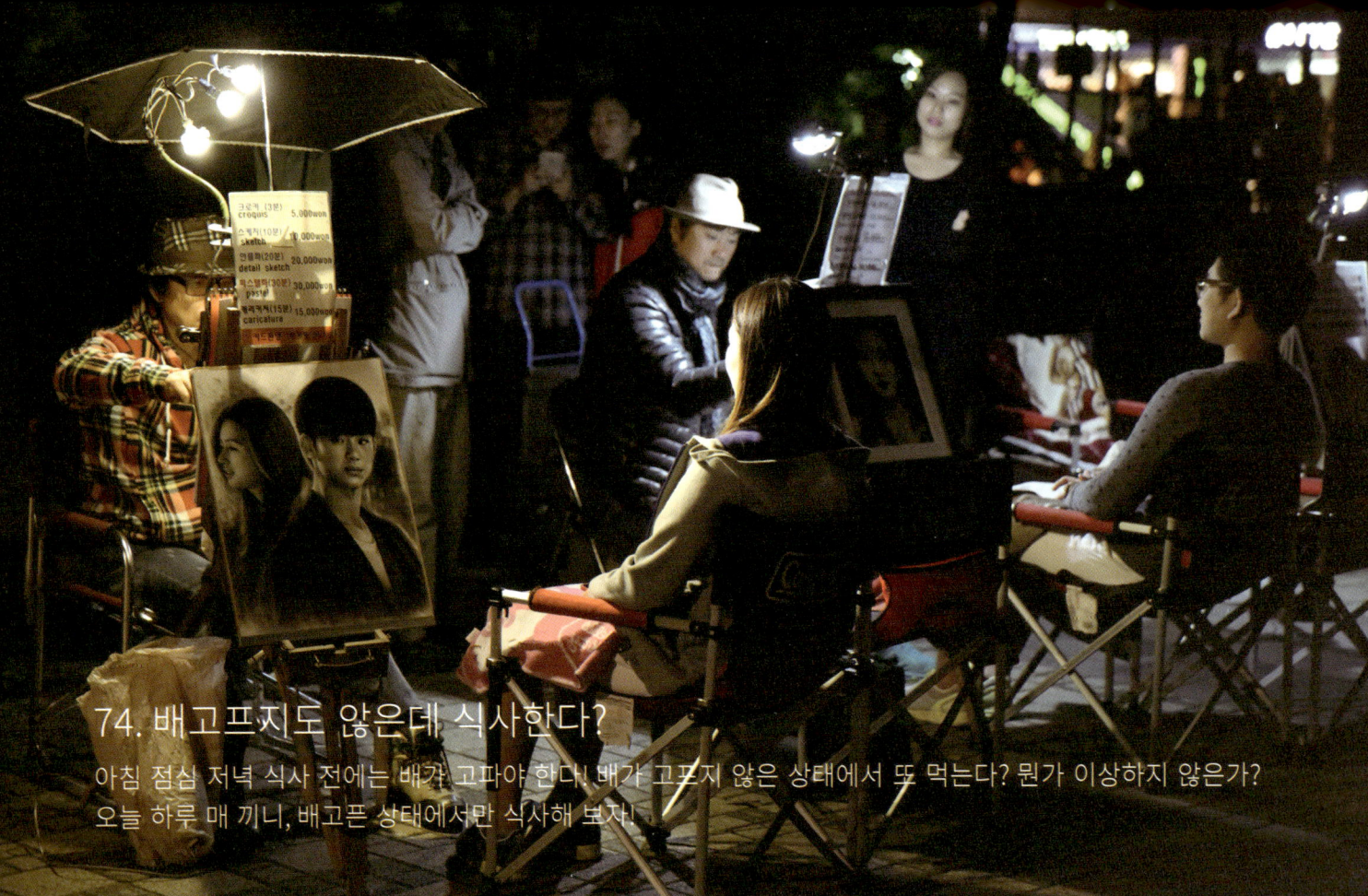

74. 배고프지도 않은데 식사한다?

아침 점심 저녁 식사 전에는 배가 고파야 한다! 배가 고프지 않은 상태에서 또 먹는다? 뭔가 이상하지 않은가? 오늘 하루 매 끼니, 배고픈 상태에서만 식사해 보자!

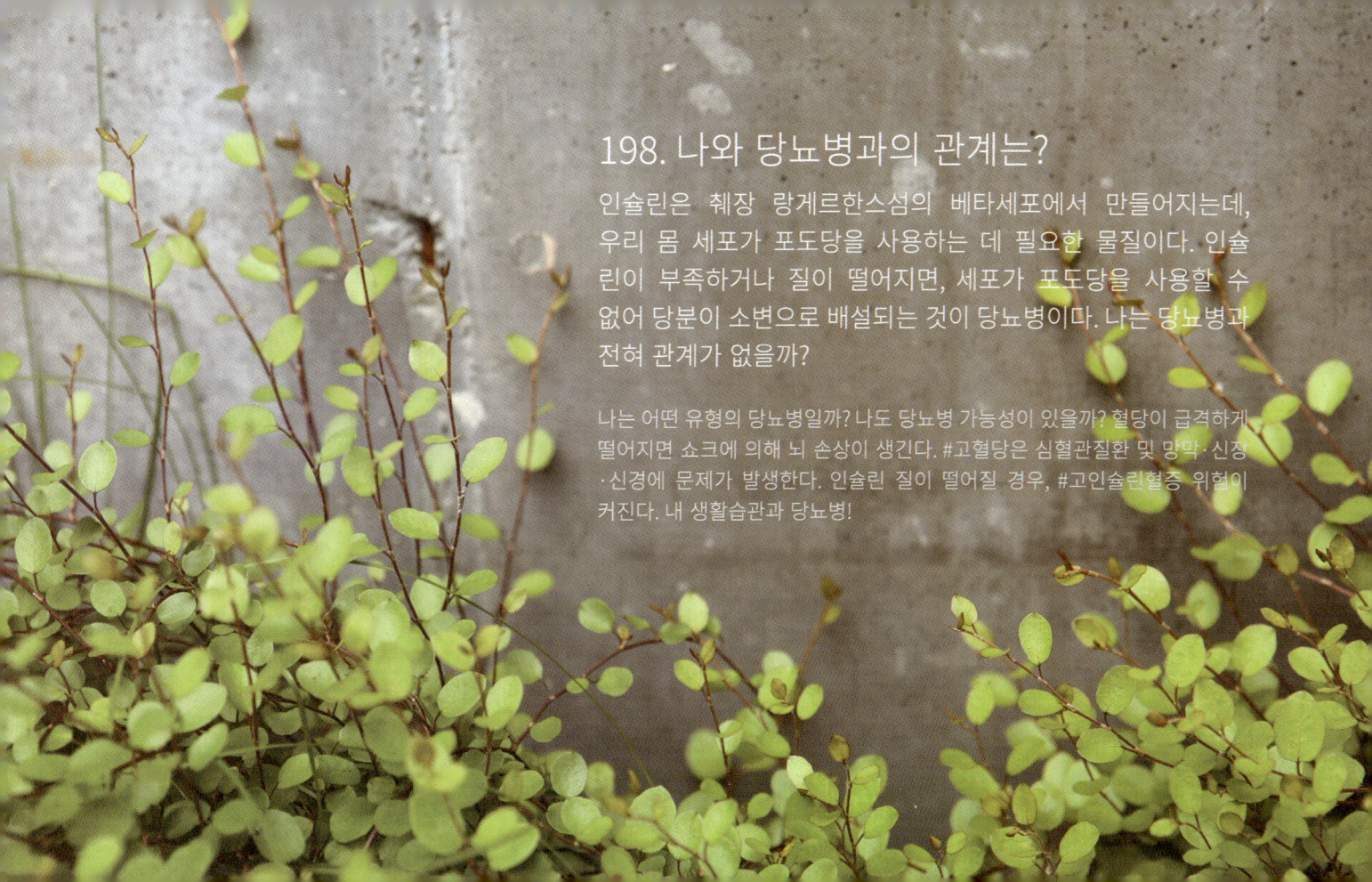

198. 나와 당뇨병과의 관계는?

인슐린은 췌장 랑게르한스섬의 베타세포에서 만들어지는데, 우리 몸 세포가 포도당을 사용하는 데 필요한 물질이다. 인슐린이 부족하거나 질이 떨어지면, 세포가 포도당을 사용할 수 없어 당분이 소변으로 배설되는 것이 당뇨병이다. 나는 당뇨병과 전혀 관계가 없을까?

나는 어떤 유형의 당뇨병일까? 나도 당뇨병 가능성이 있을까? 혈당이 급격하게 떨어지면 쇼크에 의해 뇌 손상이 생긴다. #고혈당은 심혈관질환 및 망막·신장·신경에 문제가 발생한다. 인슐린 질이 떨어질 경우, #고인슐린혈증 위험이 커진다. 내 생활습관과 당뇨병!

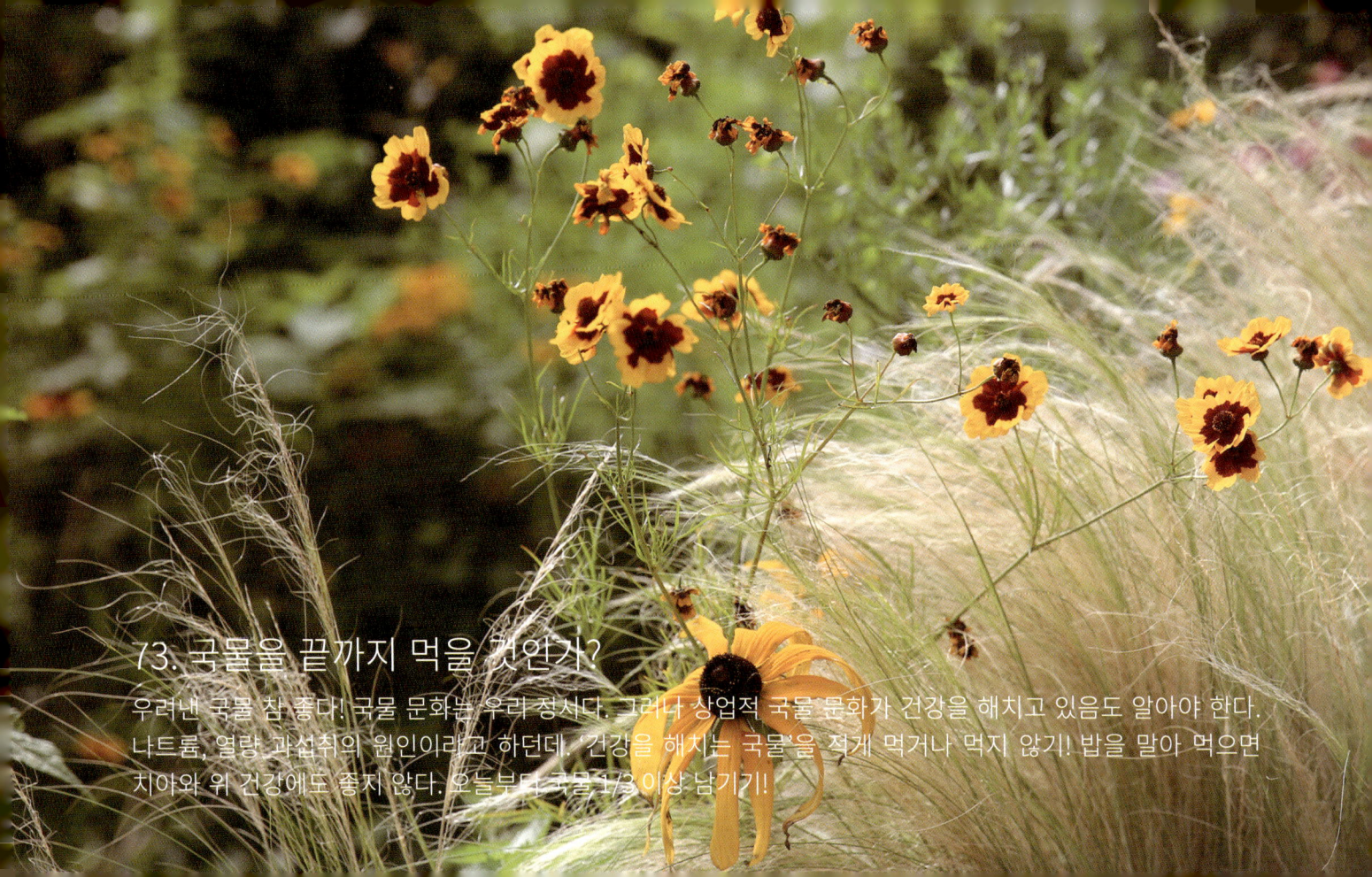

73. 국물을 끝까지 먹을 것인가?

우려낸 국물 참 좋다! 국물 문화는 우리 정서다. 그러나 상업적 국물 문화가 건강을 해치고 있음도 알아야 한다. 나트륨, 열량 과섭취의 원인이라고 하던데, '건강을 해치는 국물'을 적게 먹거나 먹지 않기! 밥을 말아 먹으면 치아와 위 건강에도 좋지 않다. 오늘부터 국물 1/3 이상 남기기!

199. 괴로운 질병이나, 꾸준히 관리하면 오히려 건강한 생활을 한다!

당뇨는 완치되지 않는다. 식사·운동·약물로 혈당을 조절할 수밖에 없다. 혈당이 안정되어, 인슐린이나 경구혈당강하제에 의존하지 않고 식사와 운동만으로 혈당을 조절할 수 있다면 건강한 생활을 할 수 있다. 당뇨 가진 분들 건강이 극과 극을 달리는 이유다. 당뇨병 예방법은 없을까?

당뇨가 무서운 것은 합병증이다. 고혈당이거나 #저혈당의 경우 쇼크 등 의식 이상으로 생명을 잃을 수 있다. 동맥경화증, 망막증에 의한 실명, 만성 신부전 등 많은 합병증을 유발한다. 내가 당뇨가 있든 없든 당뇨에 대해 알아보자!

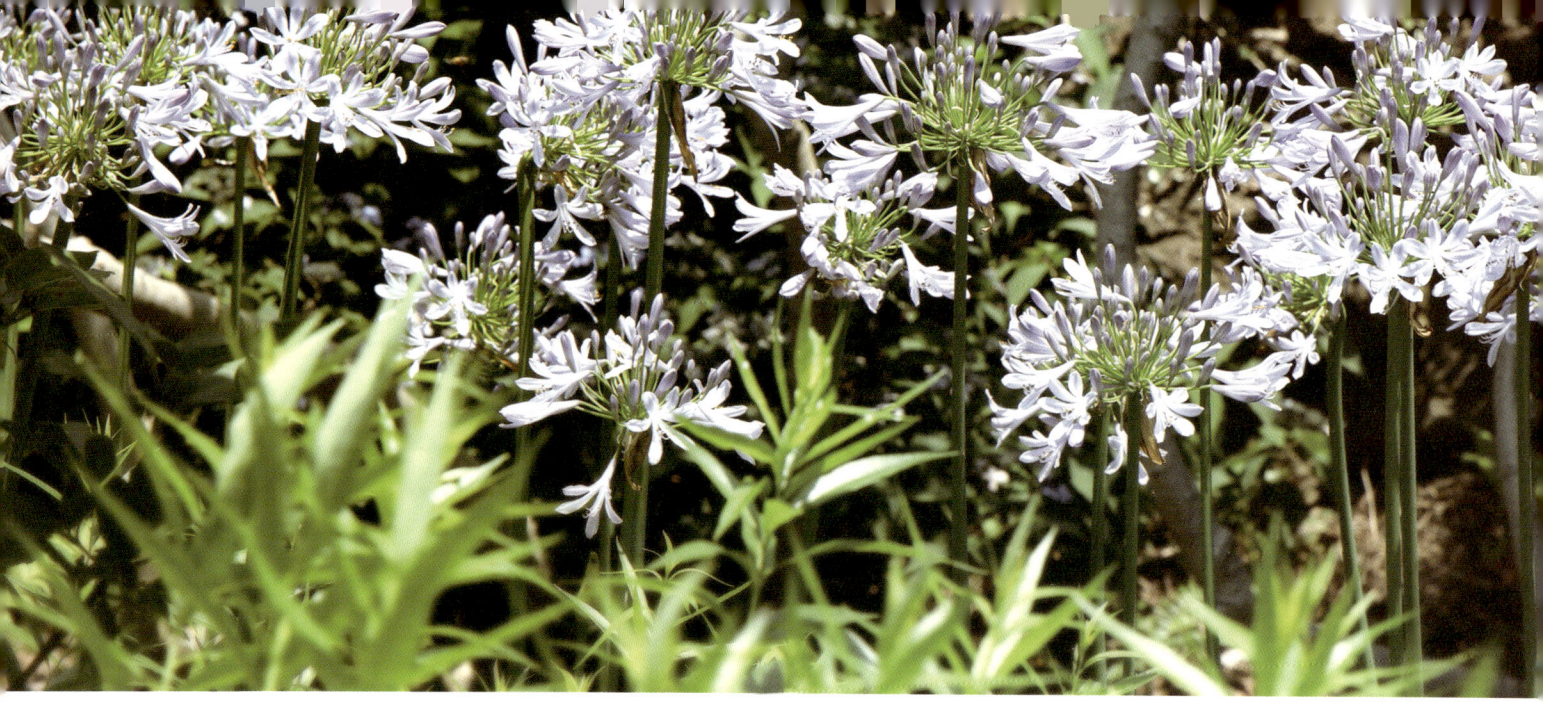

72. 아침 먹기 캠페인!

아침 식사 거르는 경우는, 저녁을 많이 먹거나 늦게 일어나는 경우가 많다. 반대로 저녁 식사가 소량이거나 일찍 일어나는 경우, 아침 식사를 하게 되는 것 아닐까? 아침 일찍 일어나는 사람 가운데 비만인 사람은 극히 드물다고 하던데! 늦게 자고 늦게 일어나면 비만 가능성이 클까?

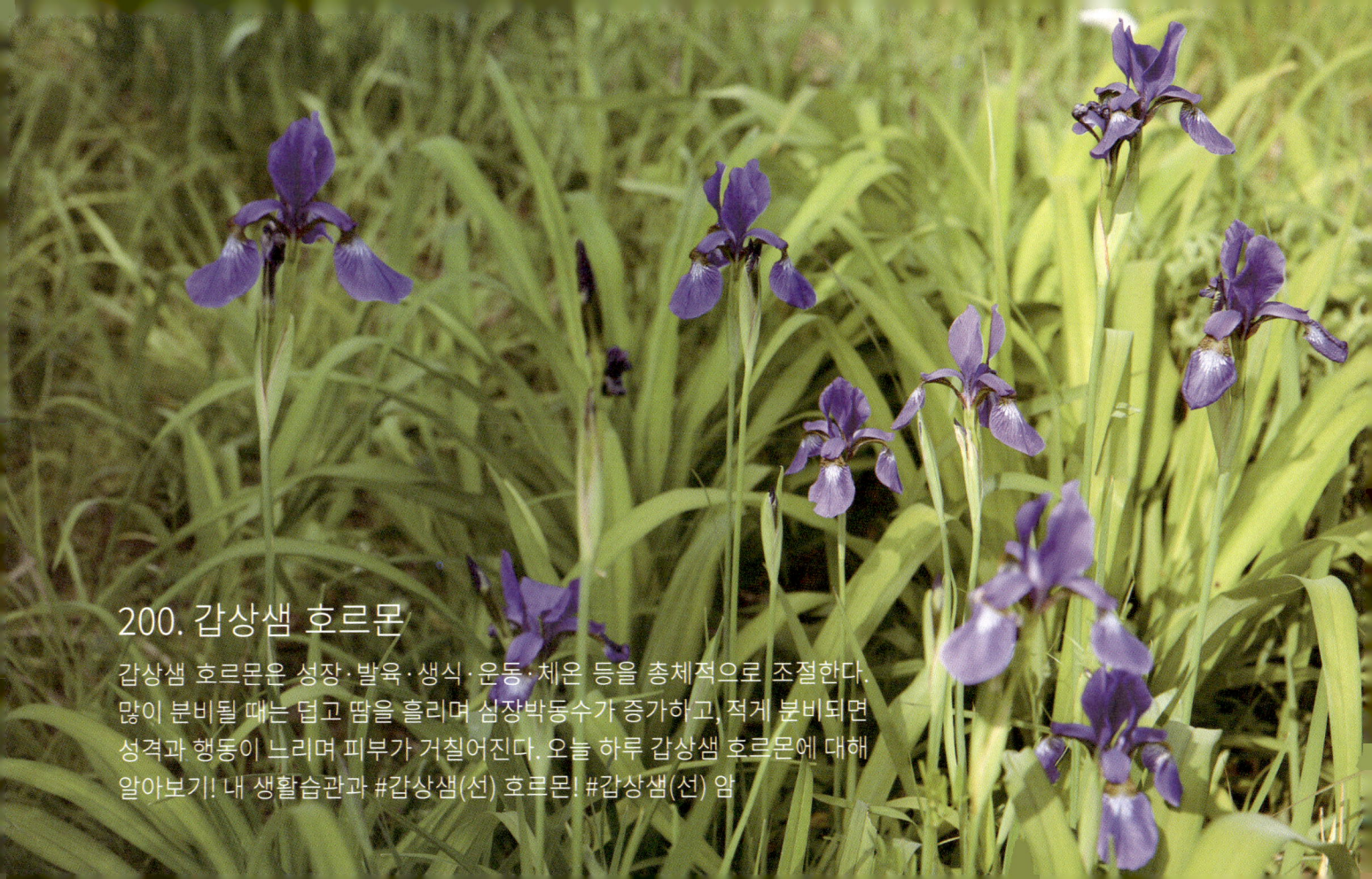

200. 갑상샘 호르몬

갑상샘 호르몬은 성장·발육·생식·운동·체온 등을 총체적으로 조절한다. 많이 분비될 때는 덥고 땀을 흘리며 심장박동수가 증가하고, 적게 분비되면 성격과 행동이 느리며 피부가 거칠어진다. 오늘 하루 갑상샘 호르몬에 대해 알아보기! 내 생활습관과 #갑상샘(선) 호르몬! #갑상샘(선) 암

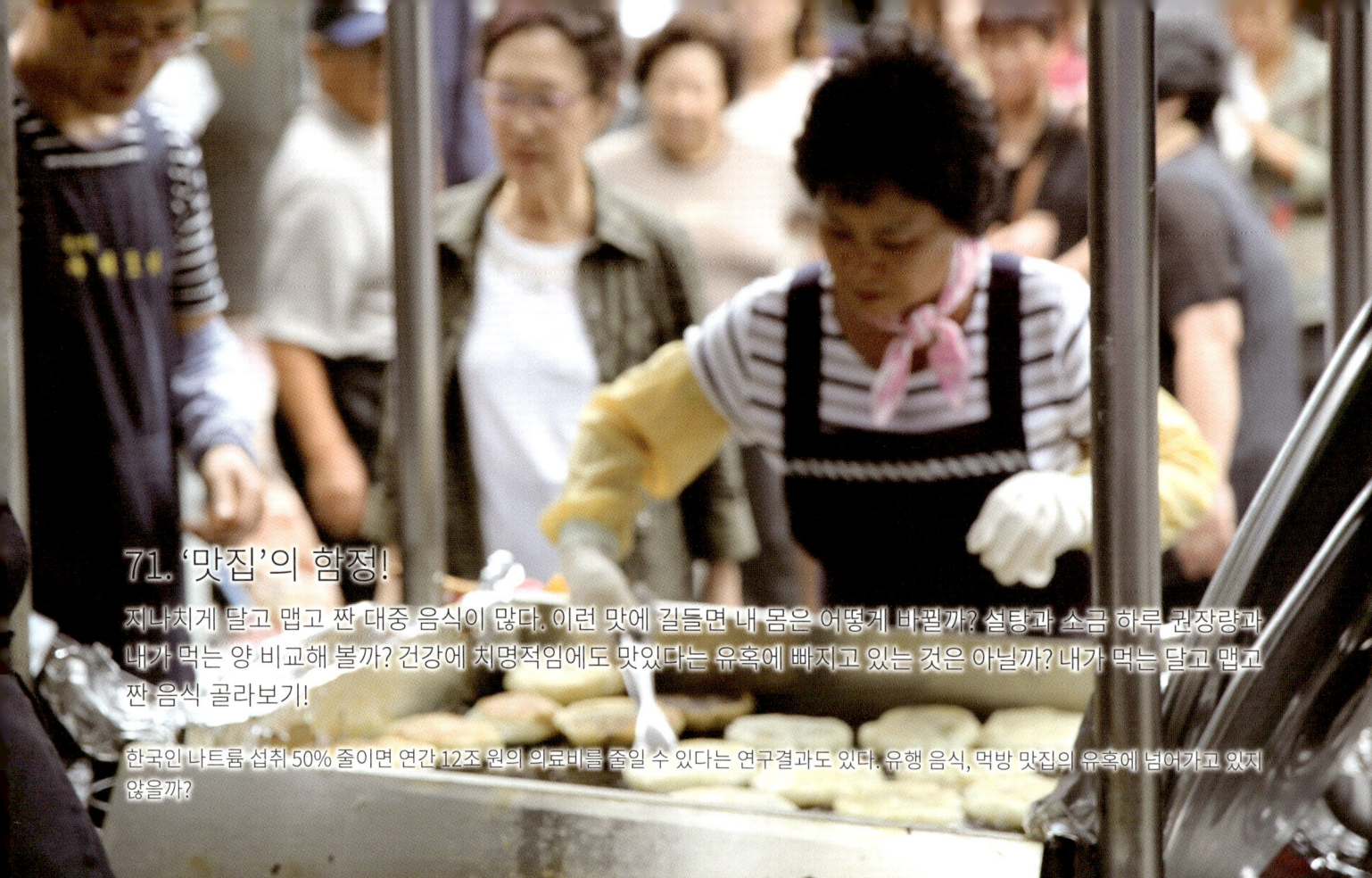

71. '맛집'의 함정!

지나치게 달고 맵고 짠 대중 음식이 많다. 이런 맛에 길들면 내 몸은 어떻게 바뀔까? 설탕과 소금 하루 권장량과 내가 먹는 양 비교해 볼까? 건강에 치명적임에도 맛있다는 유혹에 빠지고 있는 것은 아닐까? 내가 먹는 달고 맵고 짠 음식 골라보기!

한국인 나트륨 섭취 50% 줄이면 연간 12조 원의 의료비를 줄일 수 있다는 연구결과도 있다. 유행 음식, 먹방 맛집의 유혹에 넘어가고 있지 않을까?

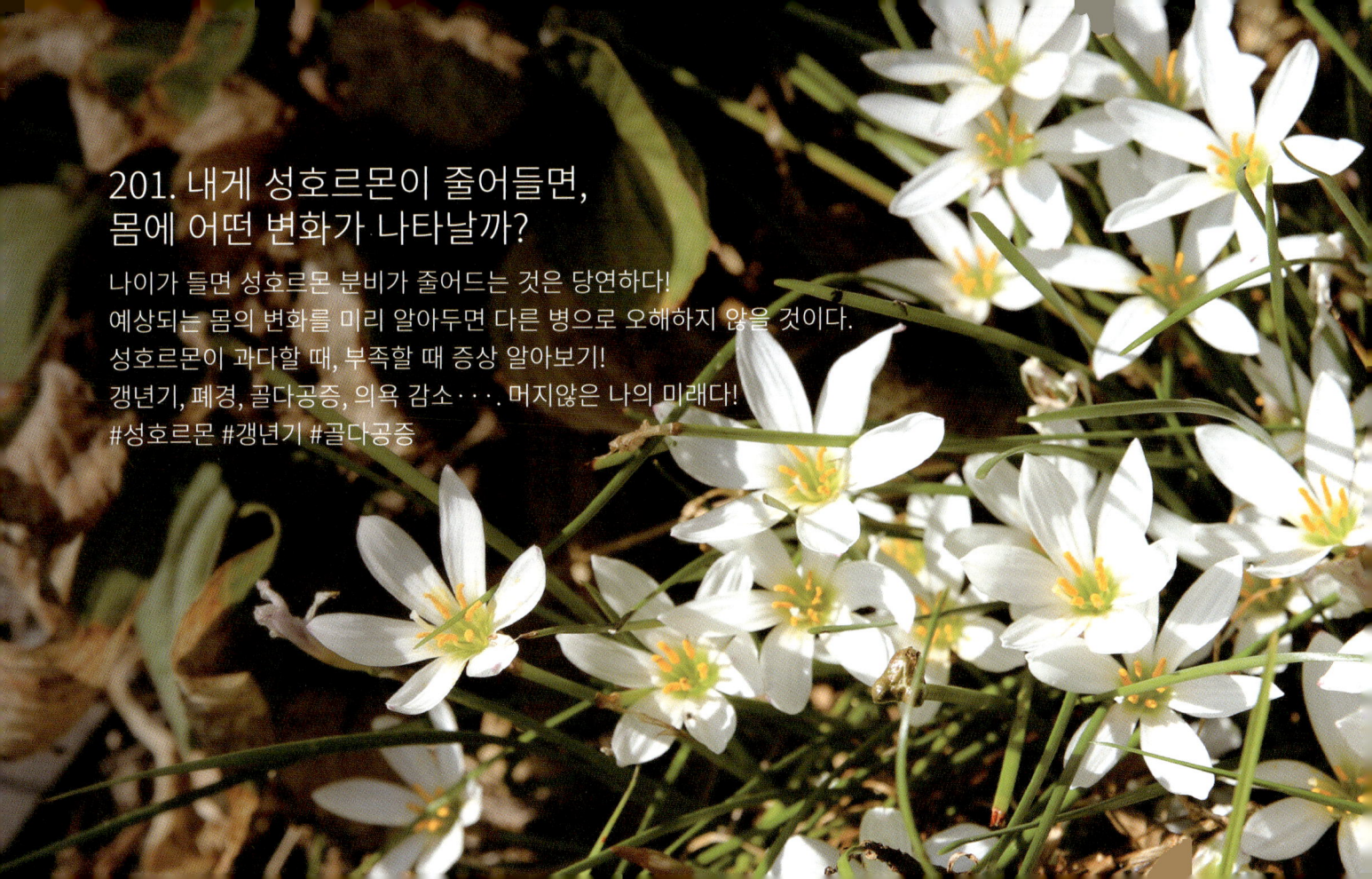

201. 내게 성호르몬이 줄어들면, 몸에 어떤 변화가 나타날까?

나이가 들면 성호르몬 분비가 줄어드는 것은 당연하다!
예상되는 몸의 변화를 미리 알아두면 다른 병으로 오해하지 않을 것이다.
성호르몬이 과다할 때, 부족할 때 증상 알아보기!
갱년기, 폐경, 골다공증, 의욕 감소···. 머지않은 나의 미래다!
#성호르몬 #갱년기 #골다공증

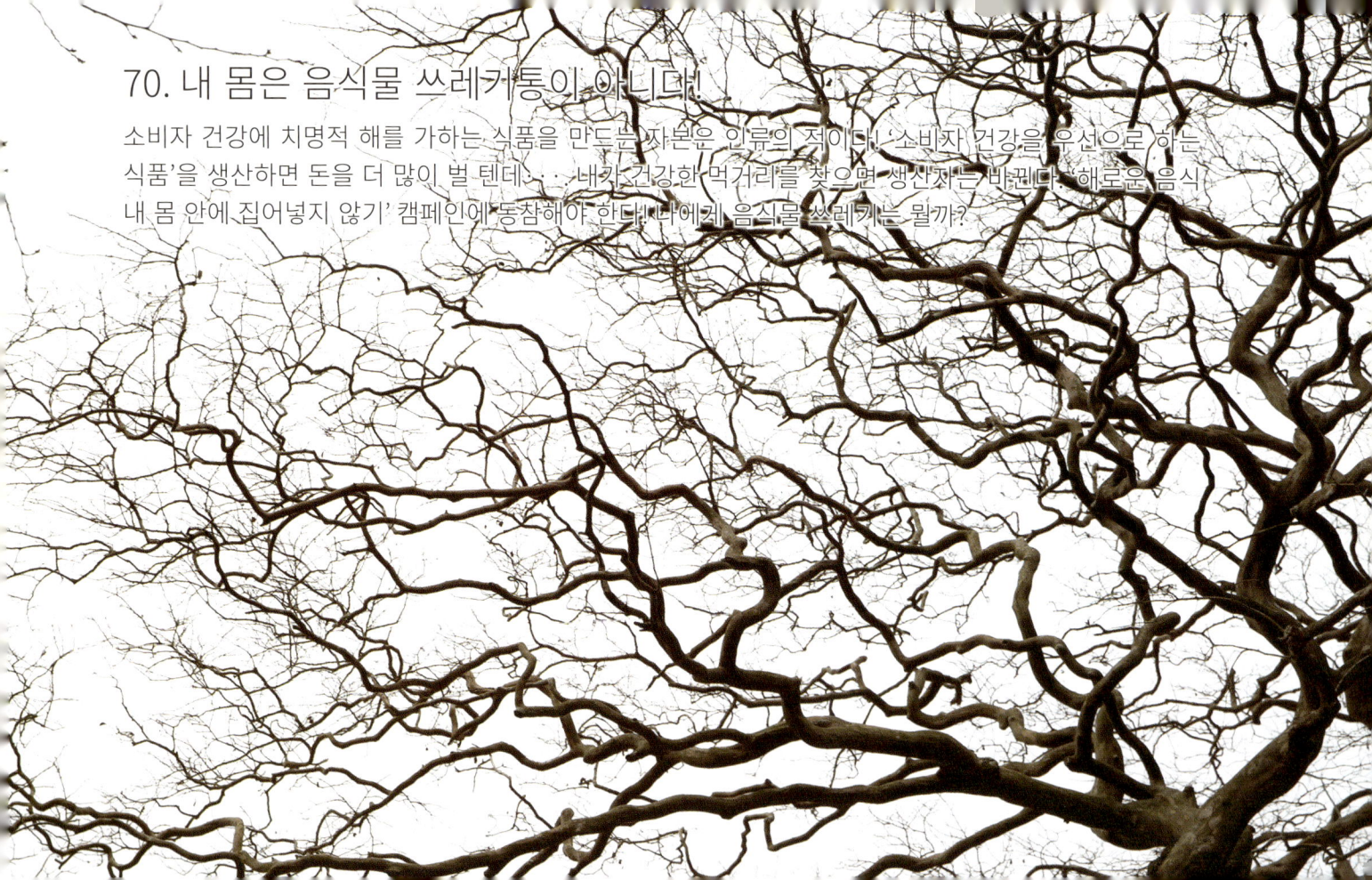

70. 내 몸은 음식물 쓰레기통이 아니다!

소비자 건강에 치명적 해를 가하는 식품을 만드는 자본은 인류의 적이다! '소비자 건강을 우선으로 하는 식품'을 생산하면 돈을 더 많이 벌 텐데…. 내가 건강한 먹거리를 찾으면 생산자는 바뀐다. '해로운 음식 내 몸 안에 집어넣지 않기' 캠페인에 동참해야 한다! 나에게 음식물 쓰레기는 뭘까?

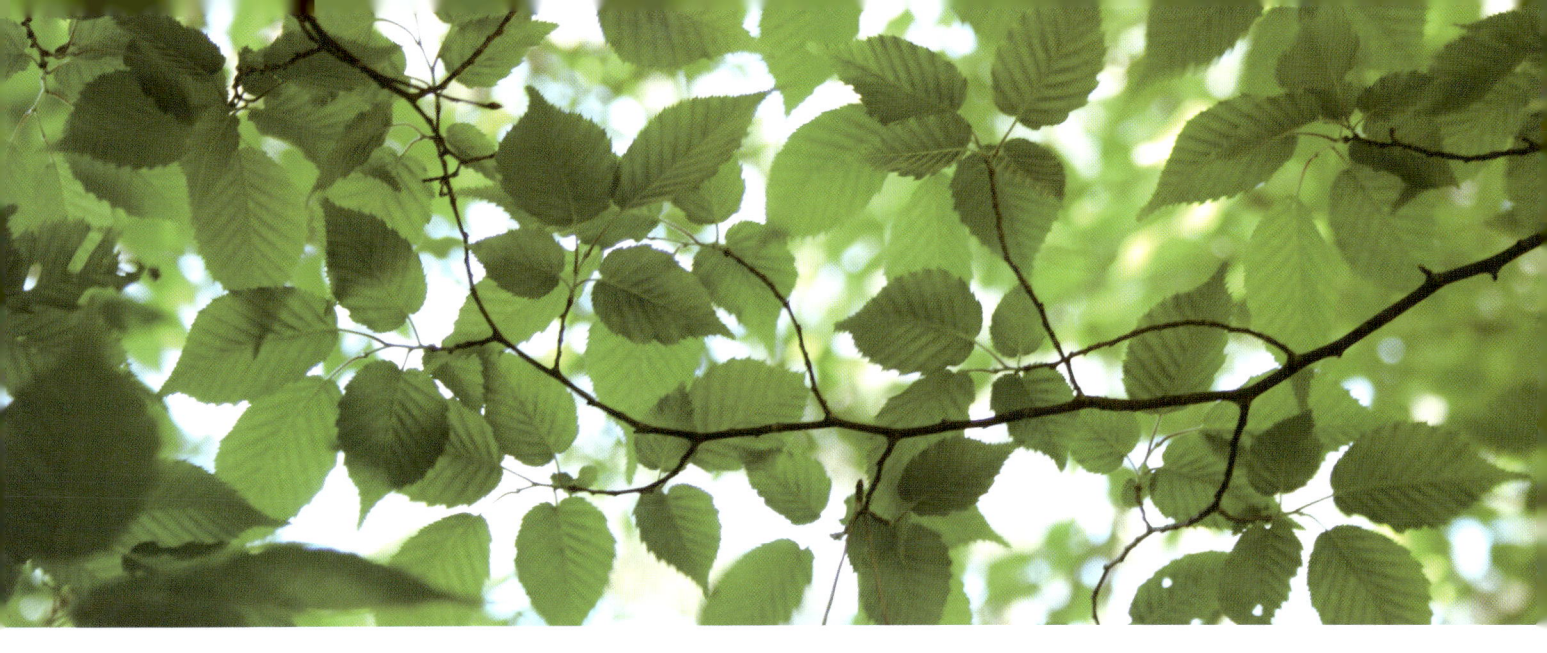

202. 이 나이에도 성장호르몬이 나온다고?

올빼미족에게 비만이 많은 이유가 있다! 25세 이상 성인의 성장호르몬은, 근력 향상과 함께 지방 분해를 촉진한다. 운동, 적절한 수면(밤 11시에서 2시 사이 취침)은 성장호르몬 분비에 도움이 된다. 혈중 아미노산 증가·지방산 감소···. 내 생활습관과 성장호르몬은 관계가 있을까?

※식생활을 바꾼 후, 몸이 변한 것 확실히 느낀다. 10년 전 더 일찍 해야 했지만, 그래도 잘한 것 같다.

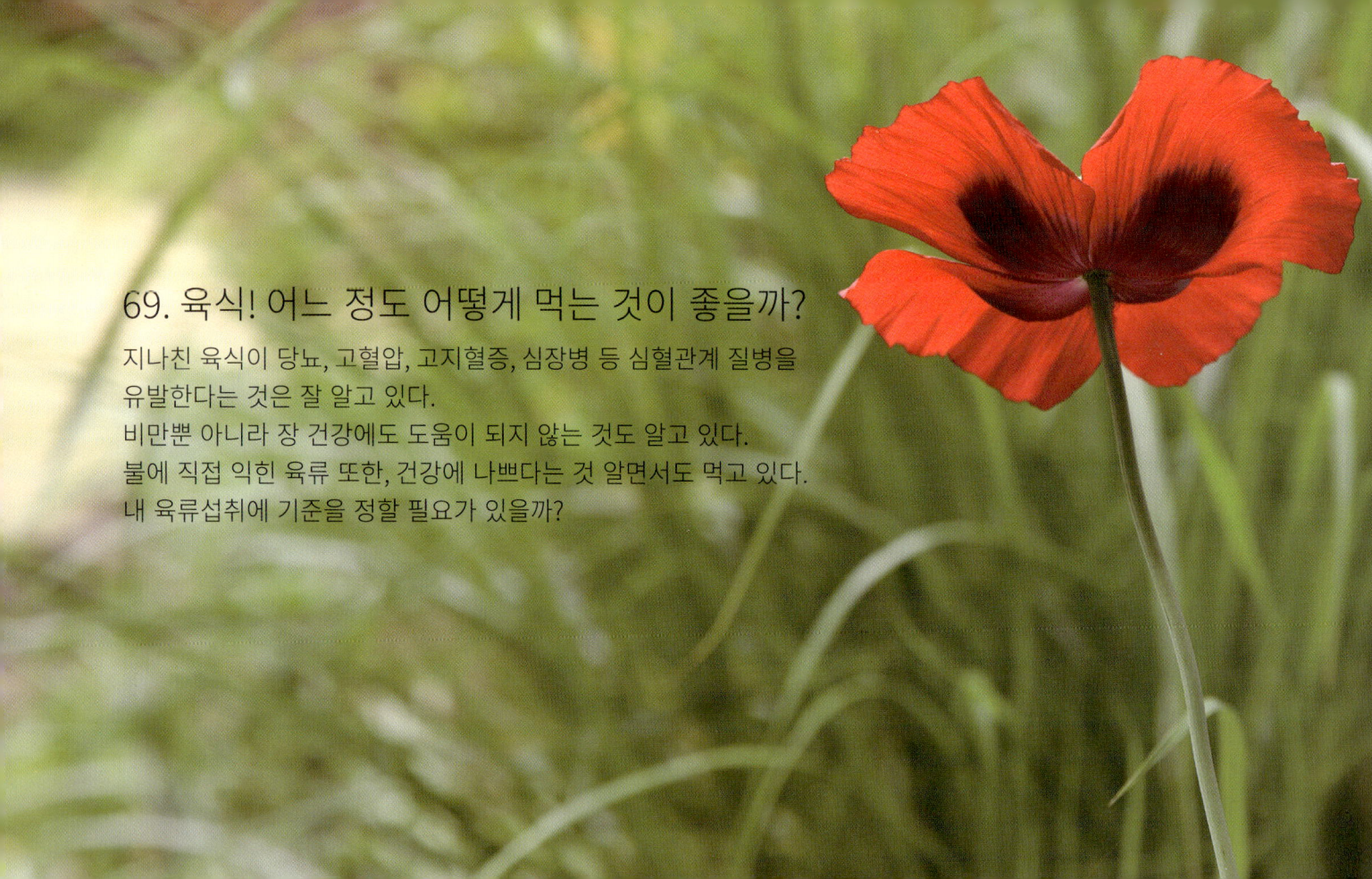

69. 육식! 어느 정도 어떻게 먹는 것이 좋을까?

지나친 육식이 당뇨, 고혈압, 고지혈증, 심장병 등 심혈관계 질병을 유발한다는 것은 잘 알고 있다.
비만뿐 아니라 장 건강에도 도움이 되지 않는 것도 알고 있다.
불에 직접 익힌 육류 또한, 건강에 나쁘다는 것 알면서도 먹고 있다.
내 육류섭취에 기준을 정할 필요가 있을까?

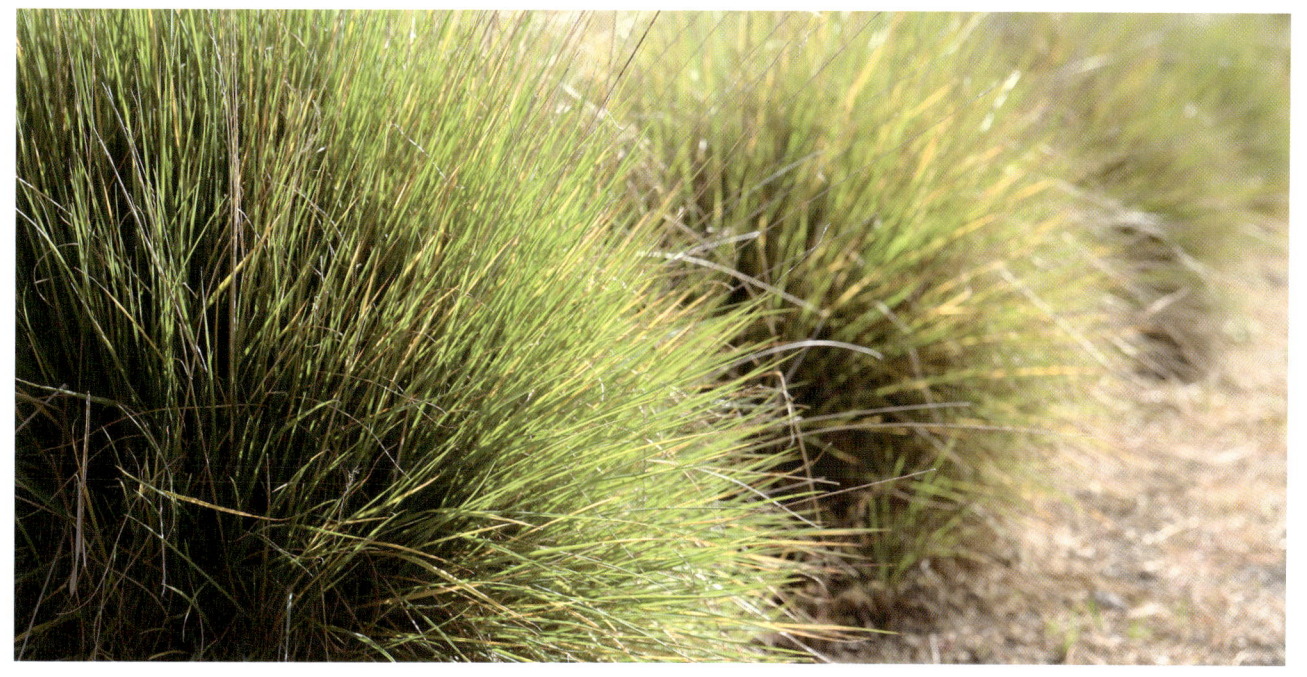

203. 내 혈액 가운데 백혈구, 특히 림프구는 제 기능을 하고 있을까?

전혀 느끼지 못하는 사이, 몸에서는 전쟁이 일어나고 있다. 림프구는 면역반응을 나타내어 침투한 세균, 바이러스 등 침입자와 전쟁을 하고 있는데 나는 한심하게 침입자 편에 있었고 침입자를 불러들이고 있었다. 적을 불러들이는 내 나쁜 생활습관은 무엇일까? #백혈구 #백혈병 #림프구

68. 단 짠 신 쓴 어떤 맛을 즐겨 먹고 있을까?

단맛을 좋아할 수도 있고, 짠맛이 전혀 없는 무염식은 맛이 없다고 젓가락이 가지 않고, 시큼한 맛을 좋아하거나 거부할 수도 있고, 쓴맛이 고소하다고 느낄 수도 있다. 맛은 아니지만 매운 것을 좋아하기도 한다. 나는 어떤 맛을 좋아할까? 내가 선호하는 맛이 내 건강에는 어떤 영향을 줄까?

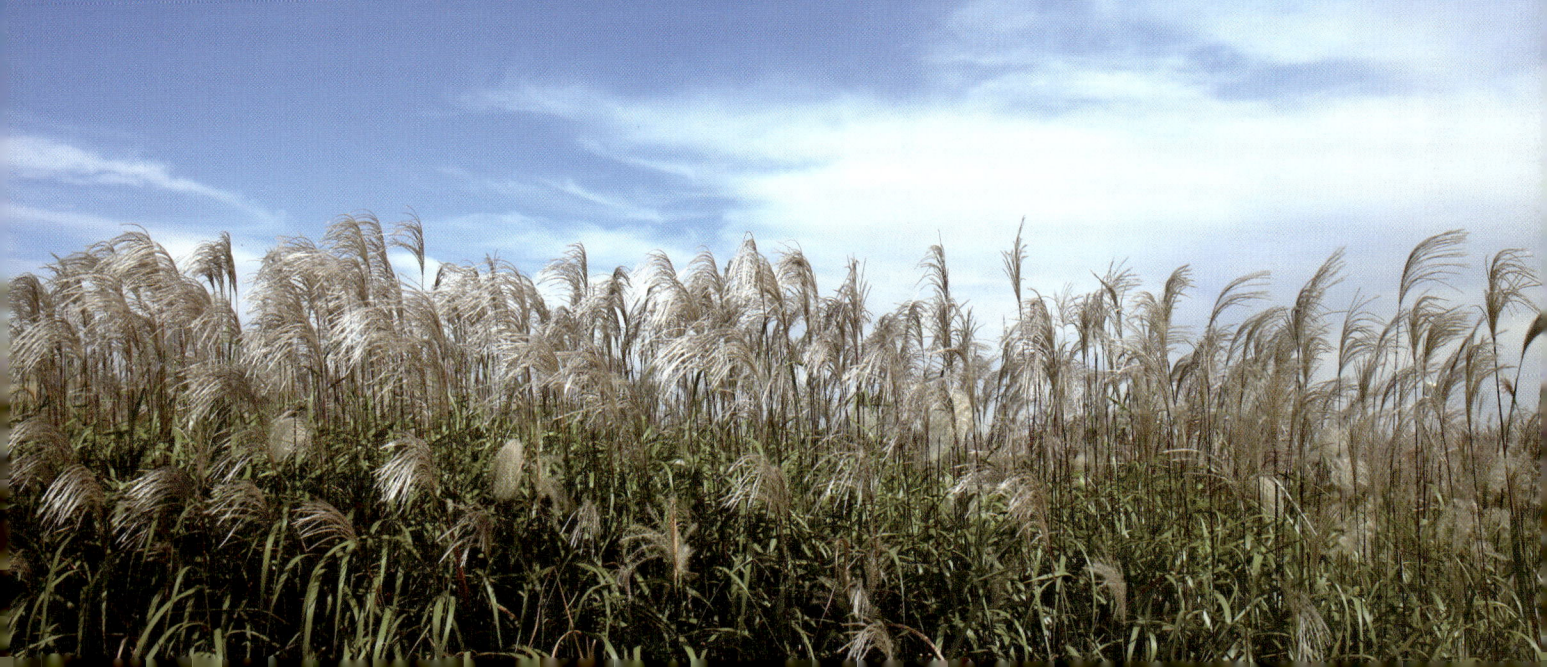

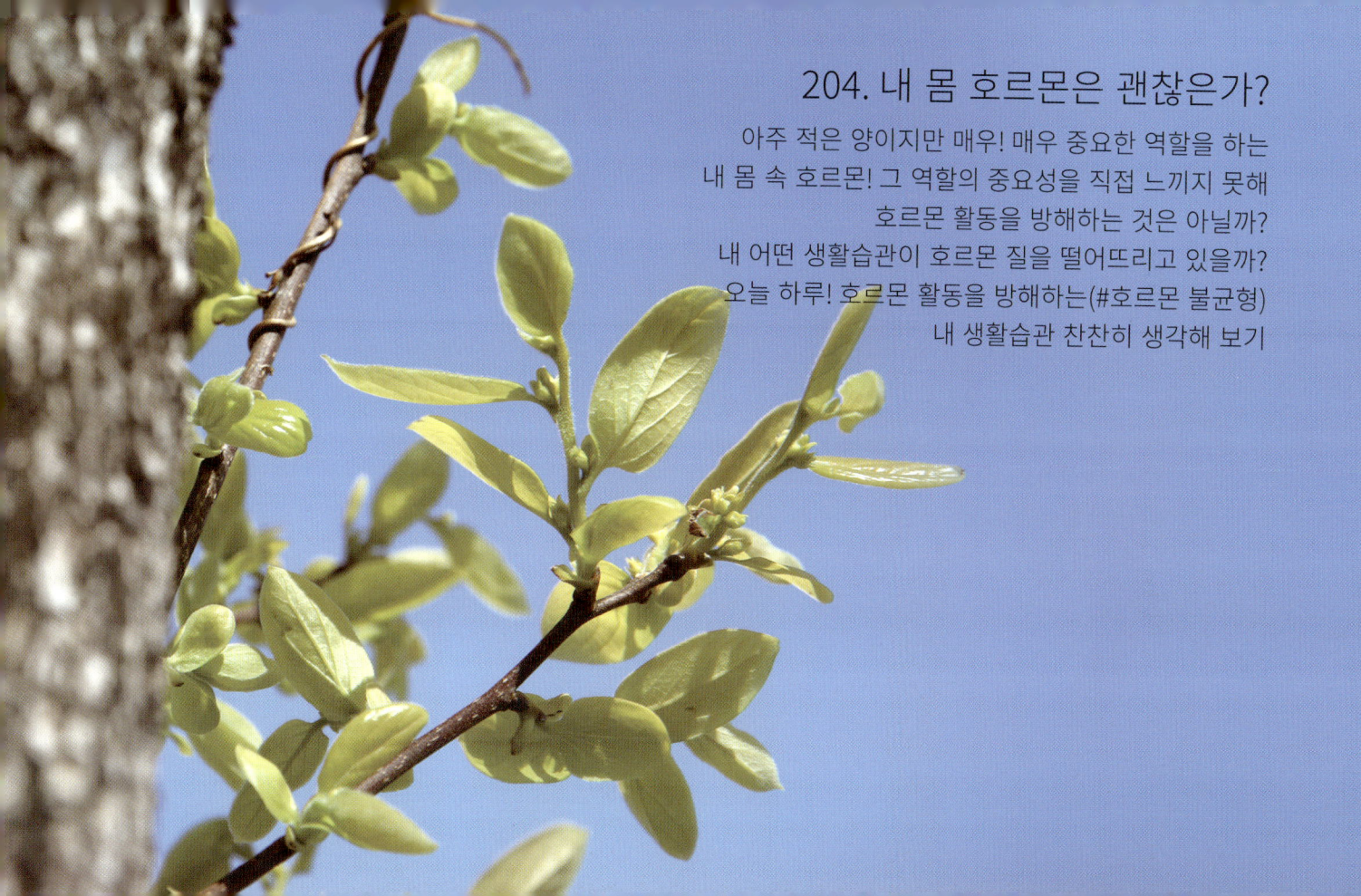

204. 내 몸 호르몬은 괜찮은가?

아주 적은 양이지만 매우! 매우 중요한 역할을 하는
내 몸 속 호르몬! 그 역할의 중요성을 직접 느끼지 못해
호르몬 활동을 방해하는 것은 아닐까?
내 어떤 생활습관이 호르몬 질을 떨어뜨리고 있을까?
오늘 하루! 호르몬 활동을 방해하는 (#호르몬 불균형)
내 생활습관 찬찬히 생각해 보기

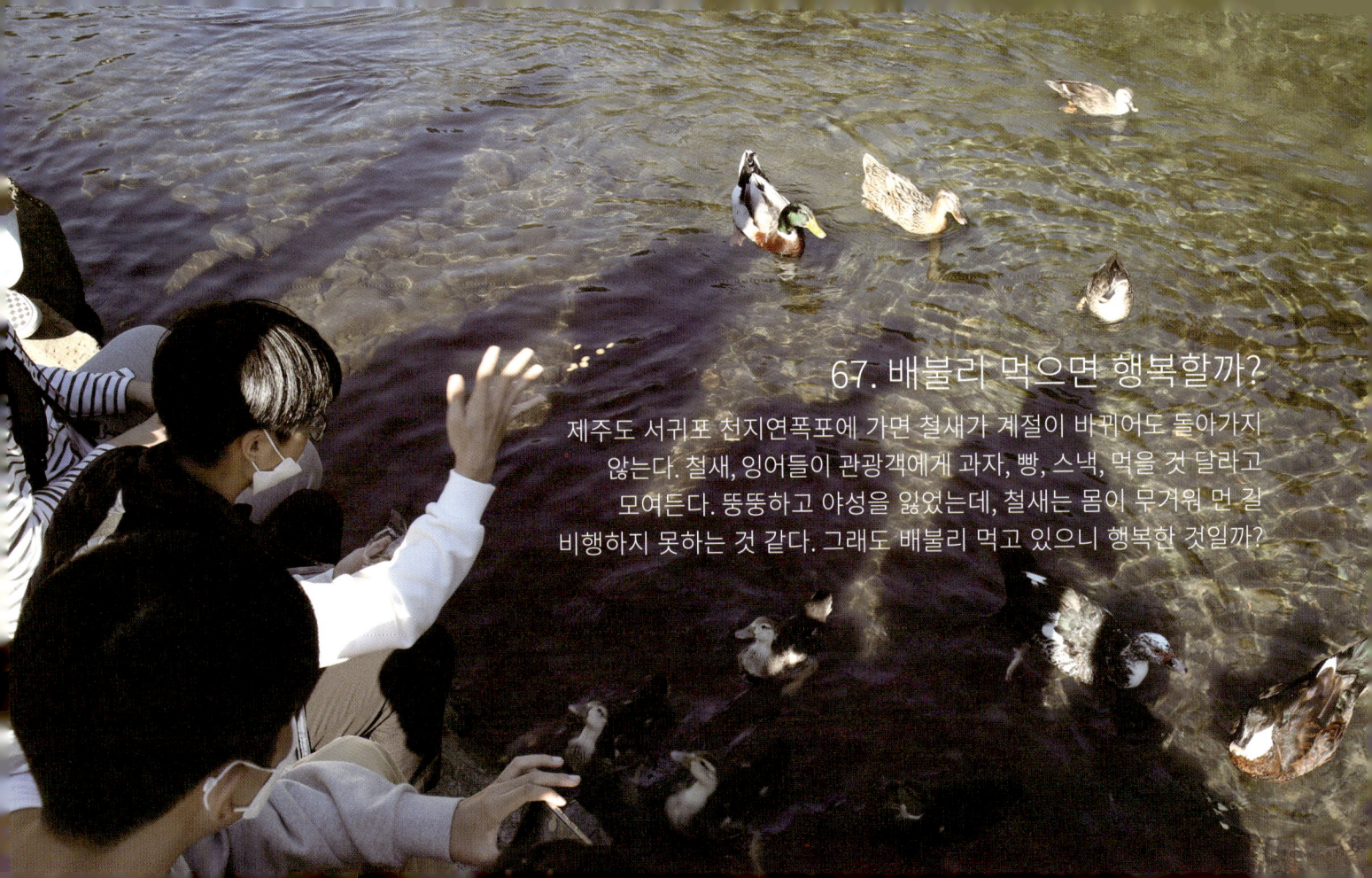

67. 배불리 먹으면 행복할까?

제주도 서귀포 천지연폭포에 가면 철새가 계절이 바뀌어도 돌아가지 않는다. 철새, 잉어들이 관광객에게 과자, 빵, 스낵, 먹을 것 달라고 모여든다. 뚱뚱하고 야성을 잃었는데, 철새는 몸이 무거워 먼 길 비행하지 못하는 것 같다. 그래도 배불리 먹고 있으니 행복한 것일까?

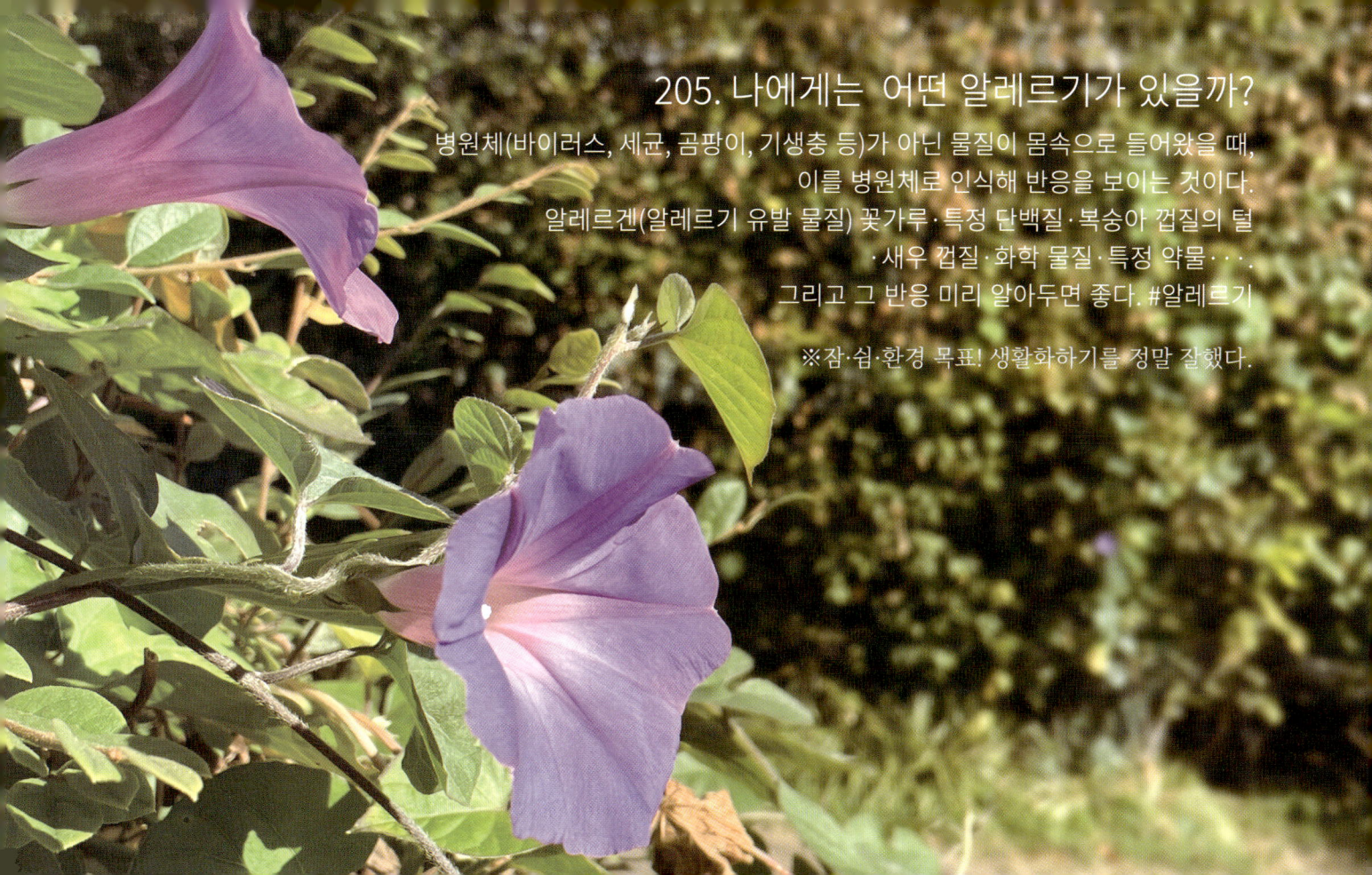

205. 나에게는 어떤 알레르기가 있을까?

병원체(바이러스, 세균, 곰팡이, 기생충 등)가 아닌 물질이 몸속으로 들어왔을 때,
이를 병원체로 인식해 반응을 보이는 것이다.
알레르겐(알레르기 유발 물질) 꽃가루·특정 단백질·복숭아 껍질의 털
·새우 껍질·화학 물질·특정 약물···.
그리고 그 반응 미리 알아두면 좋다. #알레르기

※잠·쉼·환경 목표! 생활화하기를 정말 잘했다.

66. 나는 '영양 및 칼로리 섭취' 어떤 유형일까?

①충분하게 먹지 못함 ②적정 섭취 ③과하게 섭취(운동 등으로 관리) ④과하게 섭취(관리하지 못함) 나의 현재 모습은 어디에 해당할까? 과거에는 사람 사이 건강 차이가 크지 않았으나, 요즘은 차이가 너무 크다!

※'22운동목표 꾸준히 하는 나! 자랑스럽다.

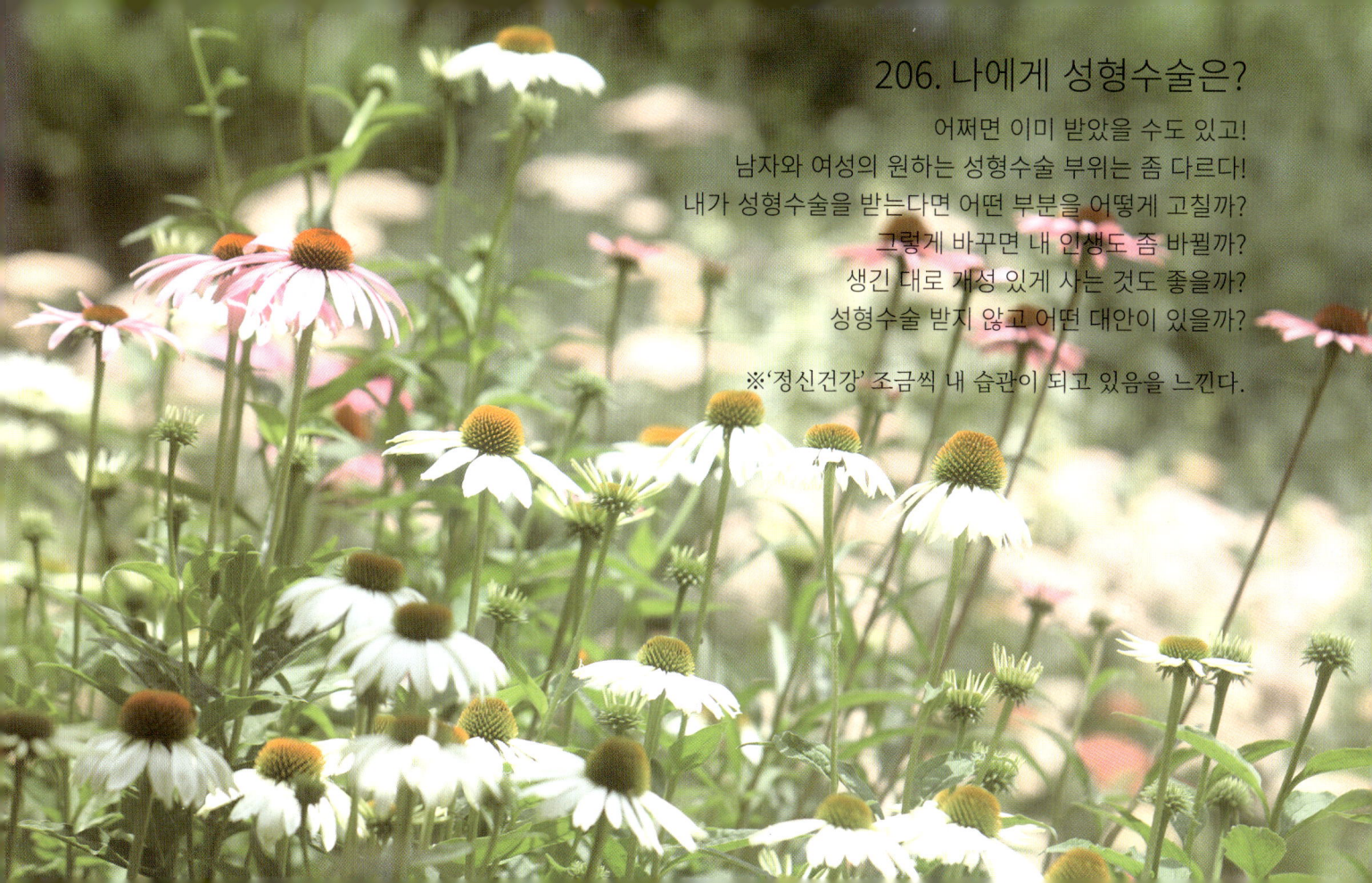

206. 나에게 성형수술은?

어쩌면 이미 받았을 수도 있고!
남자와 여성의 원하는 성형수술 부위는 좀 다르다!
내가 성형수술을 받는다면 어떤 부분을 어떻게 고칠까?
그렇게 바꾸면 내 인생도 좀 바뀔까?
생긴 대로 개성 있게 사는 것도 좋을까?
성형수술 받지 않고 어떤 대안이 있을까?

※ '정신건강' 조금씩 내 습관이 되고 있음을 느낀다.

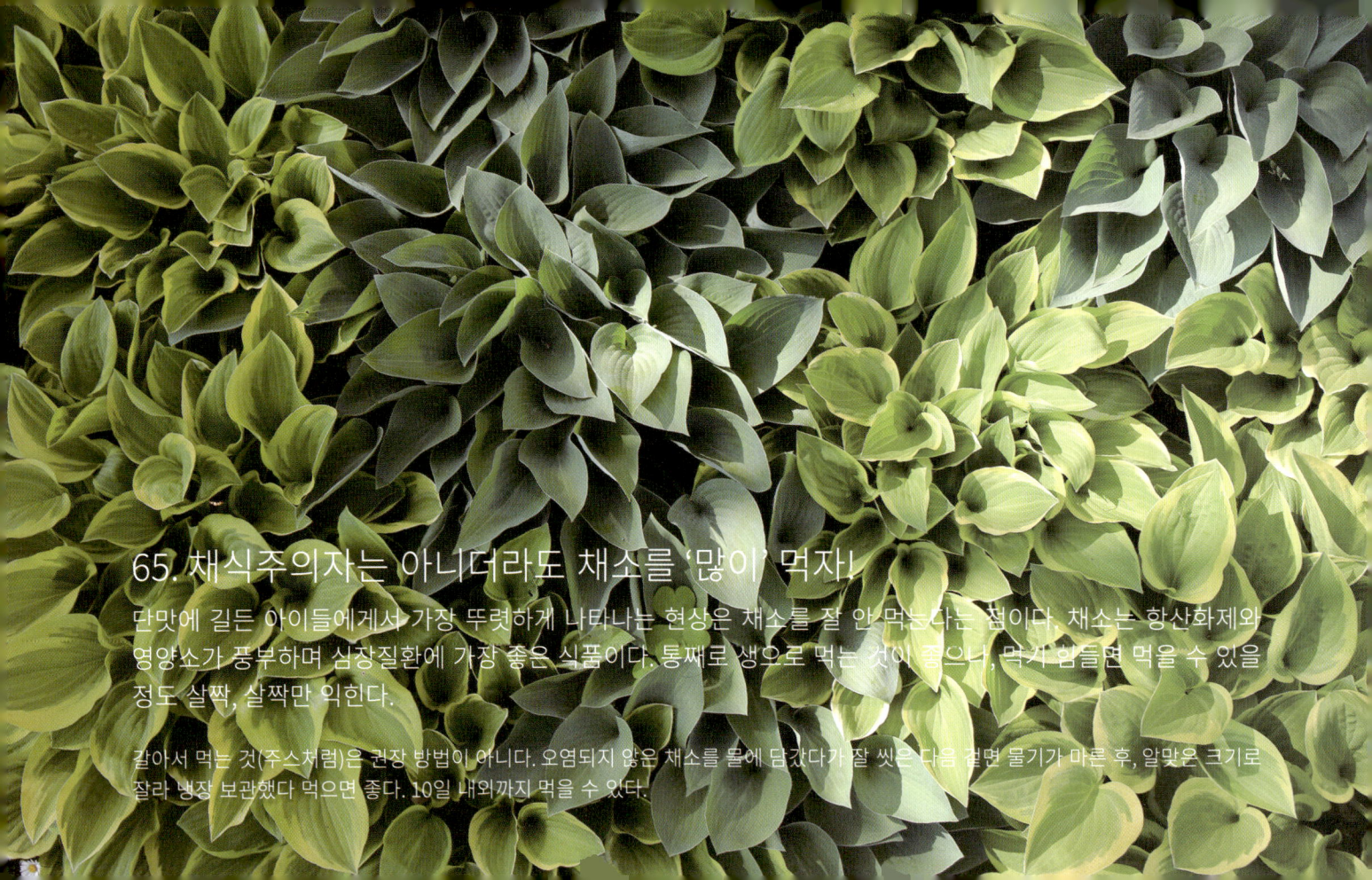

65. 채식주의자는 아니더라도 채소를 '많이' 먹자!

단맛에 길든 아이들에게서 가장 뚜렷하게 나타나는 현상은 채소를 잘 안먹는다는 점이다. 채소는 항산화제와 영양소가 풍부하며 심장질환에 가장 좋은 식품이다. 통째로 생으로 먹는 것이 좋으니, 먹기 힘들면 먹을 수 있을 정도 살짝, 살짝만 익힌다.

갈아서 먹는 것(주스처럼)은 권장 방법이 아니다. 오염되지 않은 채소를 물에 담갔다가 잘 씻은 다음 겉면 물기가 마른 후, 알맞은 크기로 잘라 냉장 보관했다 먹으면 좋다. 10일 내외까지 먹을 수 있다.

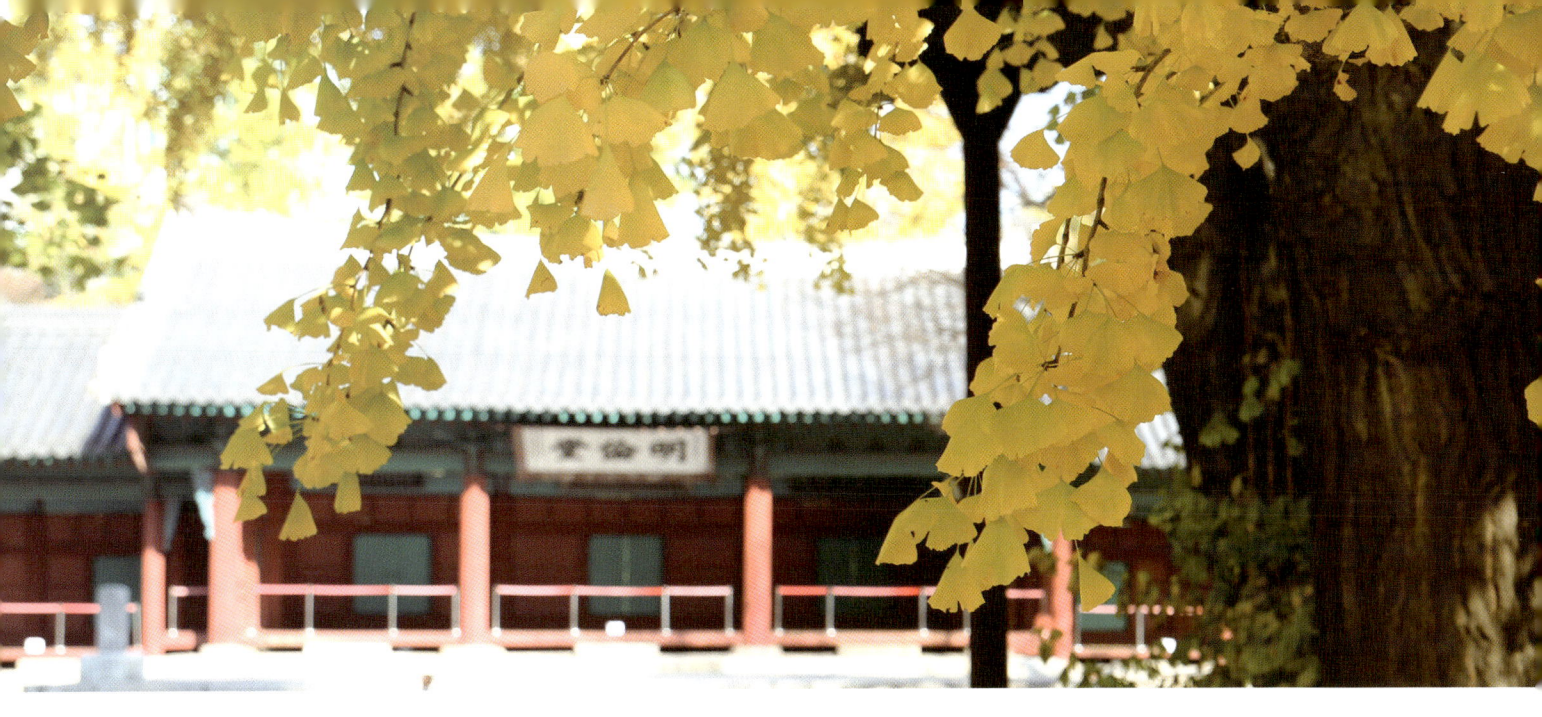

207. 나는 눈을 얼마나 혹사하고 있을까?

빛을 받아들이는 신체 부위로, 때로는 빛이 눈을 힘들게 하는 것은 아닐까? 가까이서 뚫어지게 쳐다보는 일이 너무 많은 것은 아닐까? 빛이 너무 강하거나 양이 많거나! 이러다 영영 보지 못하면 어쩌지? 내 생활습관 가운데 눈을 힘들게 하는 것 찾아보기 #눈 #눈 건강

64. 내 몸에 부족한 비타민은 없을까?

비타민은 에너지원도 아니고 세포 구성 물질도 아니나, 아주 작은 양으로도 중요한 역할을 하는 유기 화합물이다. 가능한 음식물에서 섭취해야 하는데, 부족하면 비타민 결핍 질환에 걸린다. 비타민 부족으로 내가 걸릴 가능성이 있는 질병은 무엇일까? #비타민 결핍

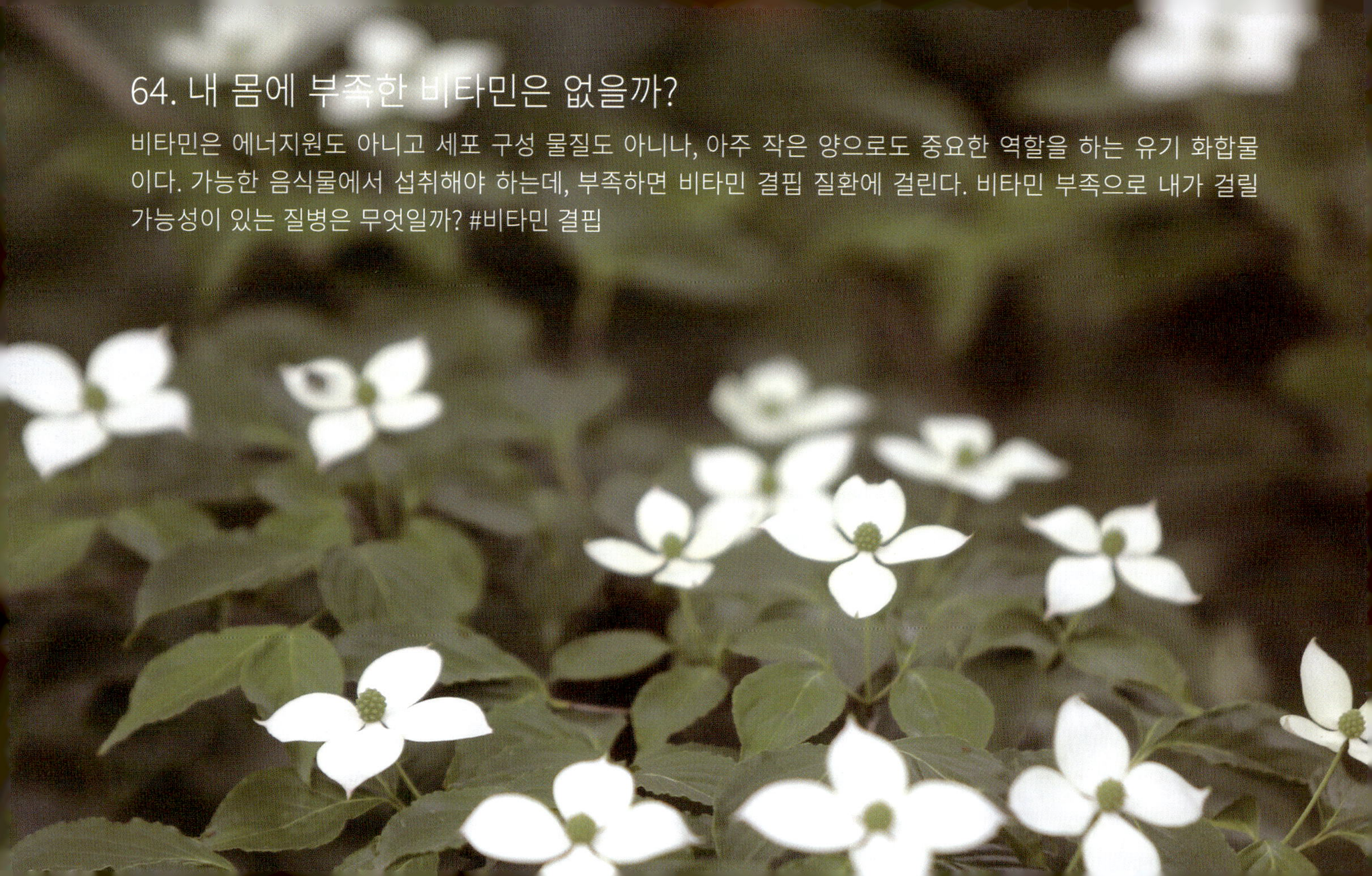

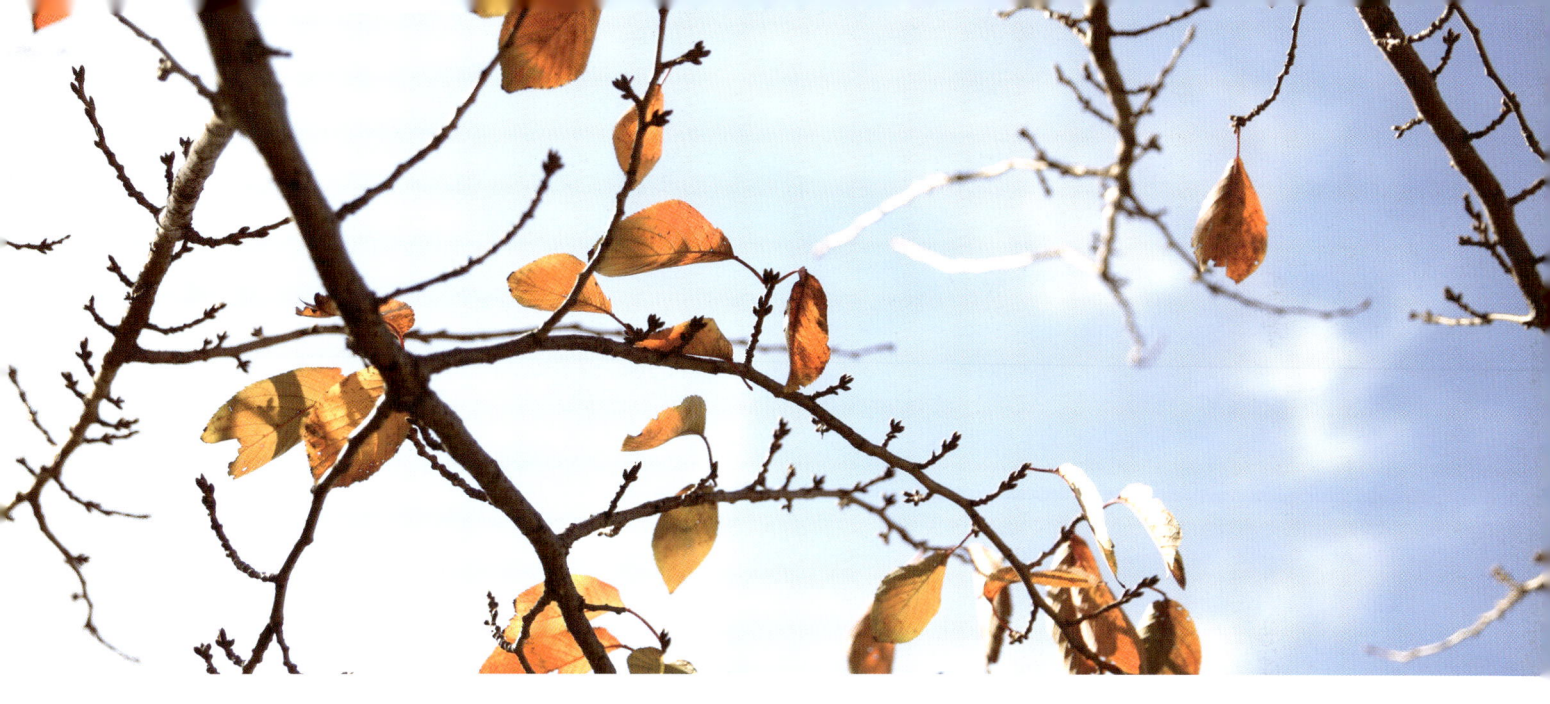

208. 자동차 앞유리 와이퍼는 움직이는데, 물이 안 나온다면?

TV·컴퓨터·핸드폰을 집중해서 보면, 눈 깜빡이는 횟수가 줄어들어 눈동자가 건조해진다. #안구건조증이다! 이외에도 당뇨병, 비타민A 결핍, 만성 결막염, 갑상샘 질환 등의 원인으로 눈물이 줄어들거나, 성분에 변화가 생겨 자극·이물감·작열감·불편감·가려움·눈부심·과다한 눈물 등이 생긴다.

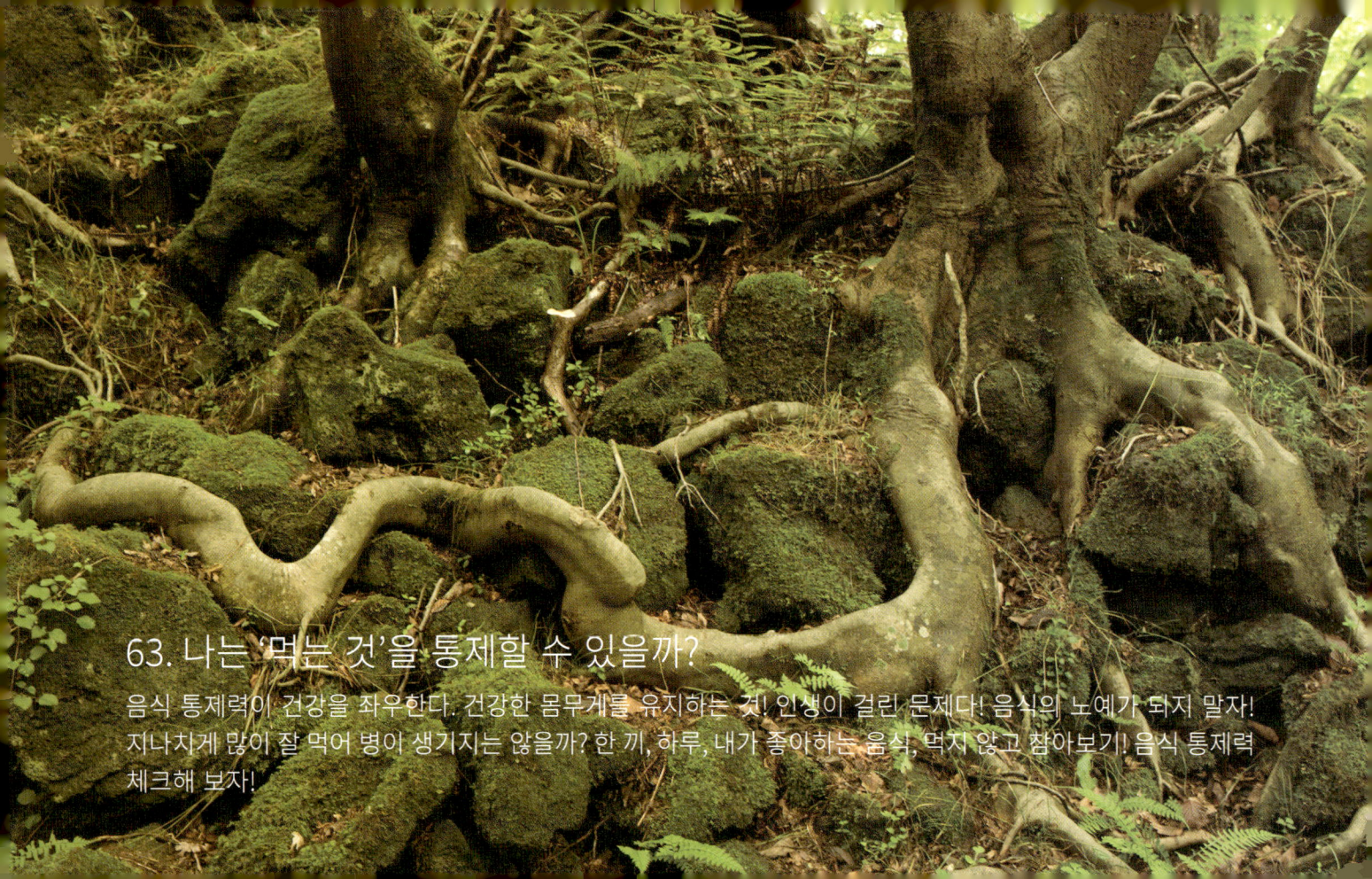

63. 나는 '먹는 것'을 통제할 수 있을까?

음식 통제력이 건강을 좌우한다. 건강한 몸무게를 유지하는 것! 인생이 걸린 문제다! 음식의 노예가 되지 말자! 지나치게 많이 잘 먹어 병이 생기지는 않을까? 한 끼, 하루, 내가 좋아하는 음식, 먹지 않고 참아보기! 음식 통제력 체크해 보자!

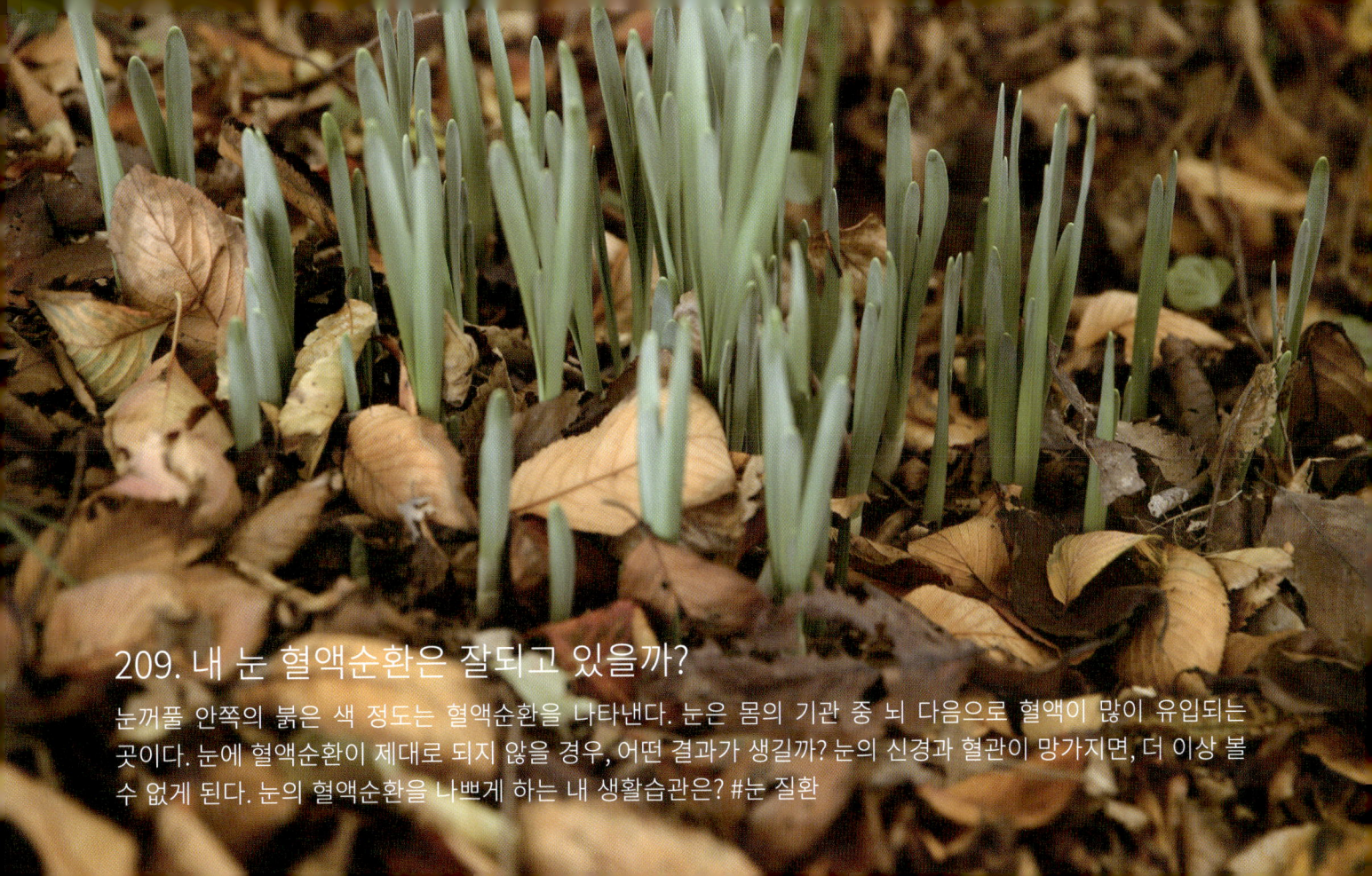

209. 내 눈 혈액순환은 잘되고 있을까?

눈꺼풀 안쪽의 붉은 색 정도는 혈액순환을 나타낸다. 눈은 몸의 기관 중 뇌 다음으로 혈액이 많이 유입되는 곳이다. 눈에 혈액순환이 제대로 되지 않을 경우, 어떤 결과가 생길까? 눈의 신경과 혈관이 망가지면, 더 이상 볼 수 없게 된다. 눈의 혈액순환을 나쁘게 하는 내 생활습관은? #눈 질환

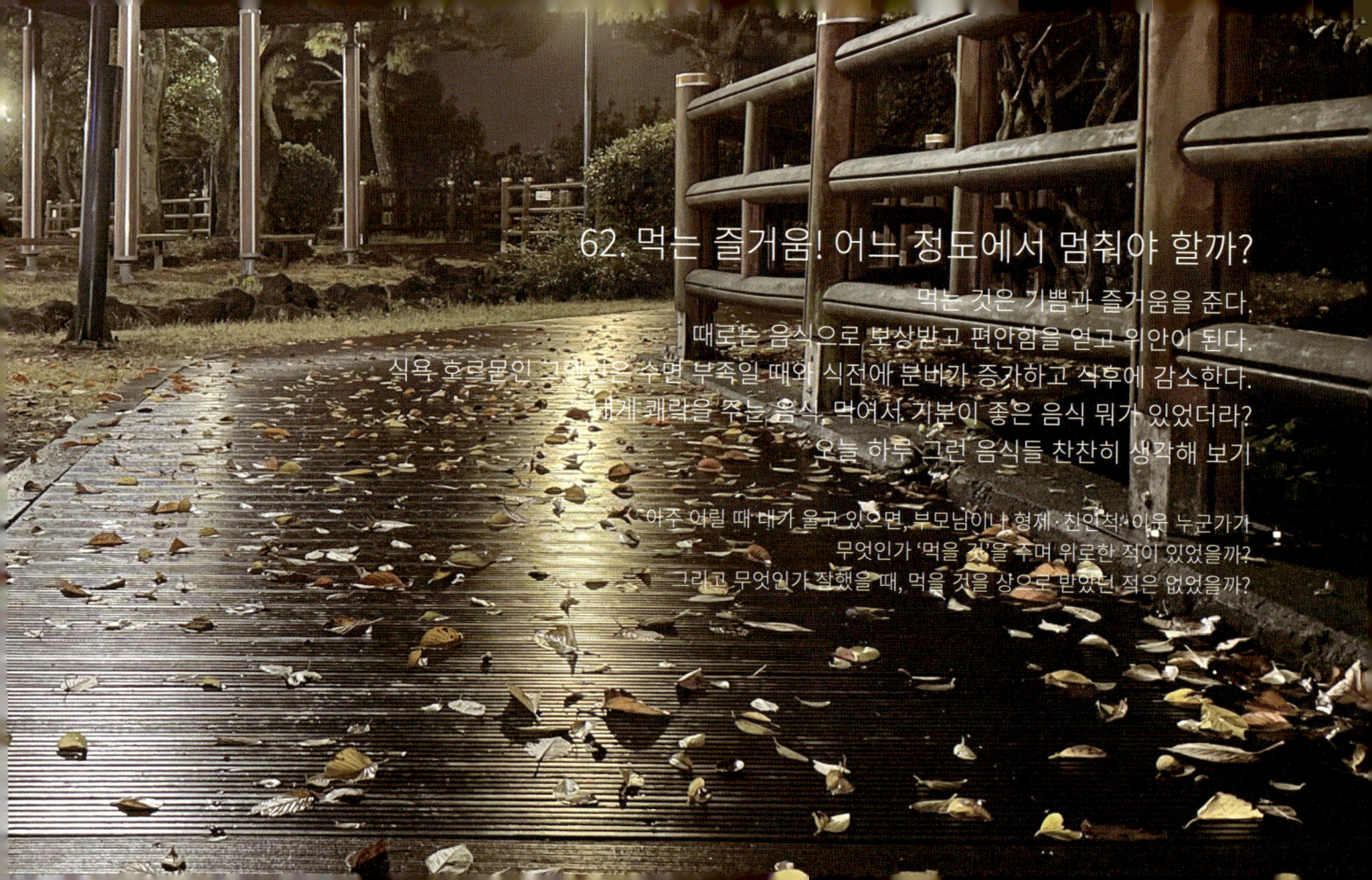

62. 먹는 즐거움! 어느 정도에서 멈춰야 할까?

먹는 것은 기쁨과 즐거움을 준다.
때로는 음식으로 보상받고 편안함을 얻고 위안이 된다.
식욕 호르몬인 그렐린은 수면 부족일 때와 식전에 분비가 증가하고 식후에 감소한다.
내게 쾌락을 주는 음식, 먹어서 기분이 좋은 음식 뭐가 있었더라?
오늘 하루 그런 음식들 찬찬히 생각해 보기

아주 어릴 때 내가 울고 있으면, 부모님이나 형제·친인척 이웃 누군가가
무엇인가 '먹을 것'을 주며 위로한 적이 있었을까?
그리고 무엇인가 잘했을 때, 먹을 것을 상으로 받았던 적은 없었을까?

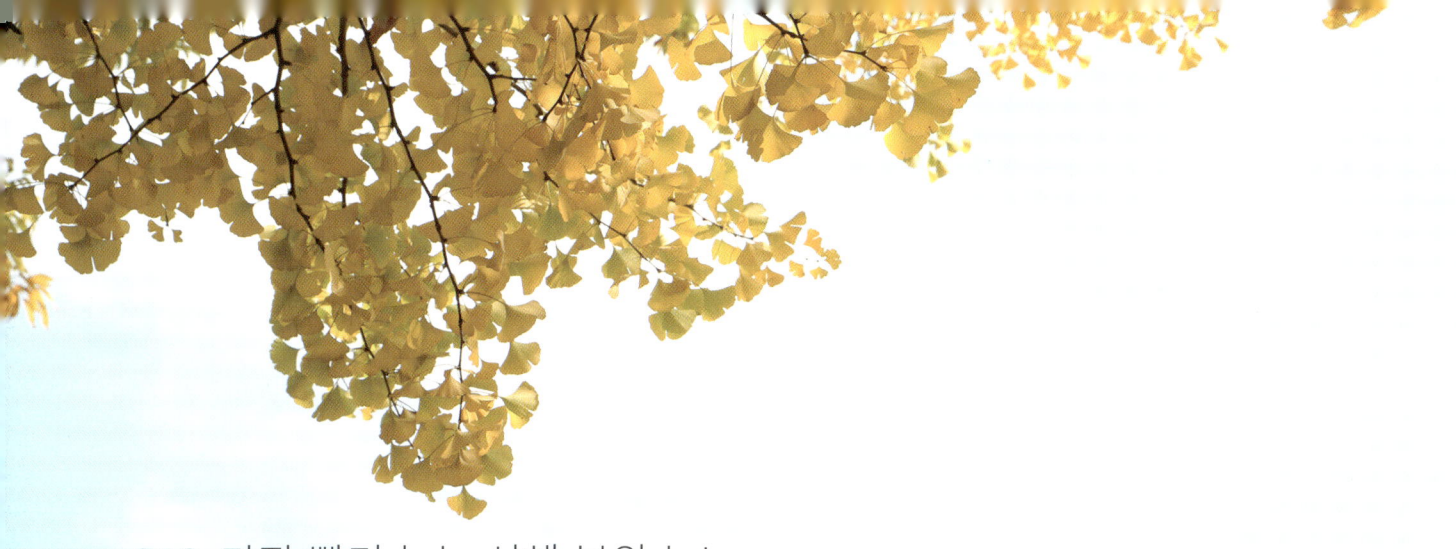

210. 가장 빨리 늙는 신체 부위 눈!

눈의 수정체가 노화되어 탄력을 잃으면 물체에 초점을 맞추는 능력이 떨어진다! 노안이다. 대부분 어쩔 수 없는 현상으로 받아들이지만, 우리 정신과 마음도 늙게 하는 것은 아닐까? 세상 보는 눈까지 흐려지면 안 된다! 책을 읽지 않으면 늙을 수밖에 없다. #노안

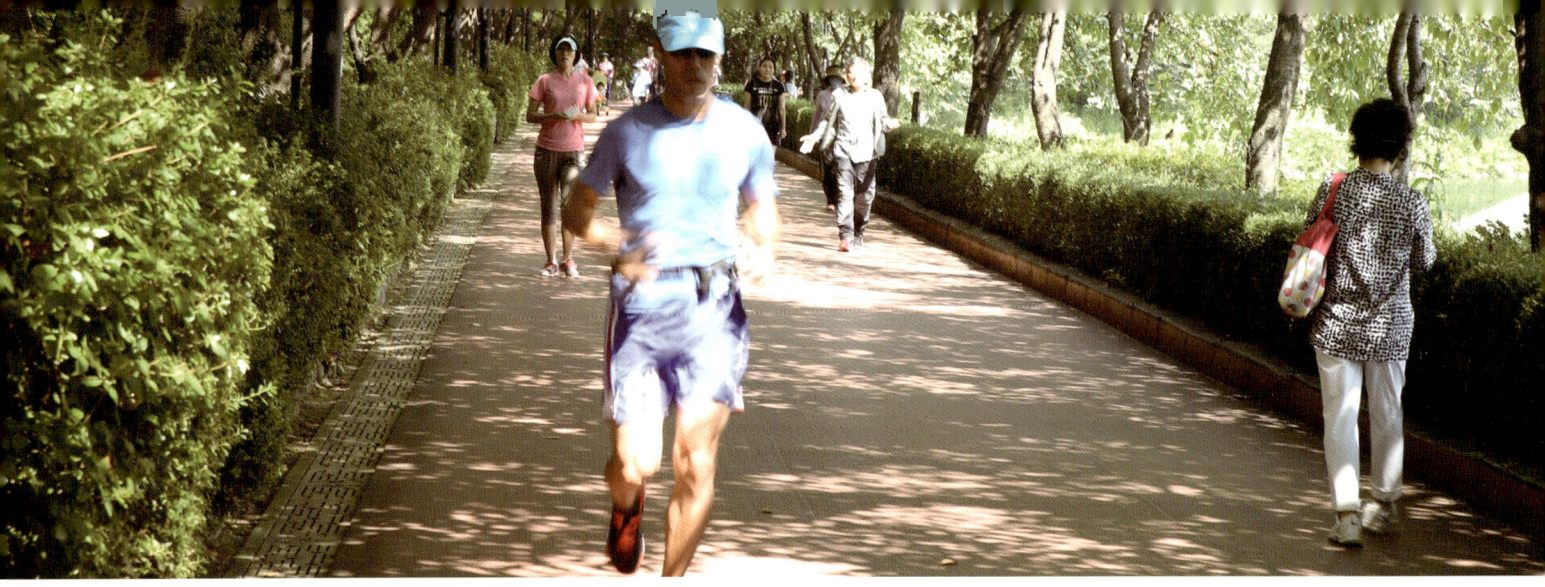

61. 모순이 일반화된 이상한 세상!

총기 소유 자유와 총기 희생, 나쁜 식품과 병원, 비만과 기아!···. 공존해서는 안 될 것들이 자본의 논리로 함께 한다. 대한민국 또한 그렇다! 소위 먹방과 건강 관련 프로그램이 연이어 방송한다. 대다수 먹방은 건강을 해치는 내용을 담고 있다. 나도 먹방 시청률을 높이고 있지 않을까?

비싼 음식 많이 먹고, 고가의 헬스장에서 운동하는 모습! 내가 그런 생활을 하는 것은 아닐까? 육류 생산을 위해 열대우림을 없애 기후변화를 일으키는 자본을 어떻게 봐야 할까?

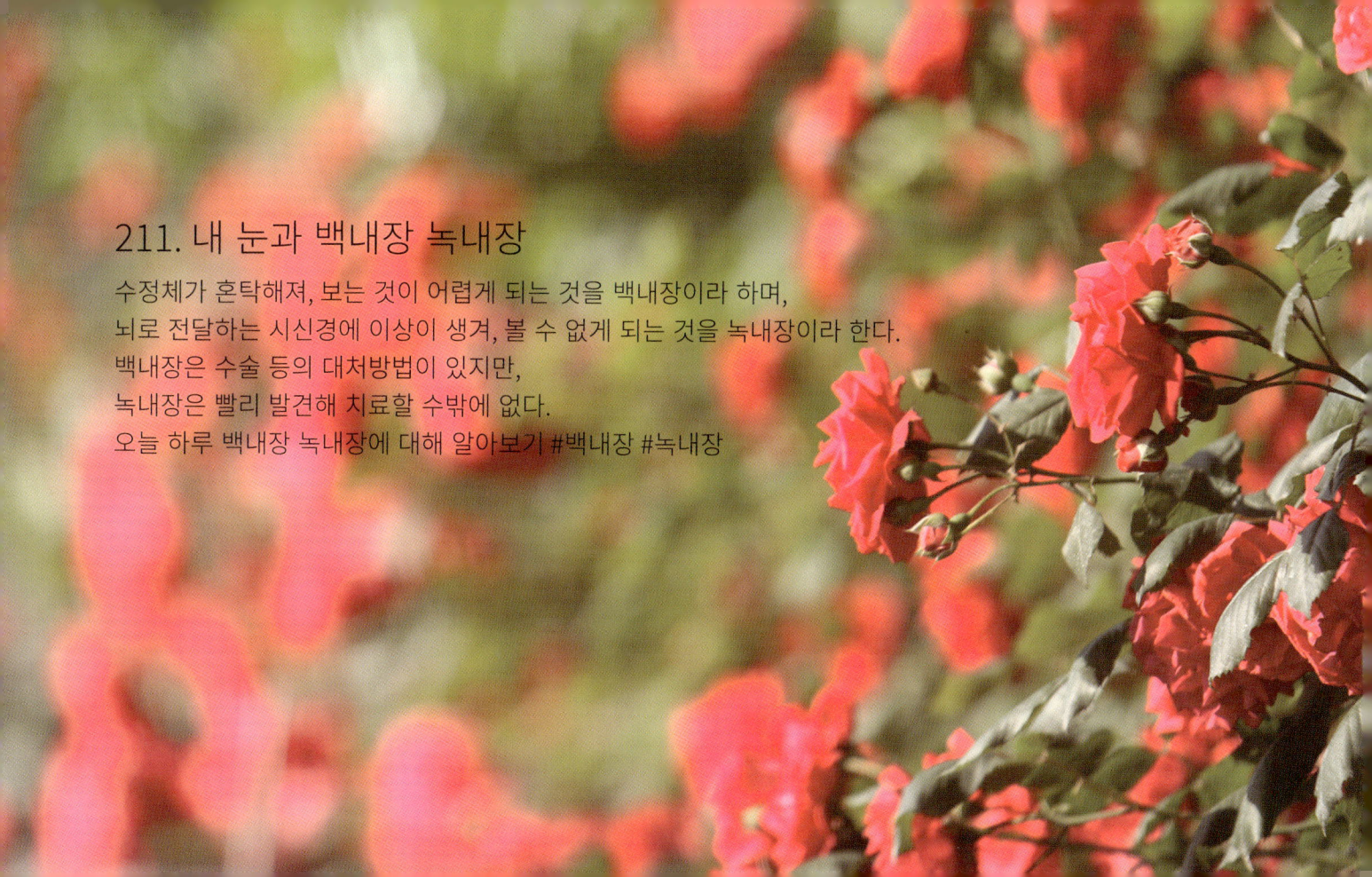

211. 내 눈과 백내장 녹내장

수정체가 혼탁해져, 보는 것이 어렵게 되는 것을 백내장이라 하며,
뇌로 전달하는 시신경에 이상이 생겨, 볼 수 없게 되는 것을 녹내장이라 한다.
백내장은 수술 등의 대처방법이 있지만,
녹내장은 빨리 발견해 치료할 수밖에 없다.
오늘 하루 백내장 녹내장에 대해 알아보기 #백내장 #녹내장

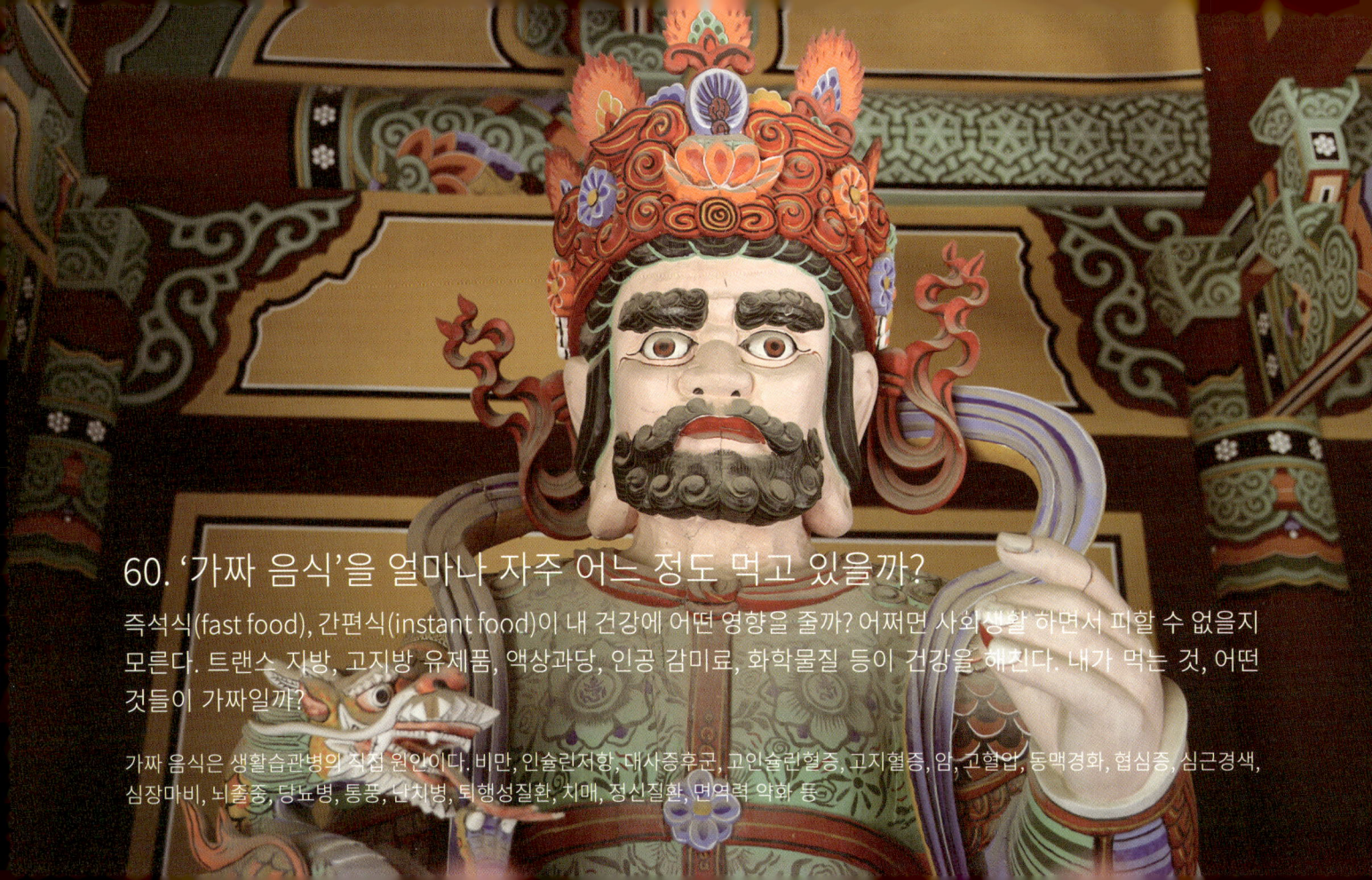

60. '가짜 음식'을 얼마나 자주 어느 정도 먹고 있을까?

즉석식(fast food), 간편식(instant food)이 내 건강에 어떤 영향을 줄까? 어쩌면 사회생활 하면서 피할 수 없을지 모른다. 트랜스 지방, 고지방 유제품, 액상과당, 인공 감미료, 화학물질 등이 건강을 해친다. 내가 먹는 것, 어떤 것들이 가짜일까?

가짜 음식은 생활습관병의 직접 원인이다. 비만, 인슐린저항, 대사증후군, 고인슐린혈증, 고지혈증, 암, 고혈압, 동맥경화, 협심증, 심근경색, 심장마비, 뇌졸중, 당뇨병, 통풍, 난치병, 퇴행성질환, 치매, 정신질환, 면역력 약화 등

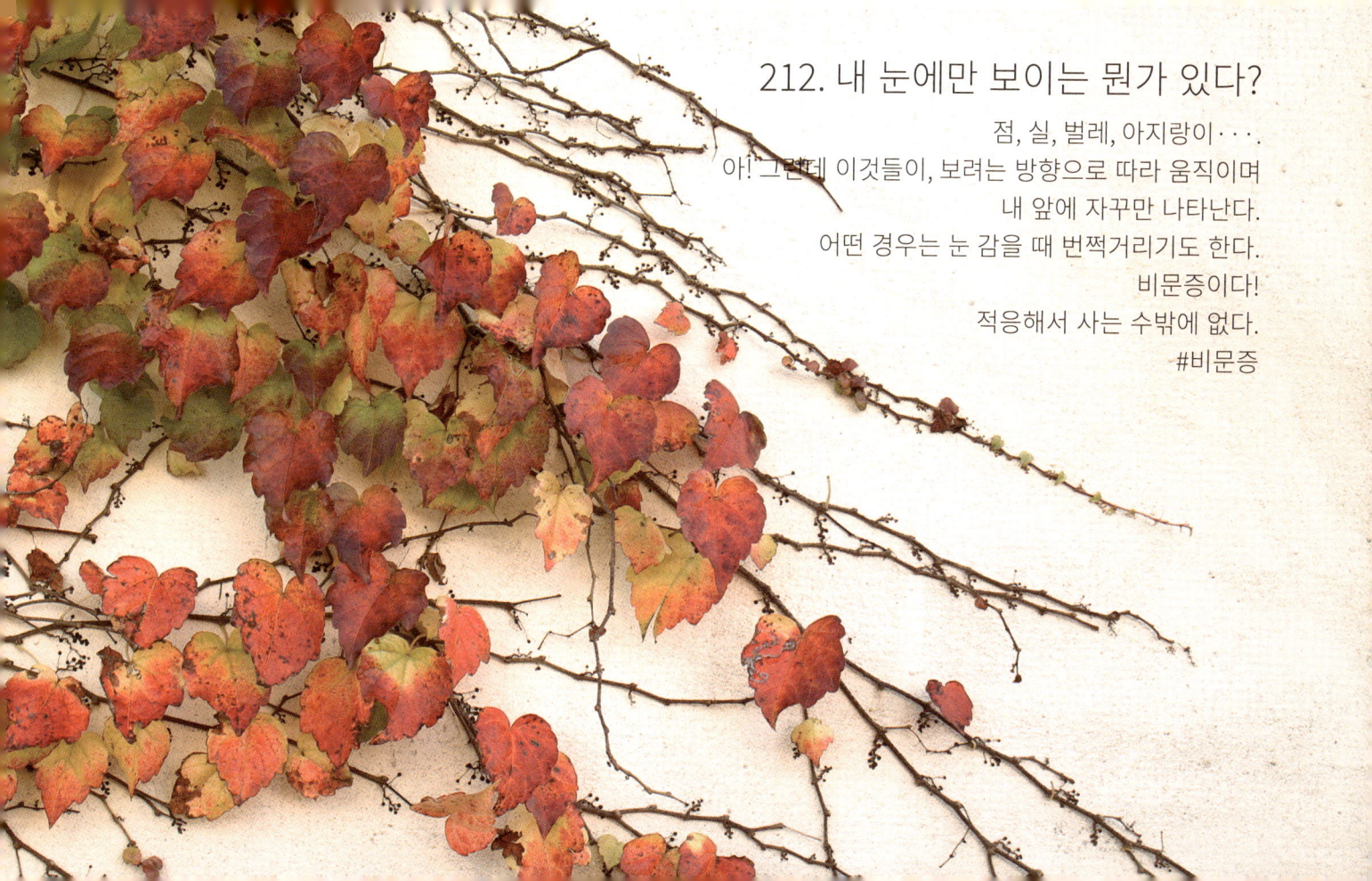

212. 내 눈에만 보이는 뭔가 있다?

점, 실, 벌레, 아지랑이···.
아! 그런데 이것들이, 보려는 방향으로 따라 움직이며
내 앞에 자꾸만 나타난다.
어떤 경우는 눈 감을 때 번쩍거리기도 한다.
비문증이다!
적응해서 사는 수밖에 없다.

#비문증

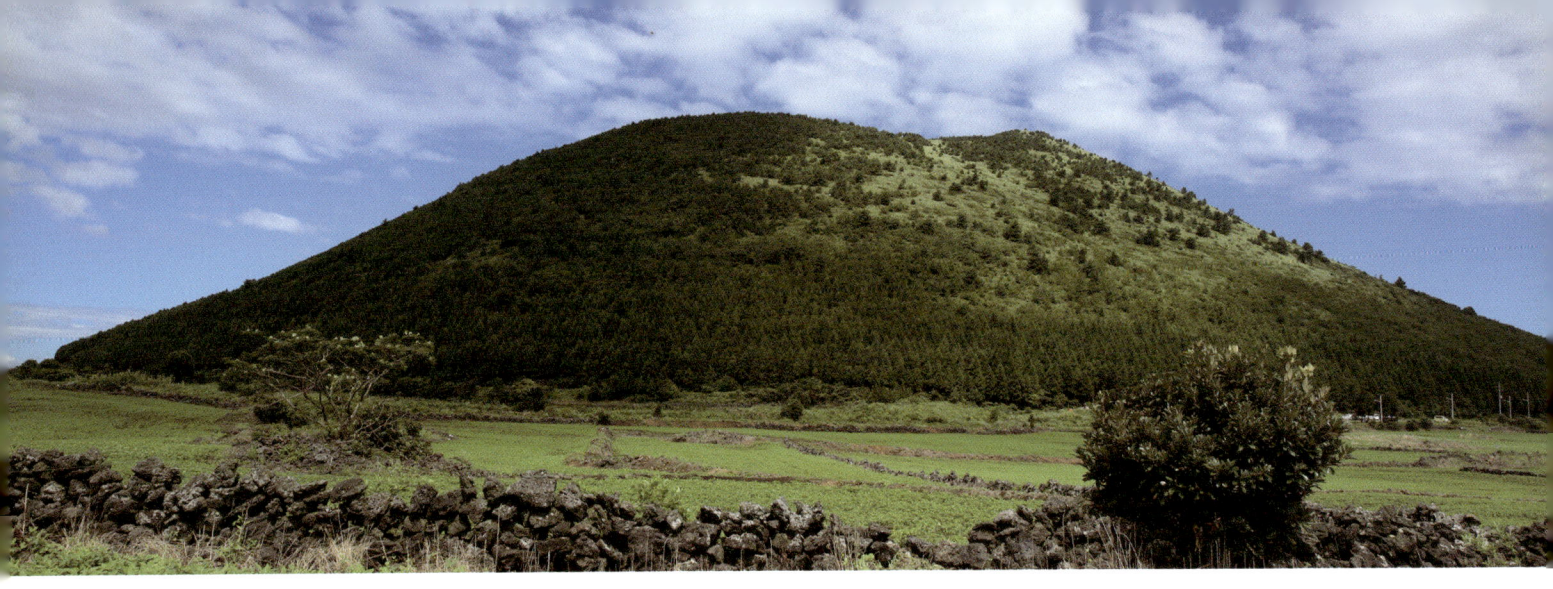

59. 나는 '진짜 음식'을 먹고 있을까?

'건강 지역' 음식 : 과일(블루베리, 호두, 아몬드, 오렌지, 포도, 사과, 토마토, 딸기 등), 채소(브로콜리, 케일, 시금치 등), 어류(고등어, 연어, 정어리 등), 곡류(통곡류, 귀리, 콩, 메밀 등) 등으로 조사되었다. 공통점은 자연식이며 비타민, 미네랄, 식물 영양소, 섬유질이 풍부하다는 것이다.

지역에서 생산되는 재료로 만든 발효음식이 있는데, 유산균이 풍부하다는 공통점이 있다. 채소 발효, 곡류 발효, 우유 발효, 효모 음료 등이다.

213. 나에게 눈 관련 습관은 없을까?

비비거나, 눈곱이 자주 생기거나, 눈물샘 부위를 눌러 닦거나, 눈 색조 화장···. 눈과 관련된 습관이 눈 건강을 나쁘게 하고 있지 않을까? 사물을 보는 눈도 중요하고 세상을 보는 눈도 중요하다! 헬렌 켈러는 시각·청각을 모두 잃고도 위대한 일들을 했다. 세상 보는 눈이 남달랐기 때문이다.

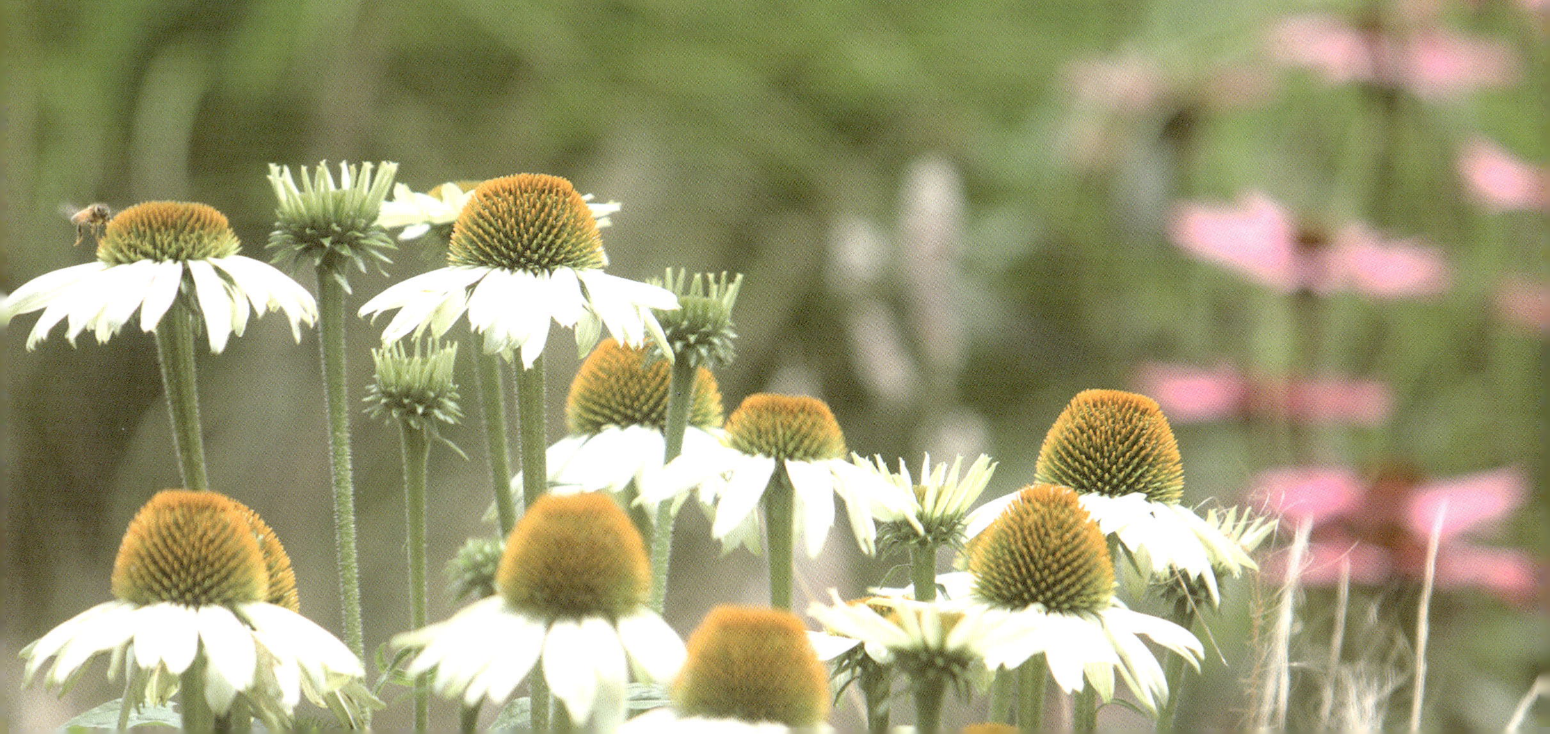

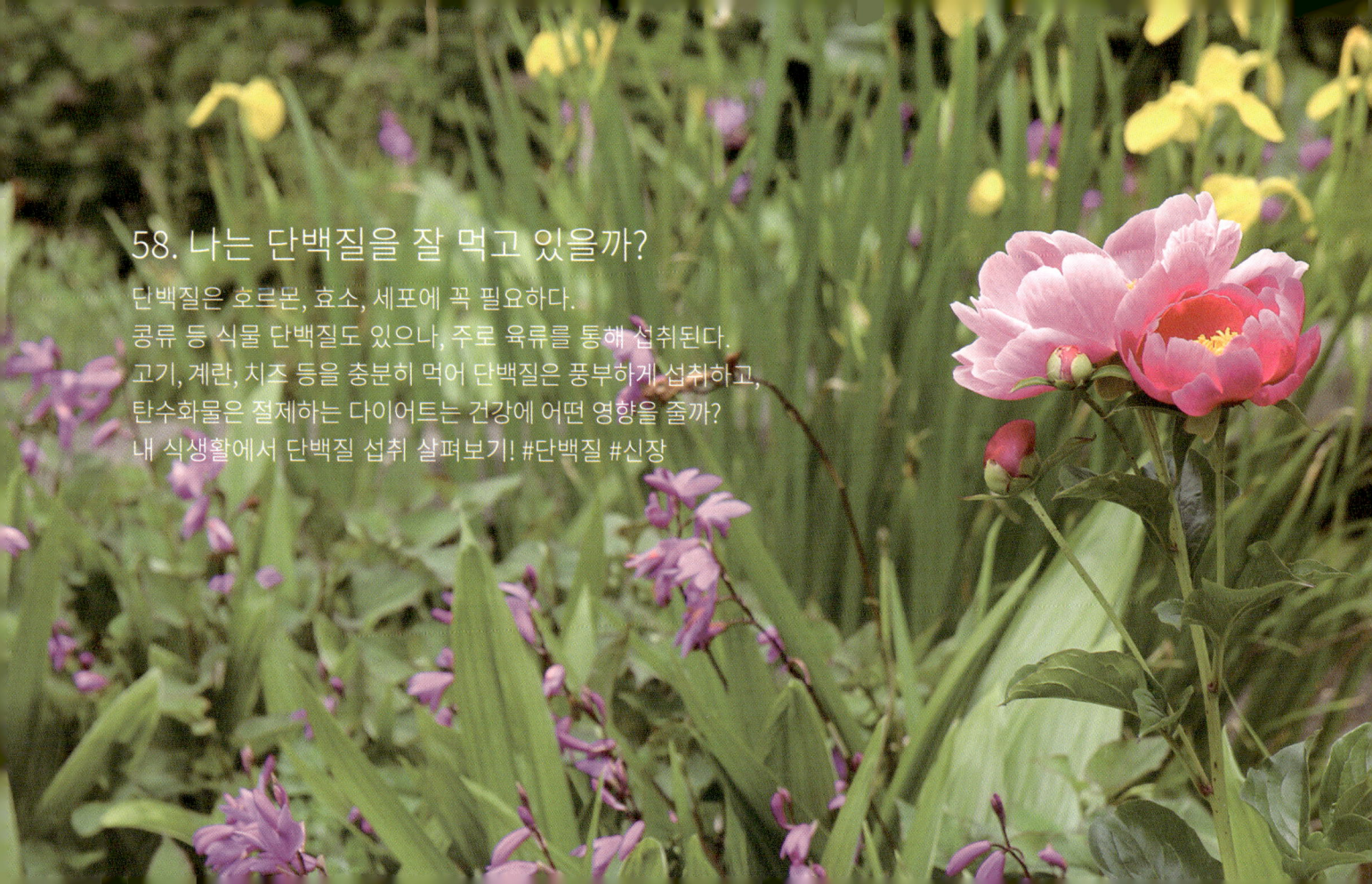

58. 나는 단백질을 잘 먹고 있을까?

단백질은 호르몬, 효소, 세포에 꼭 필요하다.
콩류 등 식물 단백질도 있으나, 주로 육류를 통해 섭취된다.
고기, 계란, 치즈 등을 충분히 먹어 단백질은 풍부하게 섭취하고,
탄수화물은 절제하는 다이어트는 건강에 어떤 영향을 줄까?
내 식생활에서 단백질 섭취 살펴보기! #단백질 #신장

214. 콧대가 조금만 낮았으면 정말 역사는 바뀌었을까?

이집트 클레오파트라 7세는 가장 콧대가 높았던 여인으로 회자된다. 근래 한국 일부 여성들이 콧대를 높이려 줄을 서는 이유는 무엇일까? 오히려 호흡·후각·여과 기능을 방해하는 생활습관이 더 중요하다. 누구나 비밀리 하는 코딱지 파기, 코털 뽑기가 의외로 질병 원인이다! #코

※잠·쉼·환경 목표! 몸에 배어 습관이 되었다. 참 좋다!

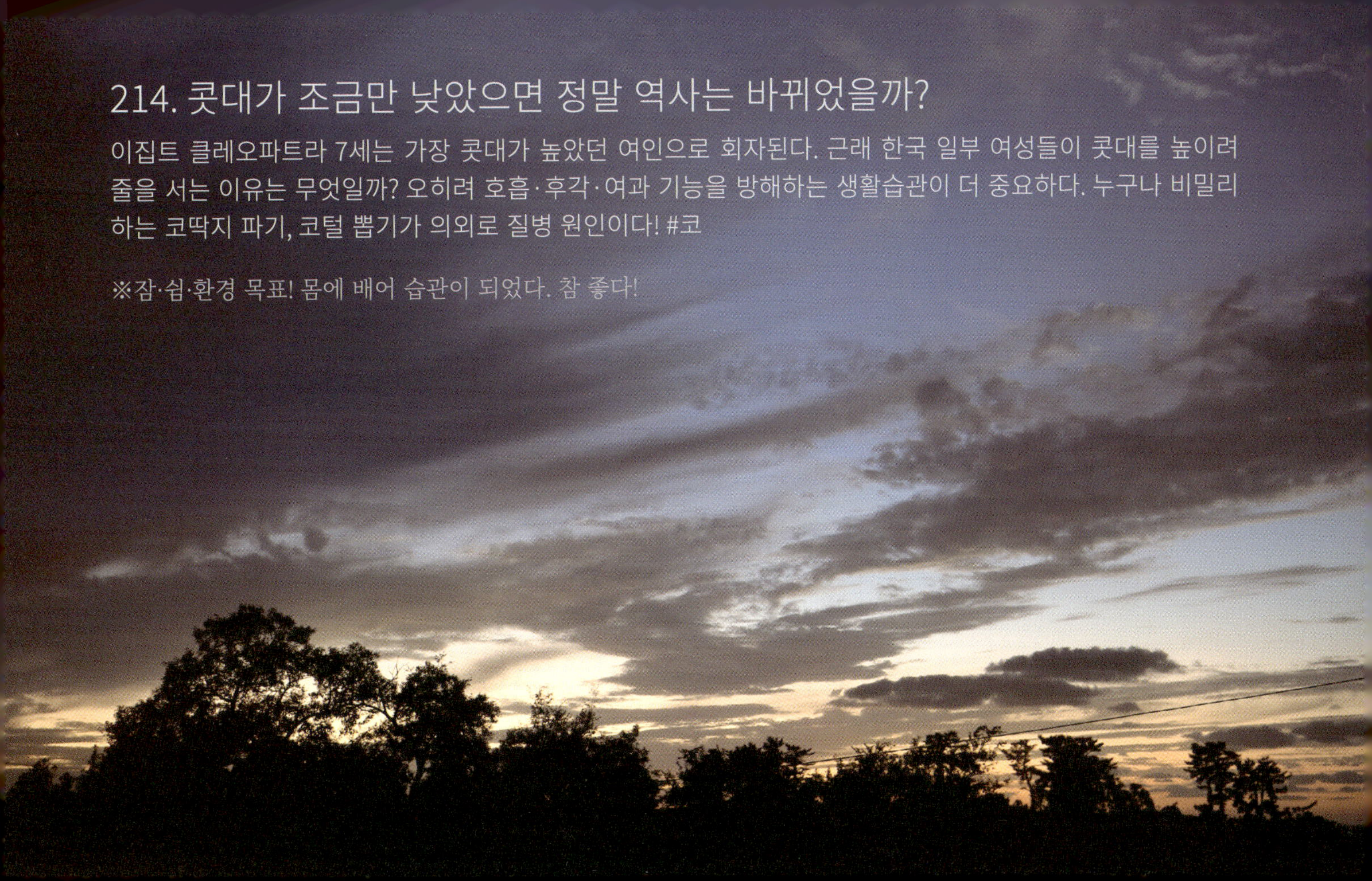

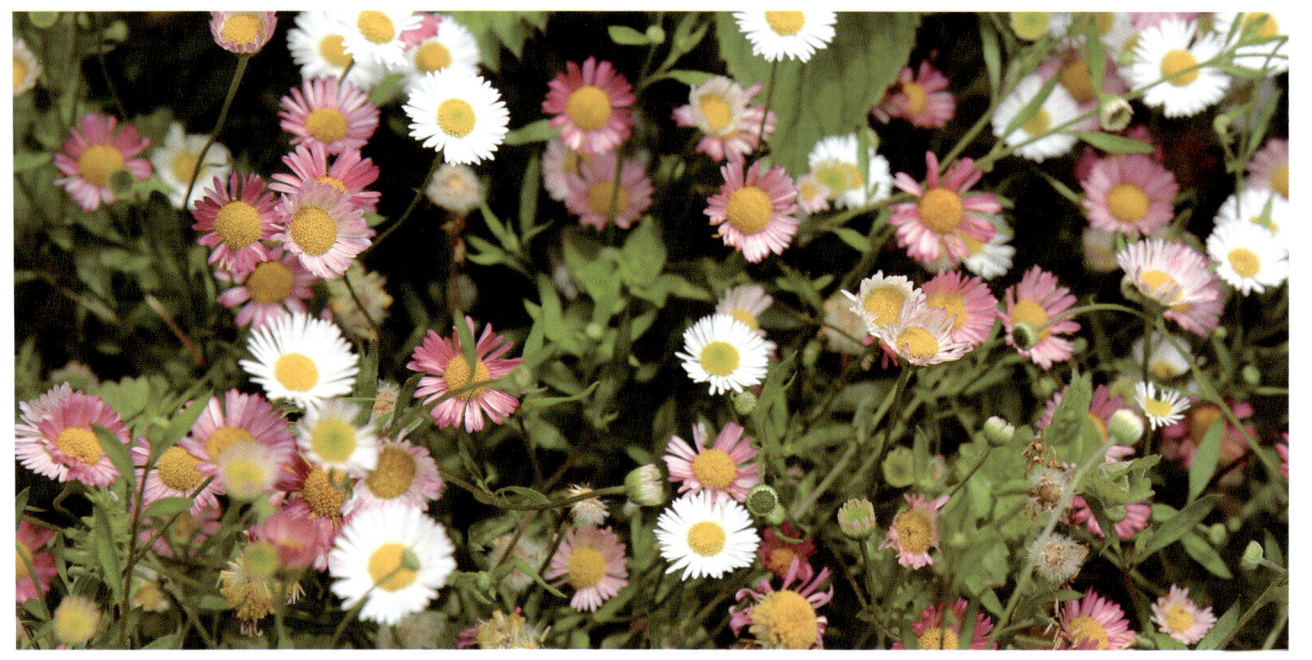

57. 내가 먹고 있는 지방, 내 건강에 어떤 영향을 줄까?

식물성 지방·동물성 지방, 포화지방·불포화지방, 트랜스 지방, 오메가3·오메가6, 다양한 식용유···. 내 입으로 들어오는 지방은 내 몸에 들어와 어떤 역할을 하고 영향을 줄까? 특히, 질병과 연관성 알아보기! 한국인의 대표 먹거리 삼겹살은 어떨까? #포화지방 #트랜스 지방 #오메가3

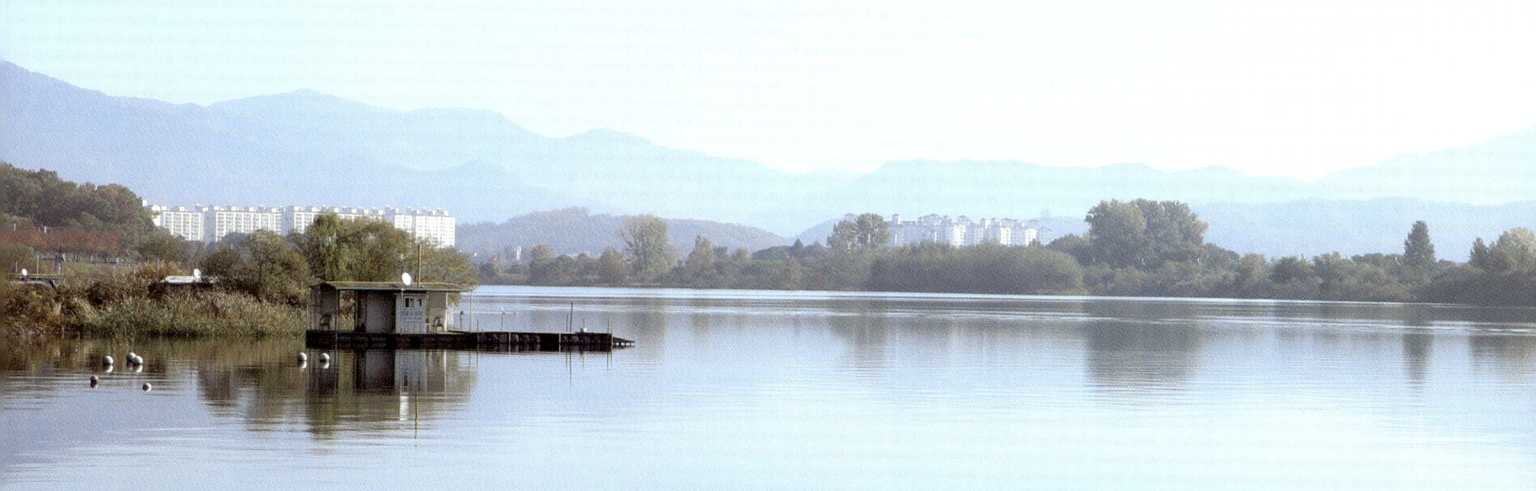

215. 건강한 코 풀기

코가 막히거나 콧물이 생길 때, 세수할 때 고막이 멍멍할 정도 코를 푼다. 괜찮을까? 나에게 맞는 건강한 코 풀기 알아보기 #코 풀기

216. 코골이, 수면 무호흡

비만 등의 이유로 코가 막히면서 숨쉬기 힘들어져 #코골이나 #수면 무호흡이 나타난다. 내시경·수면다원검사 등으로 정확하게 알 수 있다. 수술이나 양압호흡기로 기도를 열고 확장해 증상을 없앨 수도 있고, 옆으로 누워 자고 체중을 관리해야 증상이 호전된다. 나도 코를 골고 있을까?

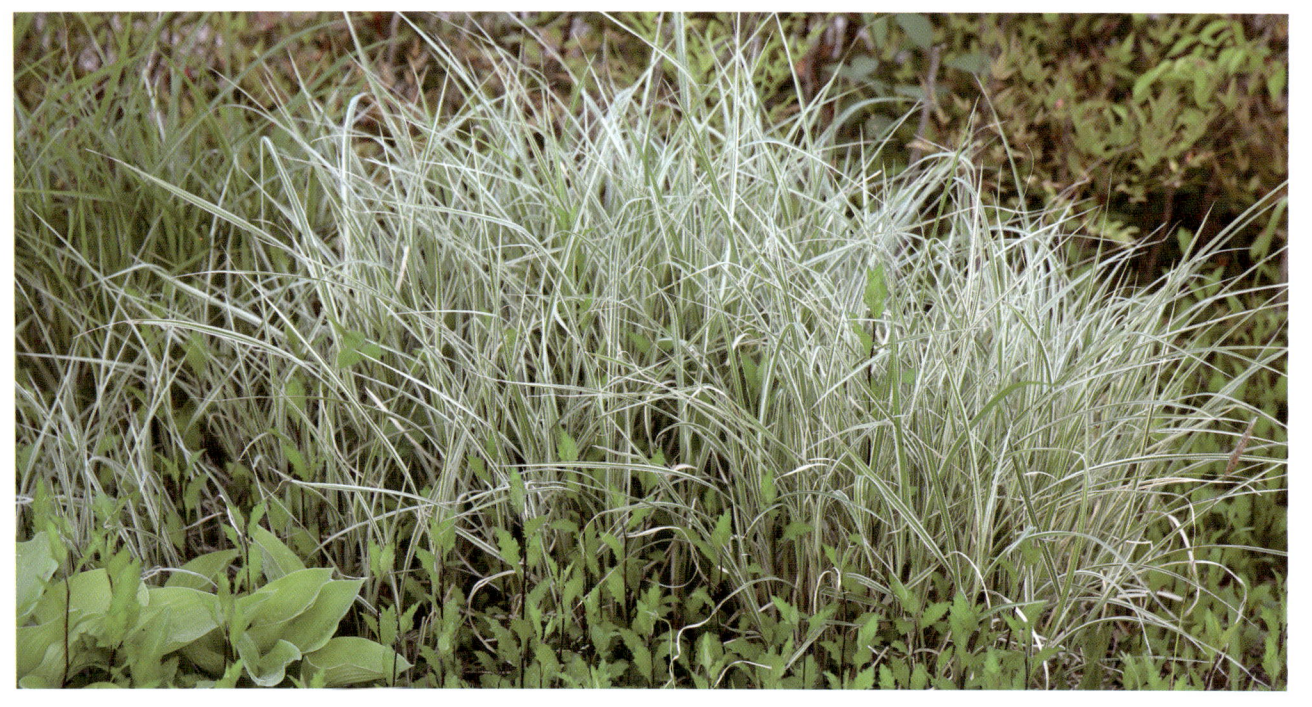

56. 나는 건강한 탄수화물을 먹고 있을까?

반드시 먹어야 하지만 필요 이상으로 먹거나, 건강하지 않은 탄수화물 섭취는 내 건강을 해친다. 나는 어떤 형태로 얼마의 탄수화물을 먹고 있을까? 오늘 하루 내가 먹는 탄수화물 알아보기! #탄수화물 #탄수화물 중독

217. 나도 가는귀먹었을까?

소리를 듣는 것은 단순 신체활동일 수도 있지만,
정신건강에 큰 영향을 준다.
스트레스 경로 대부분이 누군가의 말에서 시작되는 경우가 많으니!
차라리 아무것도 들리지 않는 것이 행복할까?
오늘 하루 베토벤 교향곡 들어보기!
청력을 상실했던 위대한 작곡가에게 감사하며···. #청력검사

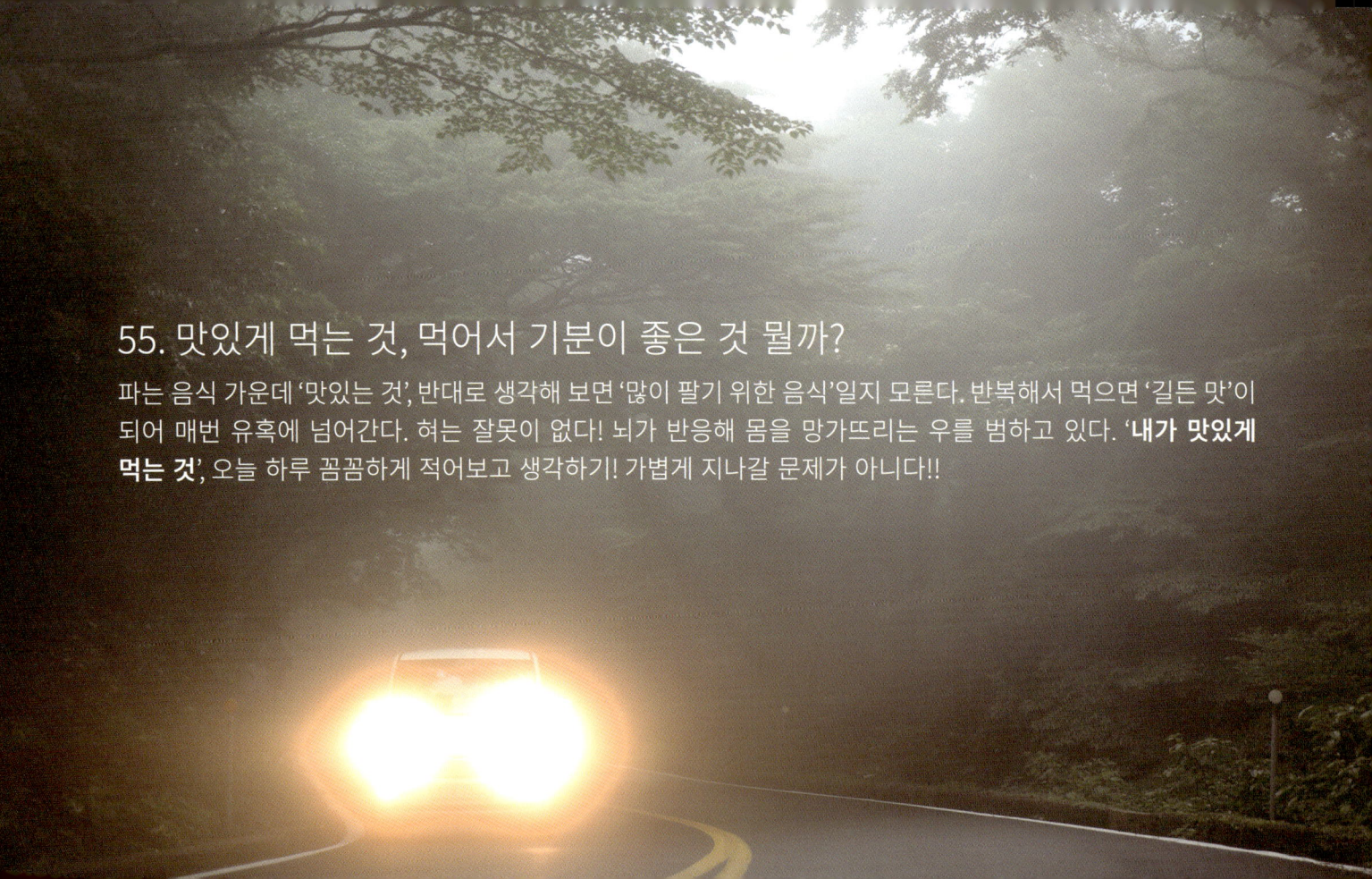

55. 맛있게 먹는 것, 먹어서 기분이 좋은 것 뭘까?

파는 음식 가운데 '맛있는 것', 반대로 생각해 보면 '많이 팔기 위한 음식'일지 모른다. 반복해서 먹으면 '길든 맛'이 되어 매번 유혹에 넘어간다. 혀는 잘못이 없다! 뇌가 반응해 몸을 망가뜨리는 우를 범하고 있다. '**내가 맛있게 먹는 것**', 오늘 하루 꼼꼼하게 적어보고 생각하기! 가볍게 지나갈 문제가 아니다!!

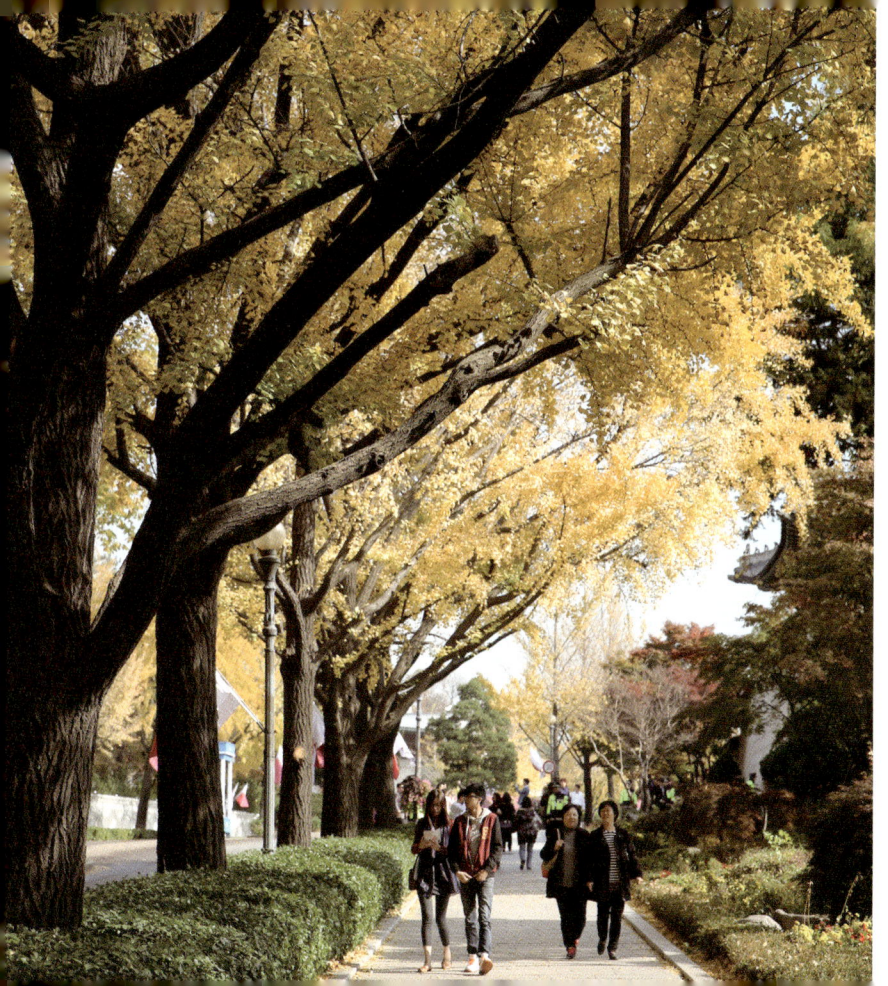

218. 유독 한국 사람들이 심한 '귀 후비기' 습관!

귀지는 귓속 외이도(귀 입구에서 고막까지) 피부에 붙어, 표면이 건조해지는 것을 막는다. 서양인들은 이 부분에 털이 많고 귀지도 젖은 상태가 대부분이다. 한국 사람들이 유독 귀를 잘 후비는데 나는 어떨까? 그리고 내 귀 건강에 어떤 영향을 줄까? #귀

※내 몸에 배어있는 먹는 습관! 가장 좋은 변화다.

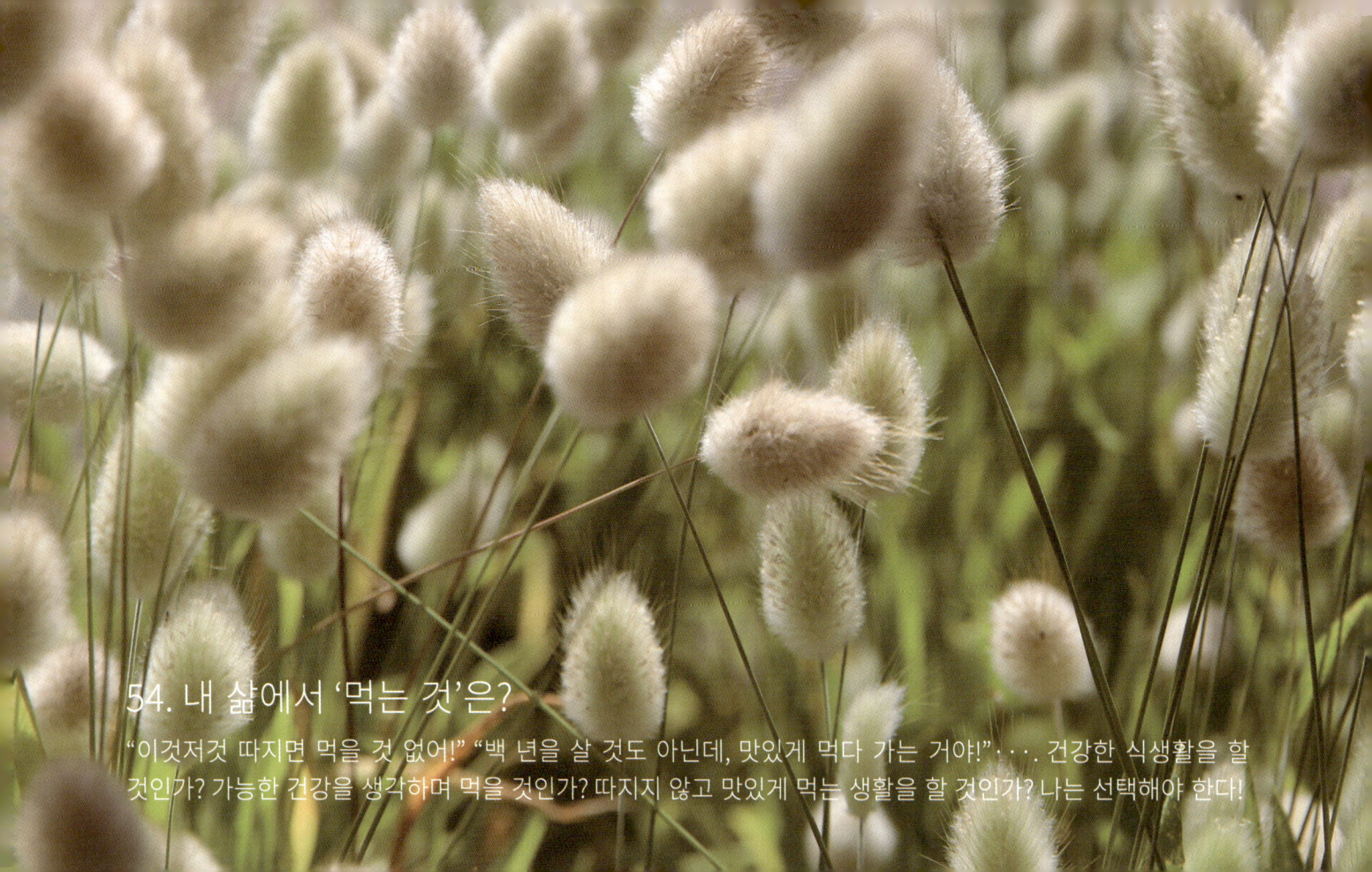

54. 내 삶에서 '먹는 것'은?

"이것저것 따지면 먹을 것 없어!" "백 년을 살 것도 아닌데, 맛있게 먹다 가는 거야!"…. 건강한 식생활을 할 것인가? 가능한 건강을 생각하며 먹을 것인가? 따지지 않고 맛있게 먹는 생활을 할 것인가? 나는 선택해야 한다!

219. 귀밑에 뭔가 붙이면, 멀미를 안 할까?

귀는 청각과 평형감각을 담당하는데, 평형 유지 기관으로 전정기관과 반고리관이 있다. 전정기관은 몸의 평형을 유지하고 바른 자세를 취할 수 있도록 한다. 반고리관은 회전운동, 운동 방향, 속도를 감지하는데 내부에 이석이 생길 경우, 어지럼증이 발생할 수 있다. #귀 #평형감각

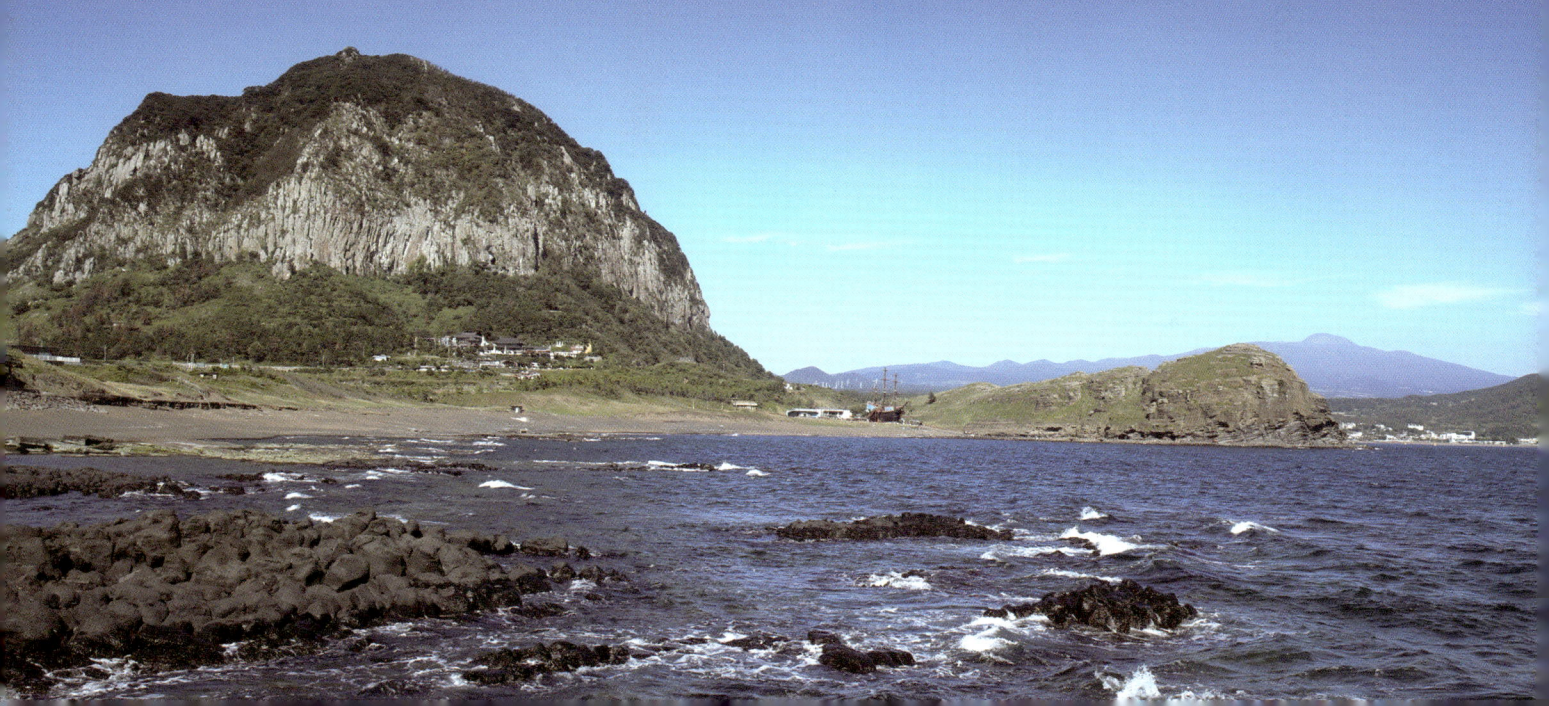

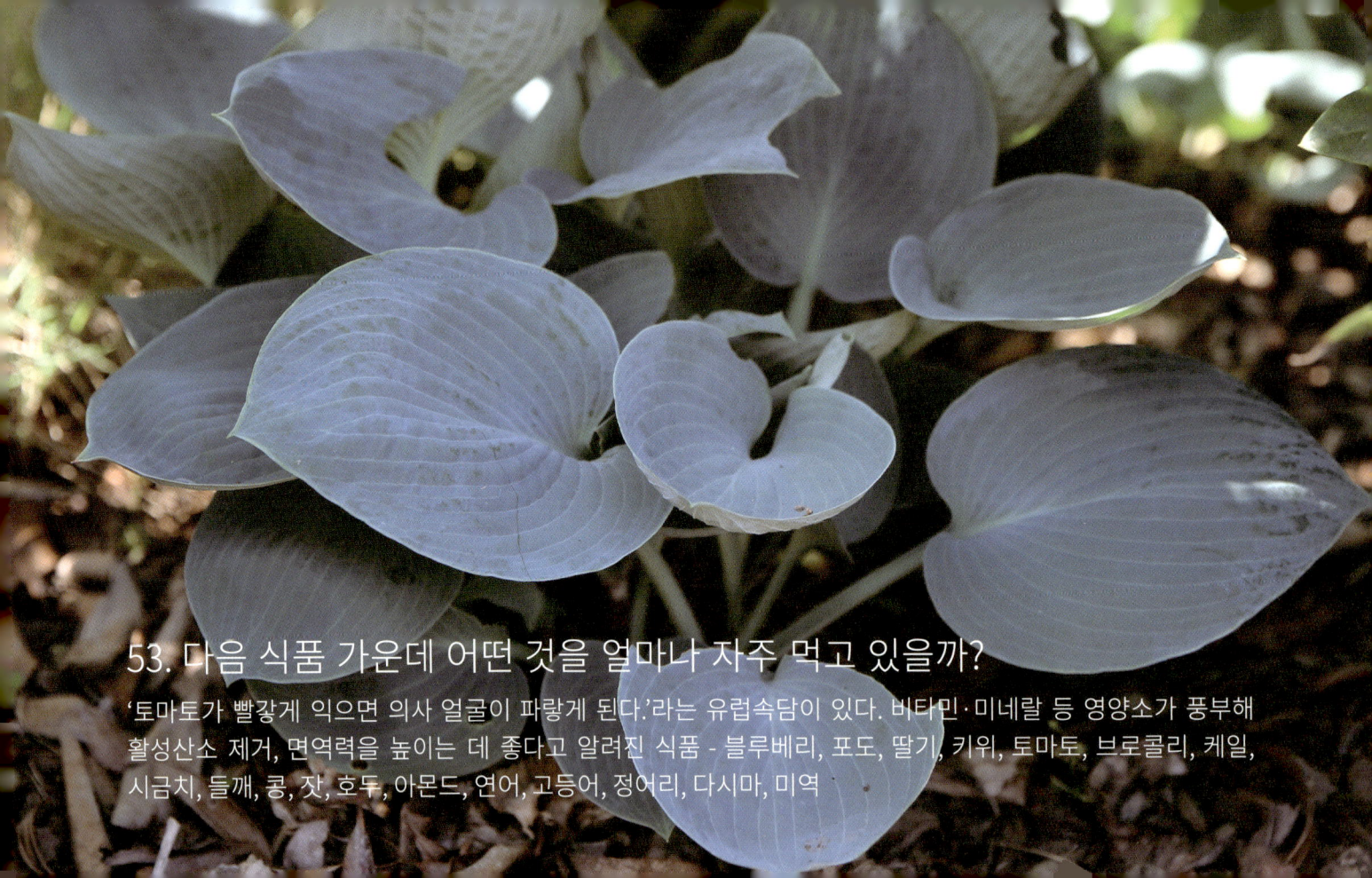

53. 다음 식품 가운데 어떤 것을 얼마나 자주 먹고 있을까?

'토마토가 빨갛게 익으면 의사 얼굴이 파랗게 된다.'라는 유럽속담이 있다. 비타민·미네랄 등 영양소가 풍부해 활성산소 제거, 면역력을 높이는 데 좋다고 알려진 식품 - 블루베리, 포도, 딸기, 키위, 토마토, 브로콜리, 케일, 시금치, 들깨, 콩, 잣, 호두, 아몬드, 연어, 고등어, 정어리, 다시마, 미역

220. 이명과 난청이 생기면?

나이 들면 난청은 자연스럽게 나타난다고 하는데! 나는 예외일까? 실체도 없는데 소리라 느끼는 이명! 아무렇지도 않은 사람도 있지만, 어떤 사람에게는 괴로움이다. 달팽이관 및 청각신경 이상 등이 원인일 것으로 추정하고 있다. 난청과 이명은 적응할 수밖에 없다. #난청 #이명

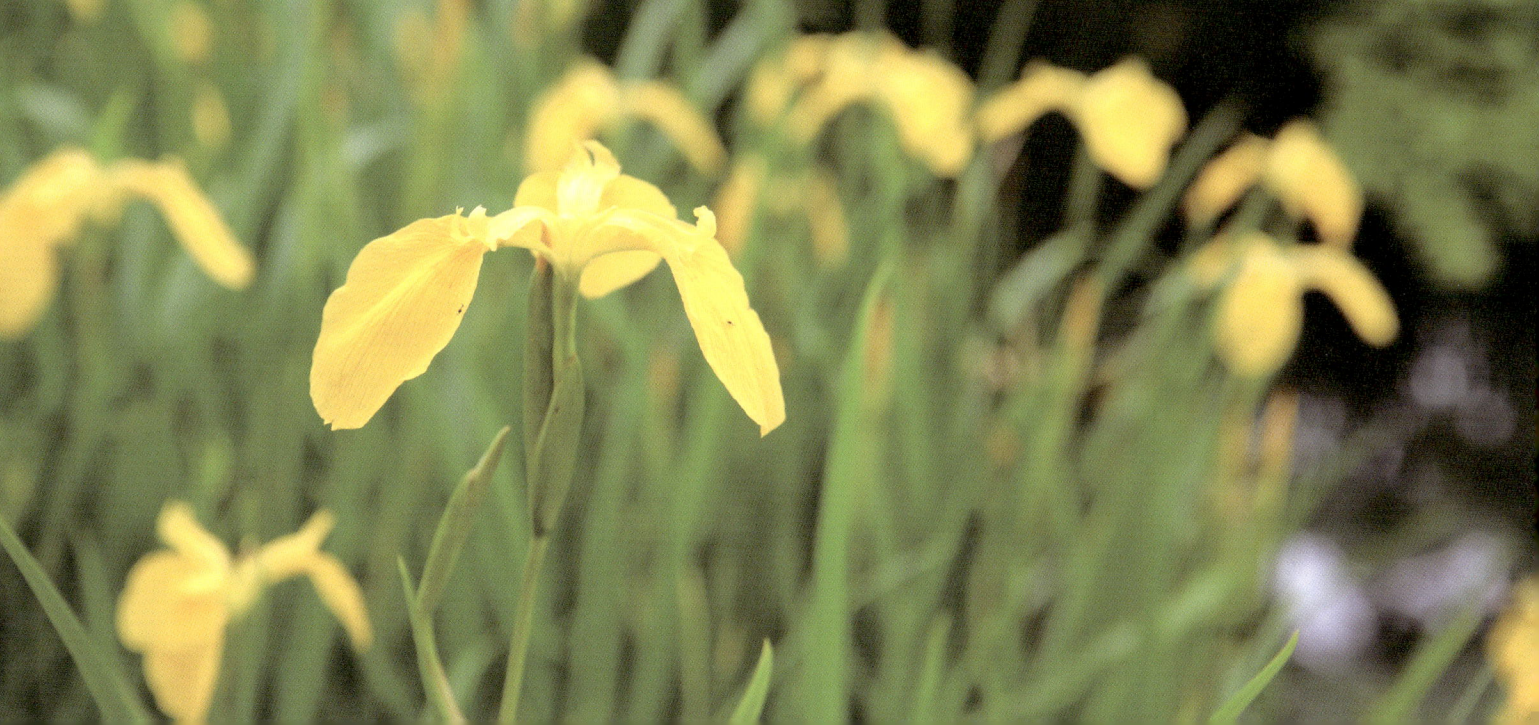

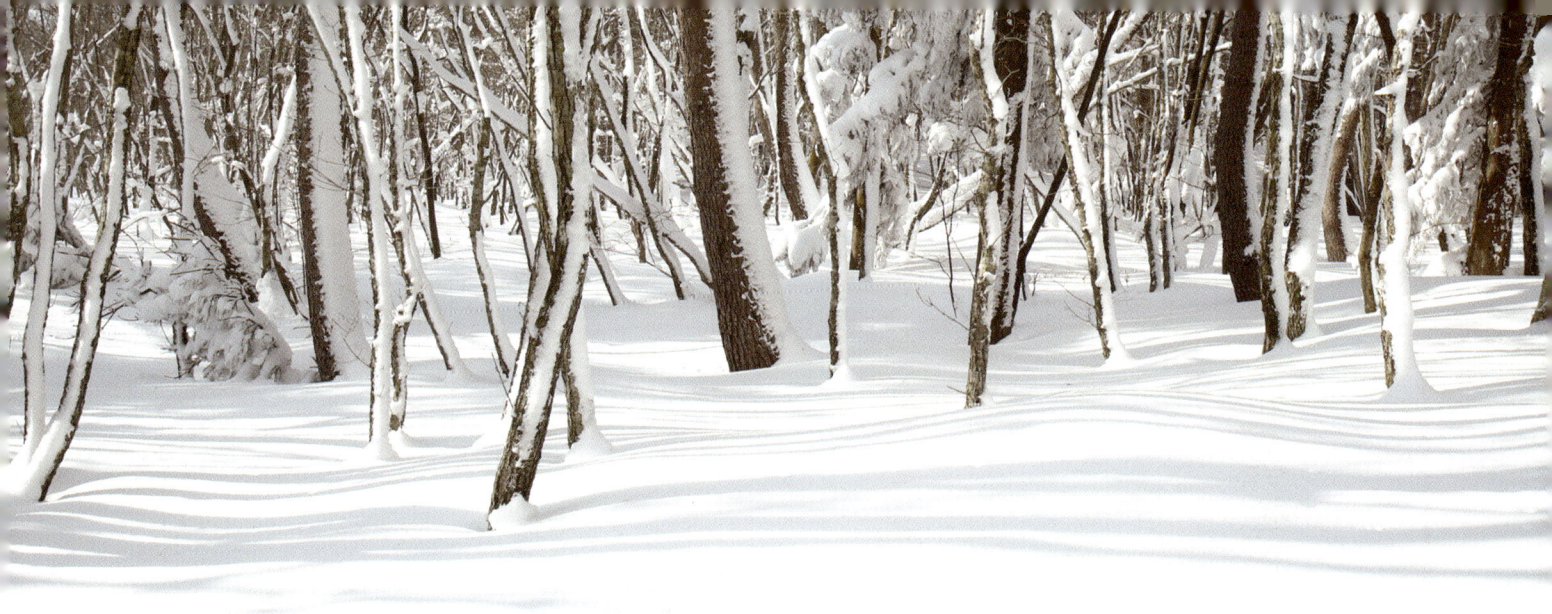

52. 나는 무엇을 얼마나 먹고 있을까?

건강의 출발은 '먹는 것'을 정확히 아는 데서 시작한다. 내가 먹는 것은 내 건강에 어떤 영향을 주고 있을까? 내가 먹는 것, 오늘부터 자세히 살펴보기. kcal, 종류, 양, 영양, 첨가물···. 오랜 기간 들여다보면 좋겠지만, 오늘부터 7일만 기록해봐도 좋겠다.

※ 운동목표 실천한 지 한 달이 지났다! 제법 힘이 생긴 것 같다.

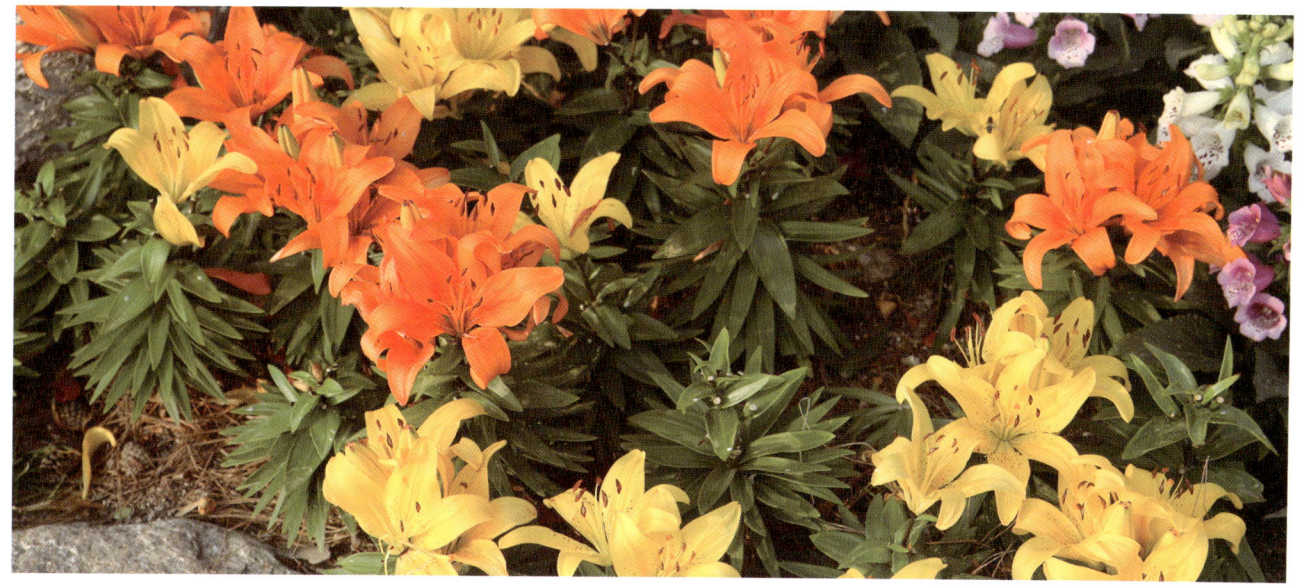

221. 나는 좋은 숨을 쉬고 있을까?

마시는 공기의 질은 좋은가? 숨 쉬는 방법은 어떤가? 내 몸으로 들어온 숨을 제대로 쓰고 있을까? 몸속 나쁜 공기를 적절하게 배출하고 있을까? 숨 쉬는 기관은 건강한가?···. 내 생활습관이 나쁜 숨을 쉬게 하는 것은 아닐까?

※ 지금까지 계속해왔던 '입 건강' 원칙과 목표! 계속해야 한다.

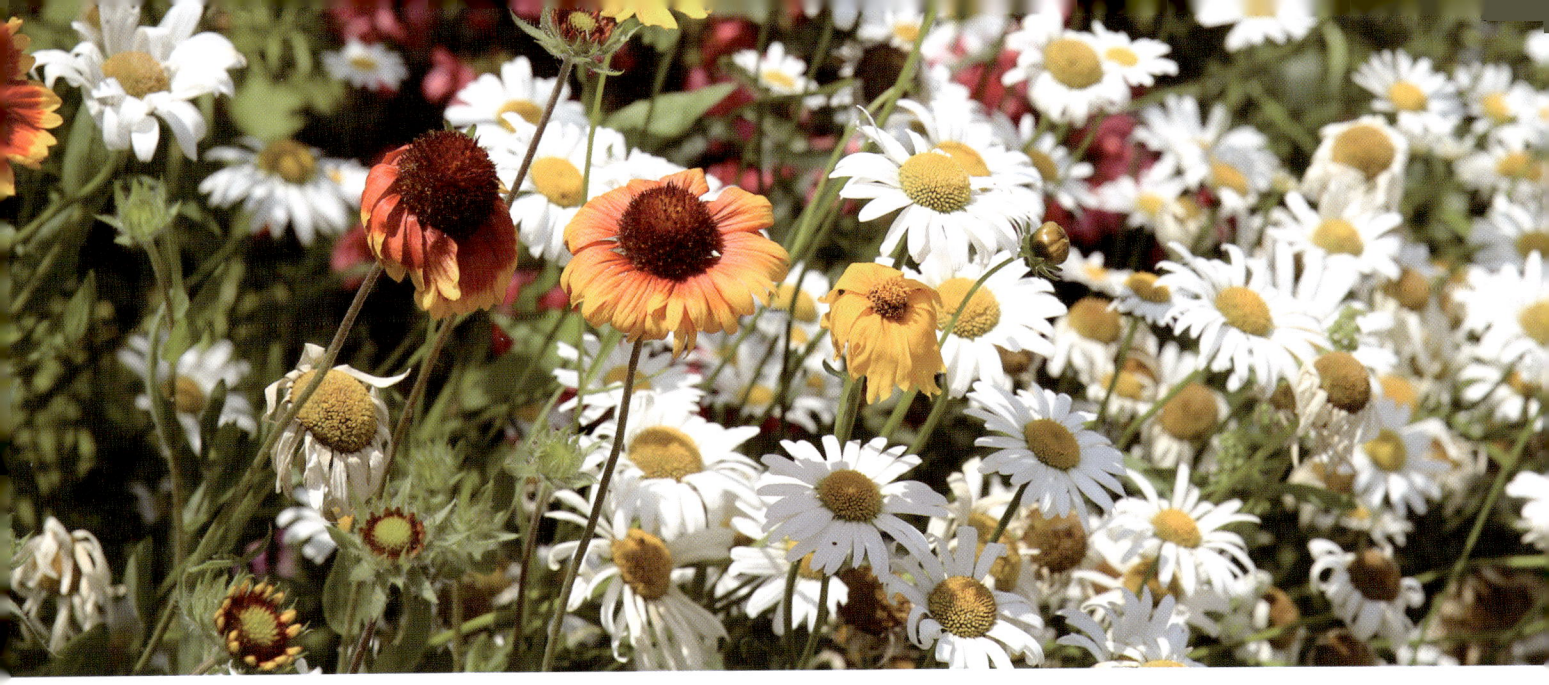

51. '항산화식품?' 나도 종종 먹고 있을까?

항산화는 신체의 산화를 억제한다는 의미로, 세포의 노화 예방에 도움이 되는 식품들이 있다. 몸에 들어온 산소는 몸에 이로운 작용을 하지만, 이 과정에서 활성산소가 만들어진다. 지나친 활성산소는 몸에 나쁜 영향을 준다. 내가 먹는, 먹어야 할 #항산화식품 오늘 하루 알아보기!

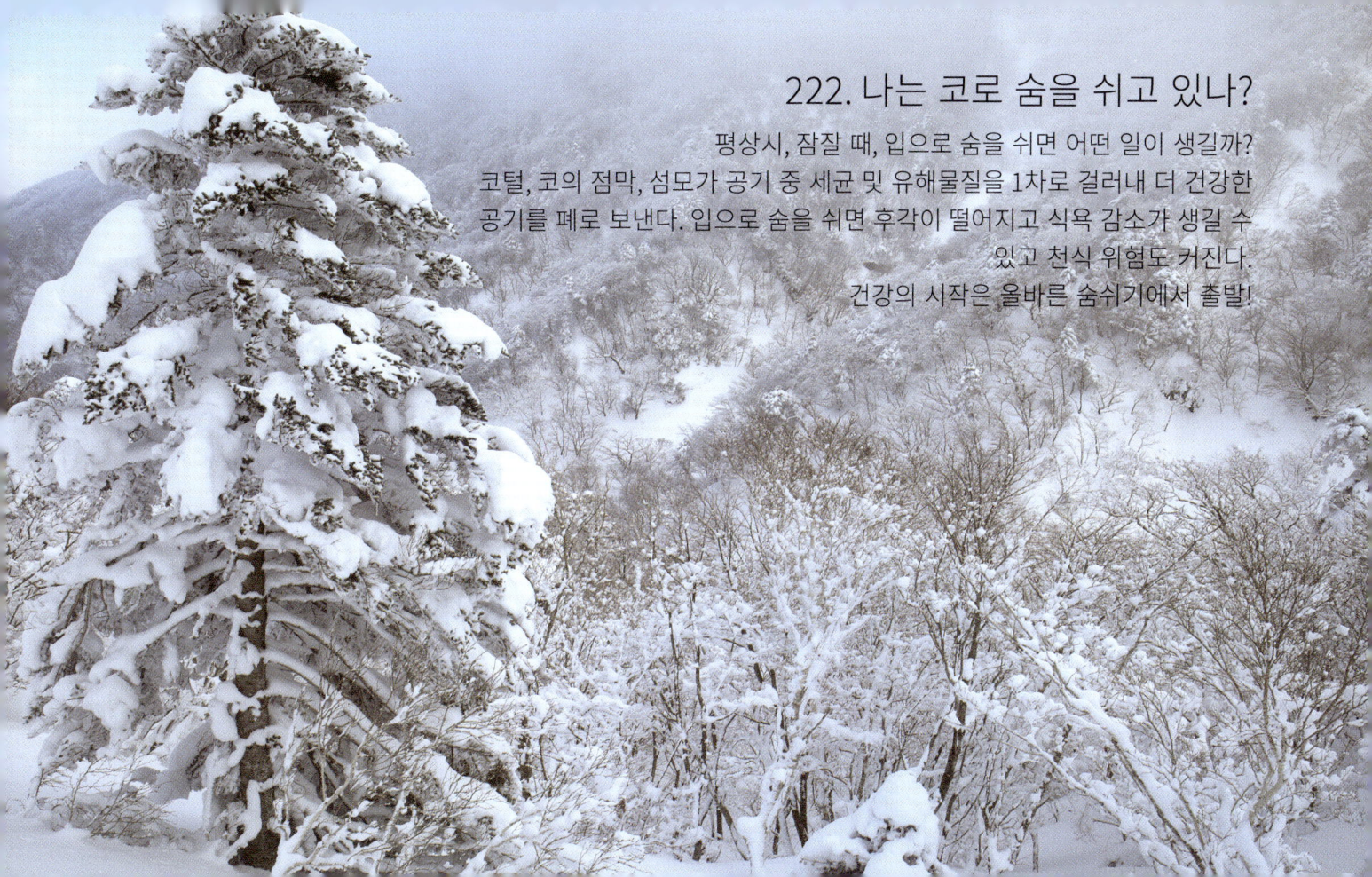

222. 나는 코로 숨을 쉬고 있나?

평상시, 잠잘 때, 입으로 숨을 쉬면 어떤 일이 생길까? 코털, 코의 점막, 섬모가 공기 중 세균 및 유해물질을 1차로 걸러내 더 건강한 공기를 폐로 보낸다. 입으로 숨을 쉬면 후각이 떨어지고 식욕 감소가 생길 수 있고 천식 위험도 커진다.
건강의 시작은 올바른 숨쉬기에서 출발!

50. 돈을 아끼려 필요 이상 먹었던 경우는 없었을까?

뷔페 한 끼의 식사로 일주일 운동해야 할 경우는 없을까? 뷔페에 가기 전, 무엇을 어느 정도 먹을 것인가 정하고 가면 이상한 사람 취급받을까? 후식으로 나온 아이스크림 유혹 어떻게 할까? 200g 아이스크림을 소모하려면 3시간, 감자튀김 300g은 7시간을 걸어야 한다는데!

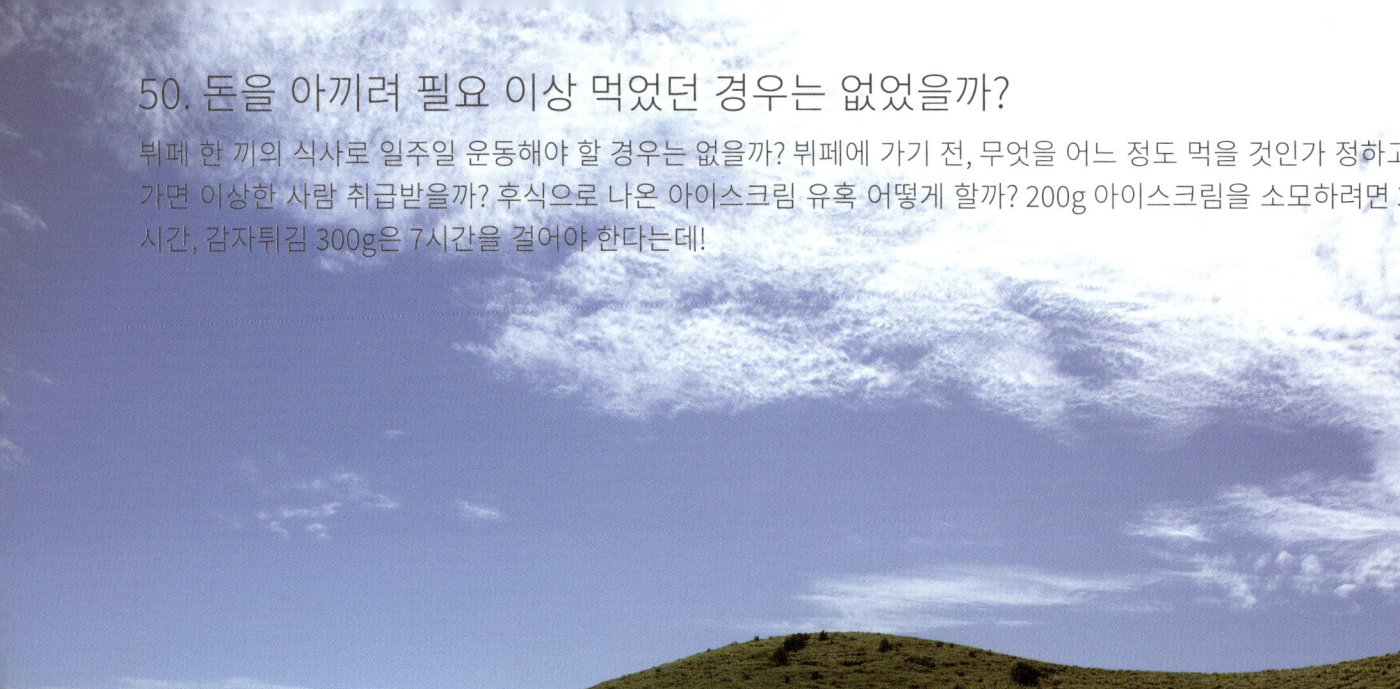

223. 나의 숨쉬기 습관 체크해 보기

1분에 몇 번의 들숨과 날숨을 반복하는지, 들숨의 시간과 날숨의 시간은? 숨 쉴 때 가슴으로 쉬고 있을까? 배로 쉬고 있을까? 성인의 경우 1분에 각 14회, 공기량은 500mL의 평균치를 나타낸다. 폐활량을 늘이기는 쉽지 않으나, 좋지 않은 습관에 의해 줄어들면 신체 능력은 떨어지기 시작한다.

나는 얼마나 숨을 참을 수 있을까? 몸속 산소만으로 견딜 수 있는 시간은? 보통 남자는 50초~1분 30초, 여성은 30~50초 정도 숨을 참을 수 있다고 한다. 들숨 5초 날숨 7초 깊은숨을 쉬면, 호흡을 통해 안정을 얻을 수 있다고 한다! #호흡법

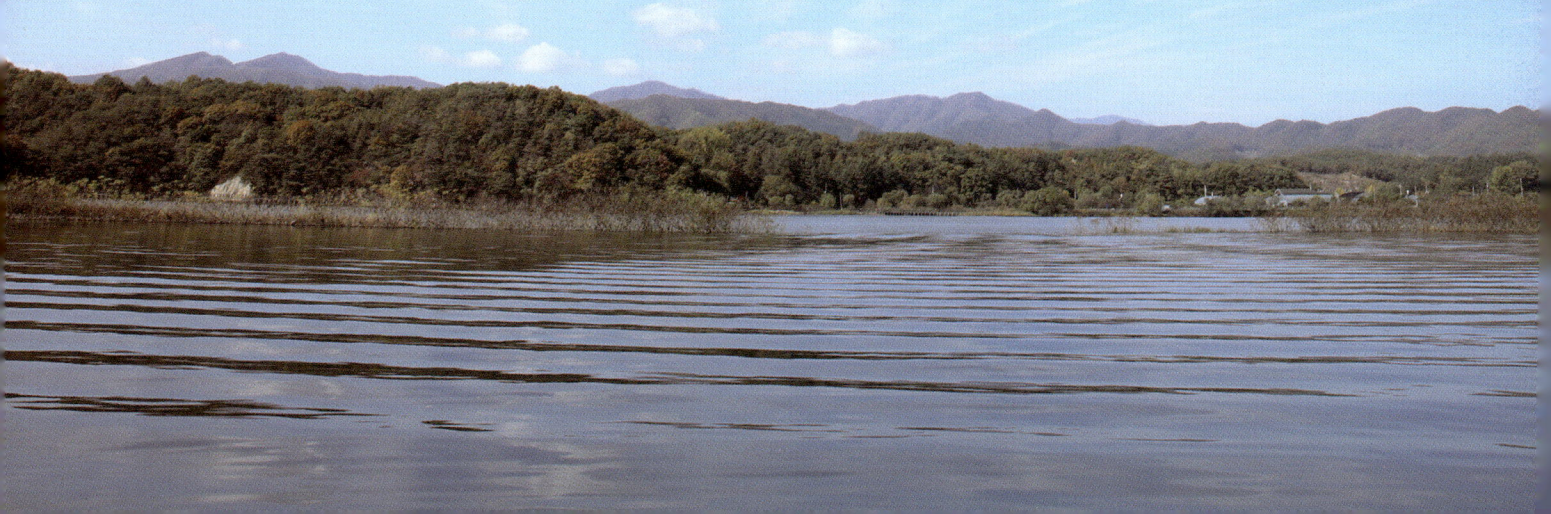

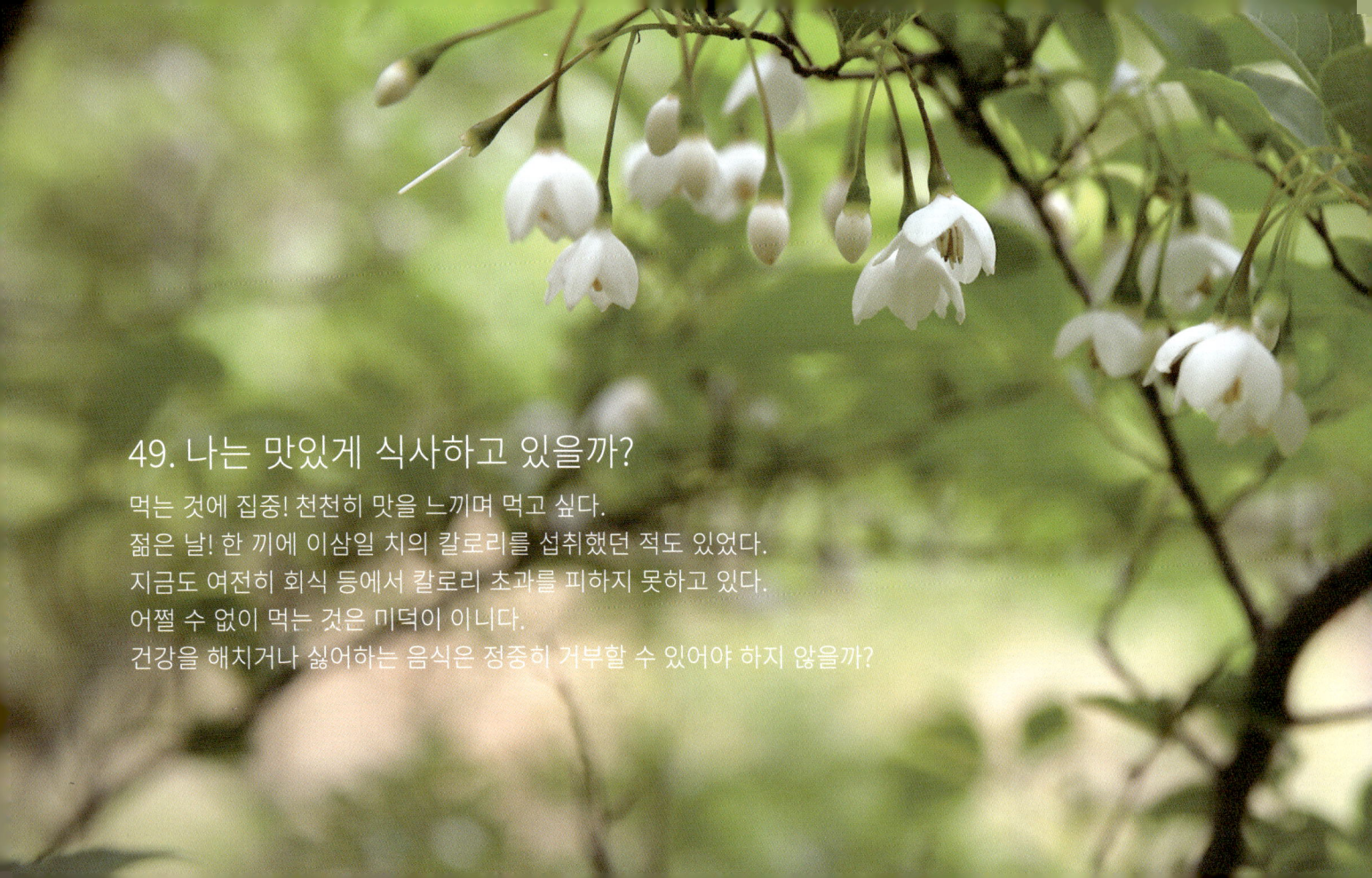

49. 나는 맛있게 식사하고 있을까?

먹는 것에 집중! 천천히 맛을 느끼며 먹고 싶다.
젊은 날! 한 끼에 이삼일 치의 칼로리를 섭취했던 적도 있었다.
지금도 여전히 회식 등에서 칼로리 초과를 피하지 못하고 있다.
어쩔 수 없이 먹는 것은 미덕이 아니다.
건강을 해치거나 싫어하는 음식은 정중히 거부할 수 있어야 하지 않을까?

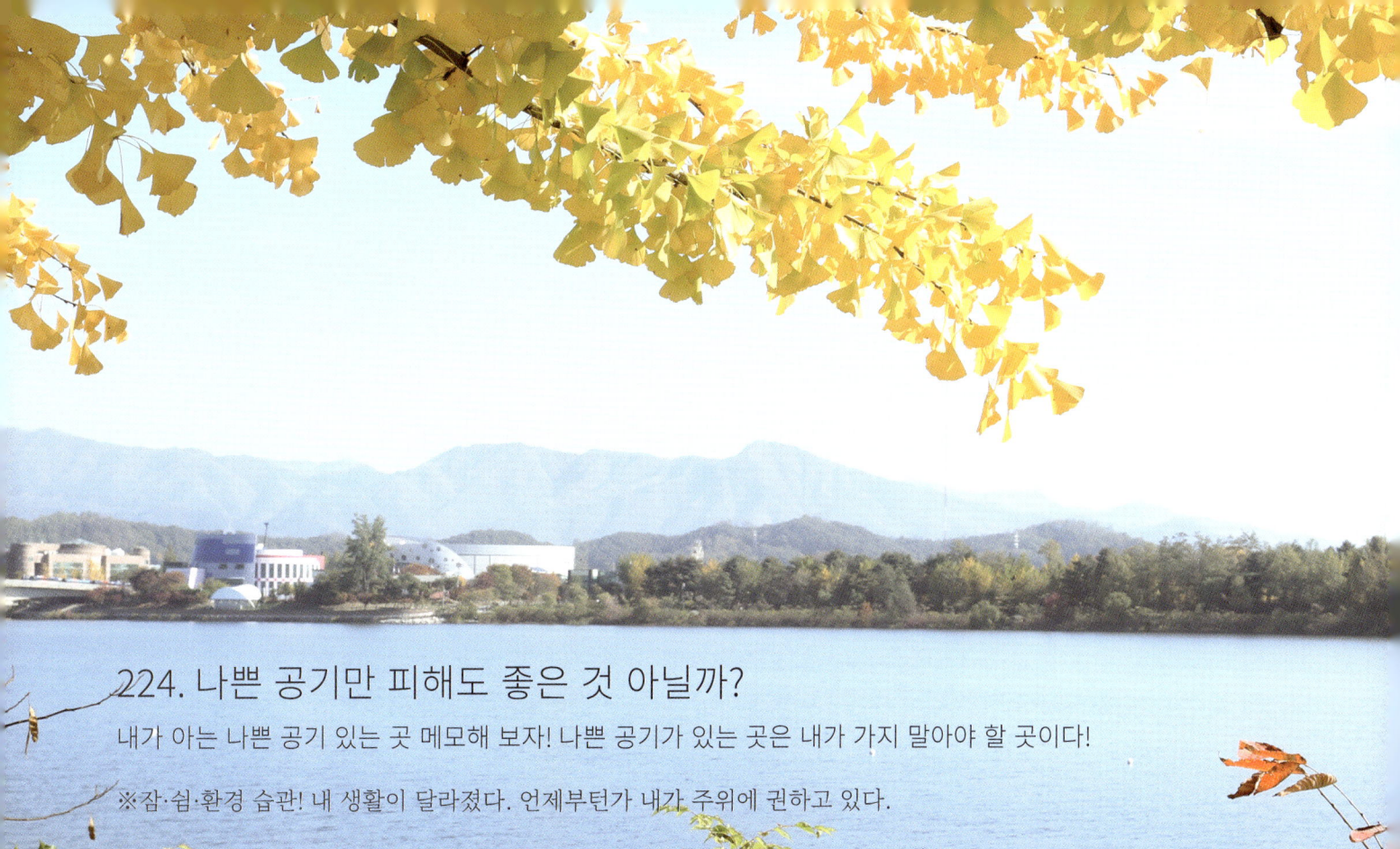

224. 나쁜 공기만 피해도 좋은 것 아닐까?

내가 아는 나쁜 공기 있는 곳 메모해 보자! 나쁜 공기가 있는 곳은 내가 가지 말아야 할 곳이다!

※ 잠·쉼·환경 습관! 내 생활이 달라졌다. 언제부턴가 내가 주위에 권하고 있다.

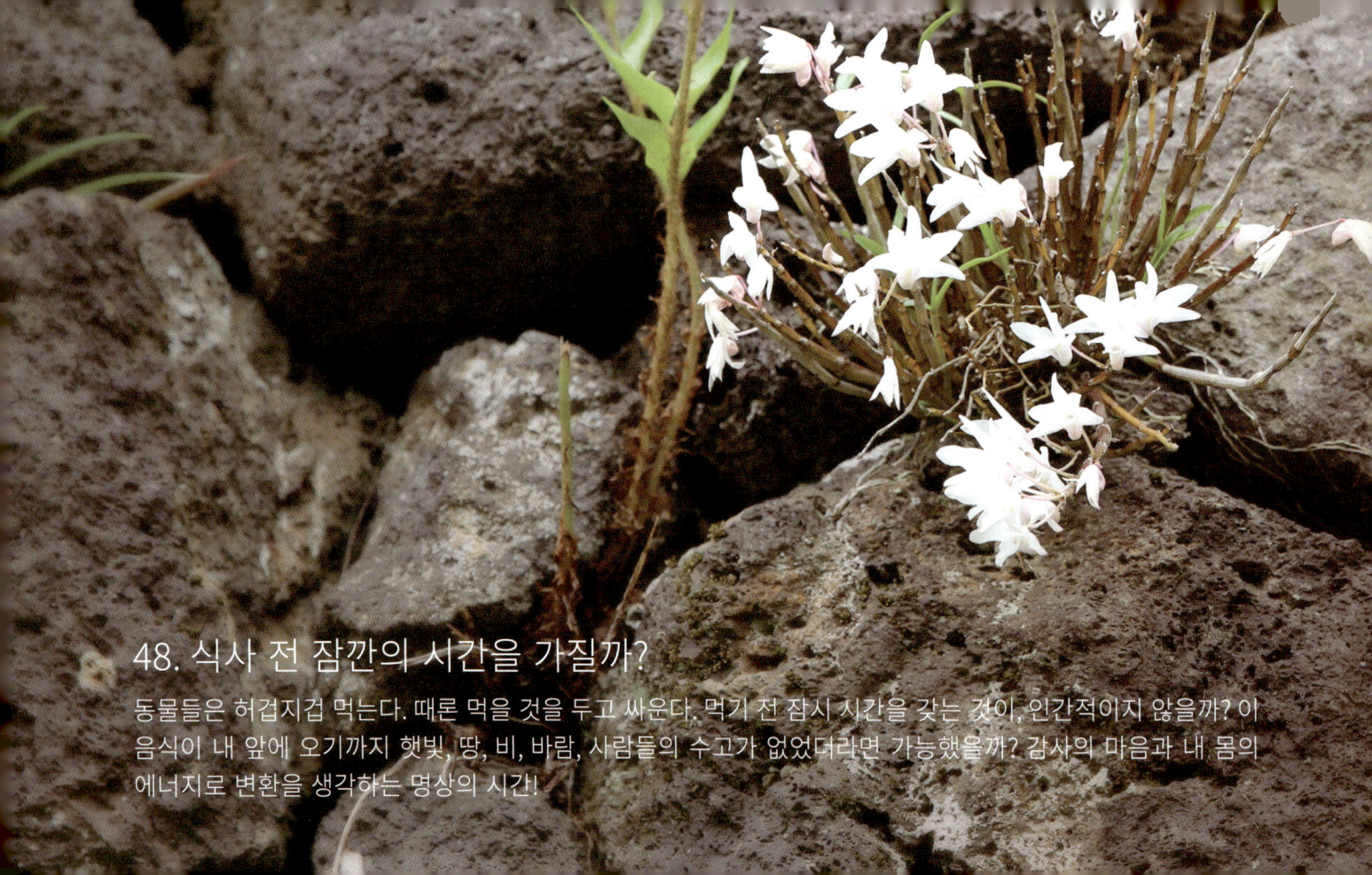

48. 식사 전 잠깐의 시간을 가질까?

동물들은 허겁지겁 먹는다. 때론 먹을 것을 두고 싸운다. 먹기 전 잠시 시간을 갖는 것이, 인간적이지 않을까? 이 음식이 내 앞에 오기까지 햇빛, 땅, 비, 바람, 사람들의 수고가 없었더라면 가능했을까? 감사의 마음과 내 몸의 에너지로 변환을 생각하는 명상의 시간!

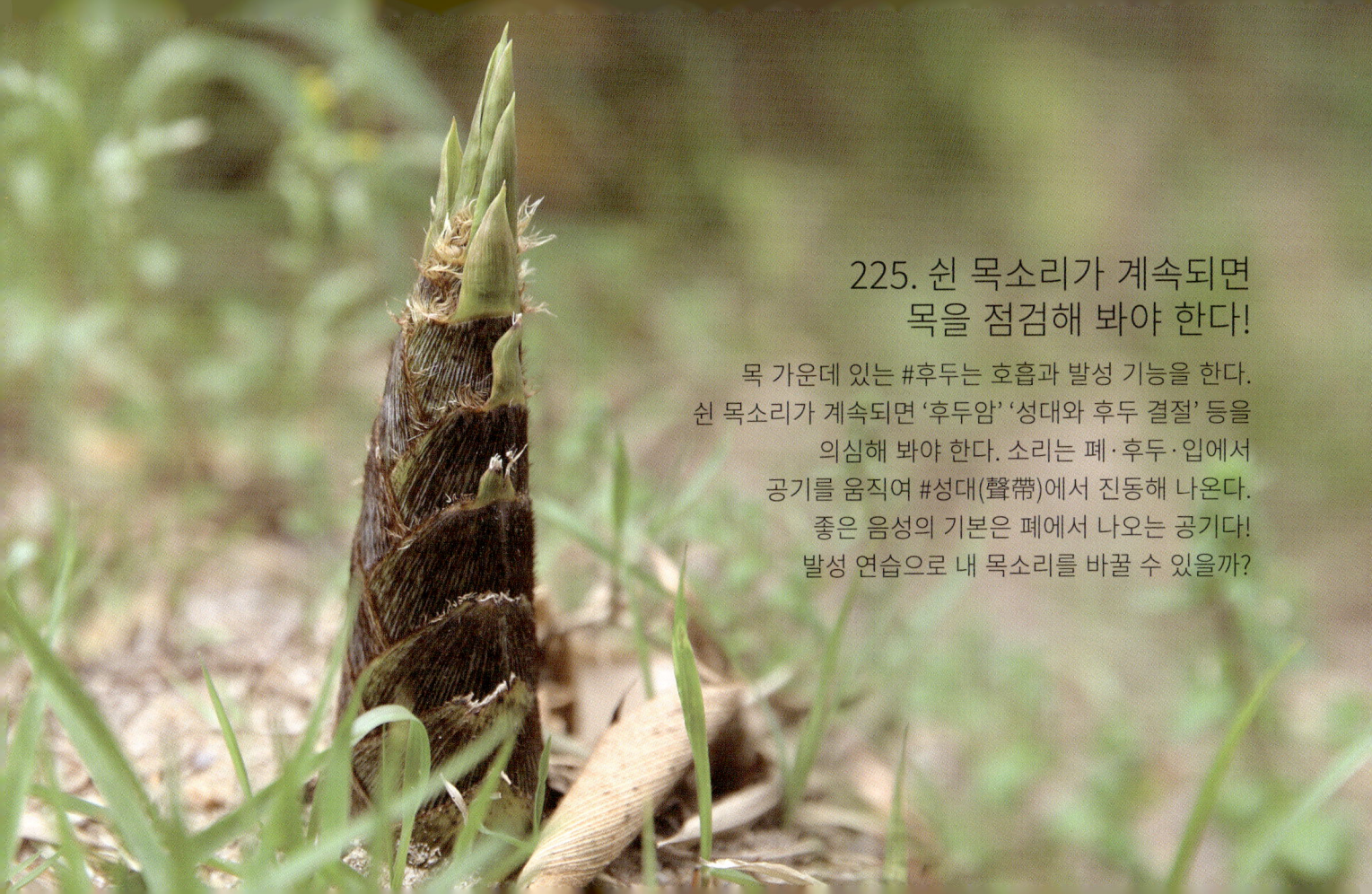

225. 쉰 목소리가 계속되면 목을 점검해 봐야 한다!

목 가운데 있는 #후두는 호흡과 발성 기능을 한다. 쉰 목소리가 계속되면 '후두암' '성대와 후두 결절' 등을 의심해 봐야 한다. 소리는 폐·후두·입에서 공기를 움직여 #성대(聲帶)에서 진동해 나온다. 좋은 음성의 기본은 폐에서 나오는 공기다! 발성 연습으로 내 목소리를 바꿀 수 있을까?

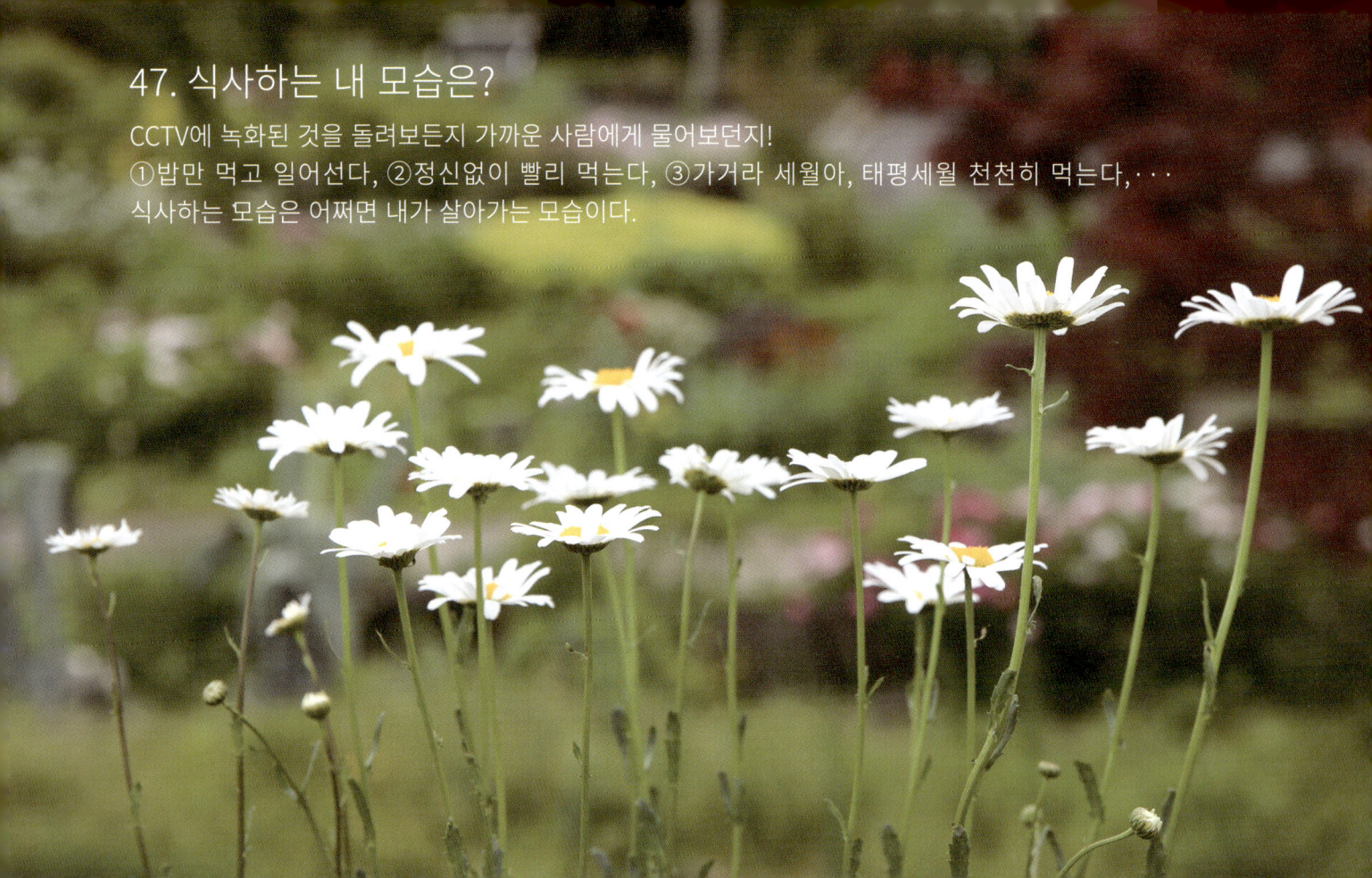

47. 식사하는 내 모습은?

CCTV에 녹화된 것을 돌려보든지 가까운 사람에게 물어보던지!
①밥만 먹고 일어선다, ②정신없이 빨리 먹는다, ③가거라 세월아, 태평세월 천천히 먹는다,···
식사하는 모습은 어쩌면 내가 살아가는 모습이다.

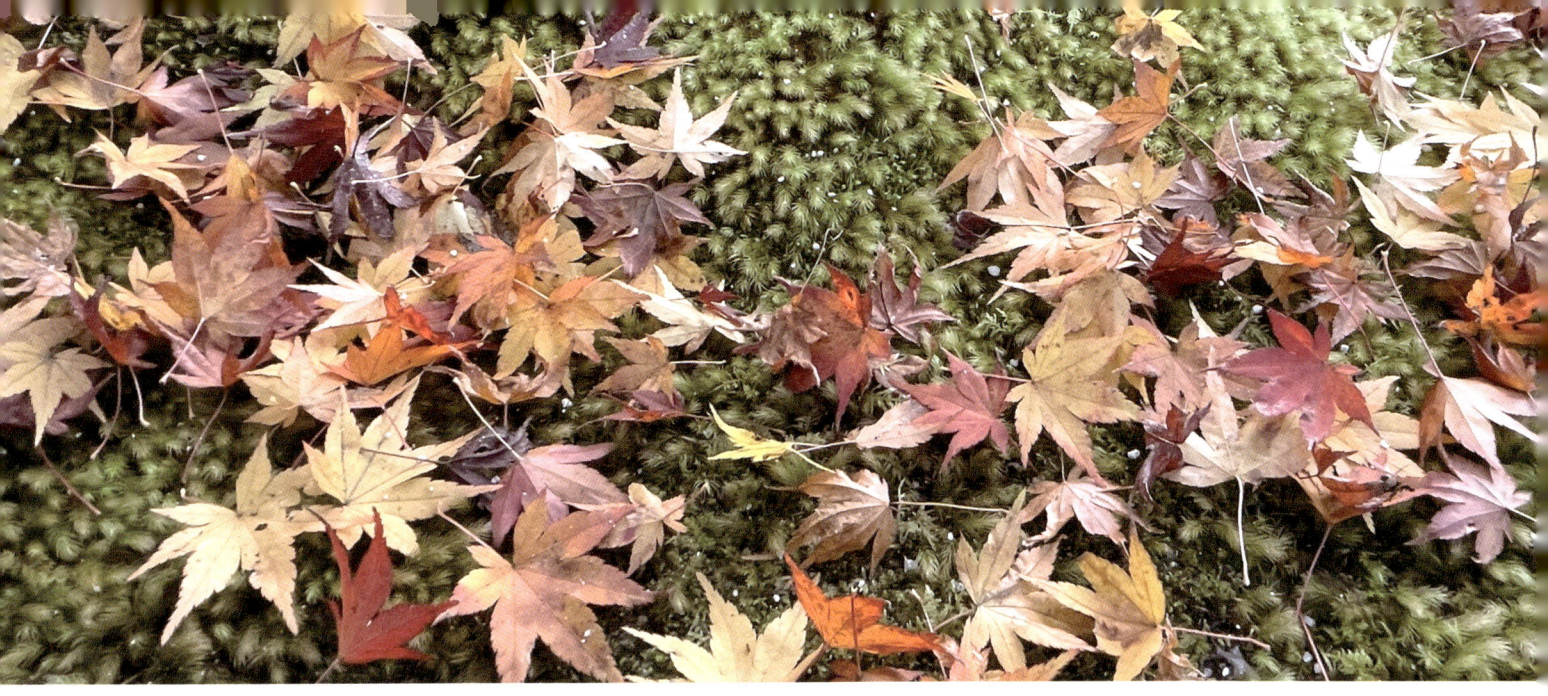

226. 호흡계(비강·인두·후두·기관·기관지·폐·흉곽·횡격막) 질병 원인!

세균, 바이러스, 유해물질 등이 있는 나쁜 공기가 병을 만든다! 산소를 받아들이고 이산화탄소를 내보내기 위해, 폐는 100㎡에 이르는 거대한 내부표면을 가지고 있다. 이 넓은 표면의 혈관으로 나쁜 공기가 침투하면 병이 생긴다! 호흡계 건강을 위해 내 생활습관 무엇을 바꿔야 할까? #호흡기질환

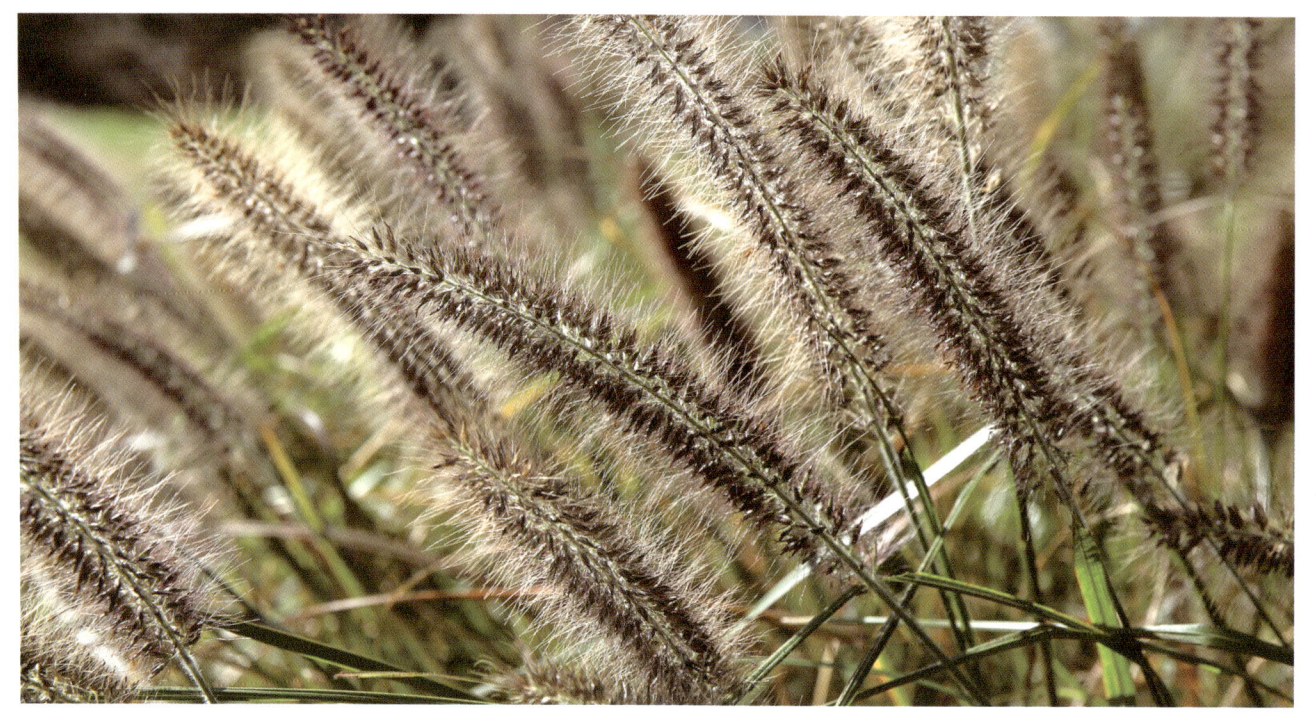

46. 컴퓨터·스마트폰 사용, TV 시청 습관은?

어느 정도 하고 있을까? 그리고 자세는 나쁘지 않을까? TV 시청 중 무엇인가 먹고 있는 것은 아닐까? 무엇을 얼마나 먹는지도 모르게!

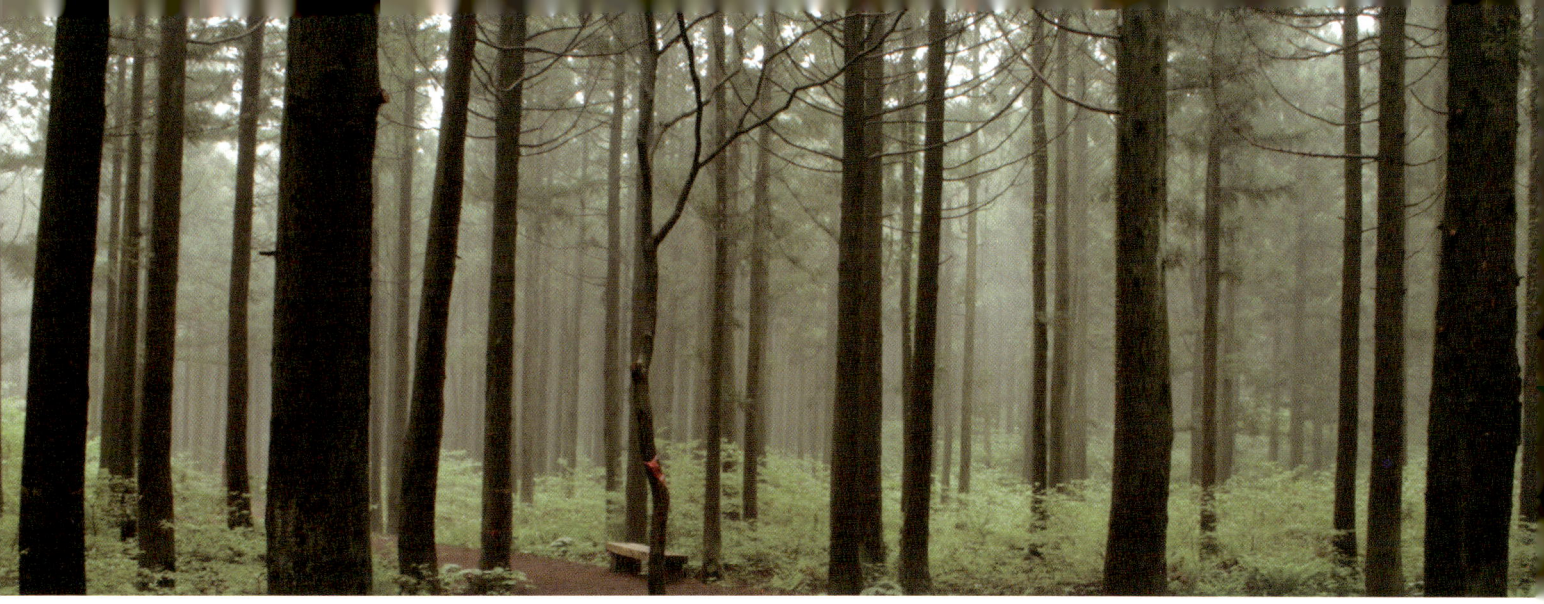

227. 남자가 훨씬(4배) 많이 걸리는 이유는 뭘까?

기관지염은 기침, 가래, 호흡곤란, 숨 쉴 때 나는 쌕쌕거리는 소리 등으로 증상이 나타난다. 만성기관지염은 가래 속에 적은 양의 피가 섞여 나오기도 한다. 심하면 산소와 이산화탄소를 교환하는 폐 기능이 떨어진다. 주된 원인은 흡연이다. 금연을 실천하기 위해 도움을 받을 수 있는 기관과 금연서비스 알아보기 #기관지염

※사람들과의 관계가 많이 달라졌음을 느낀다. '정신건강을 위한 생활방법' 실천 덕분이다.

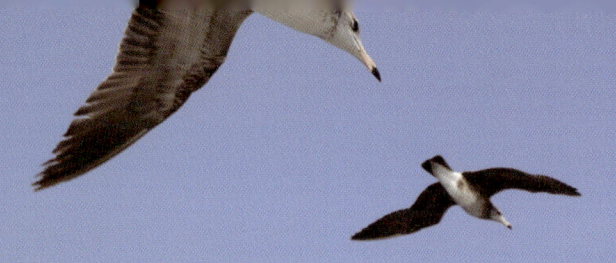
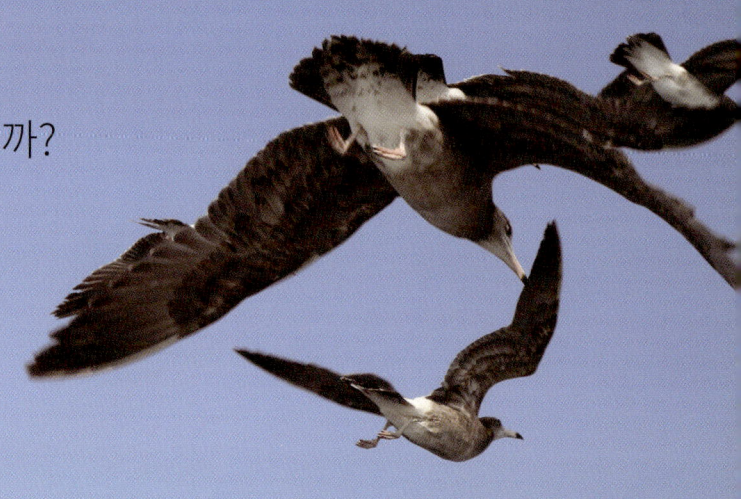

45. 나는 건강 관련 '맹신하는 것'이 없을까?

몸에 좋다고, ○○에 좋다고 많이 먹는 것 뭐였더라?
몸에 좋다고 특별히 하는 운동은 또 뭐였더라?
확신이라 생각하는 건강 관련 규칙은?
믿을 만한 것들일까?
건강 관련 맹신이 내 몸을 누군가의 짐으로 만들 수도 있다!

※22번 운동목표 운동 전문가와 상담해 볼까?

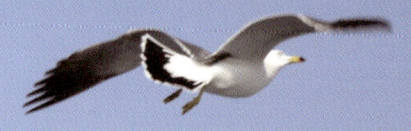

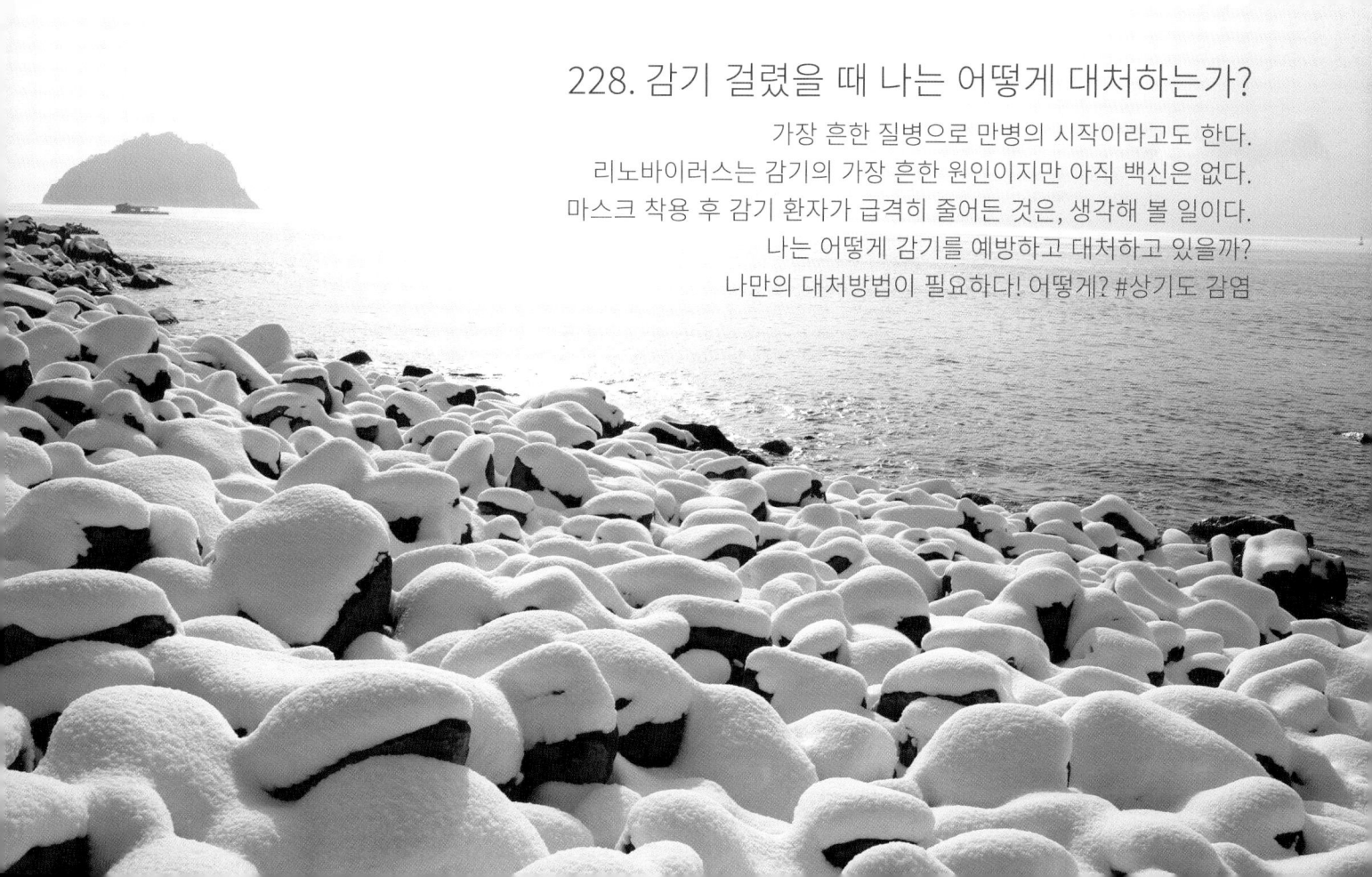

228. 감기 걸렸을 때 나는 어떻게 대처하는가?

가장 흔한 질병으로 만병의 시작이라고도 한다.
리노바이러스는 감기의 가장 흔한 원인이지만 아직 백신은 없다.
마스크 착용 후 감기 환자가 급격히 줄어든 것은, 생각해 볼 일이다.
나는 어떻게 감기를 예방하고 대처하고 있을까?
나만의 대처방법이 필요하다! 어떻게? #상기도 감염

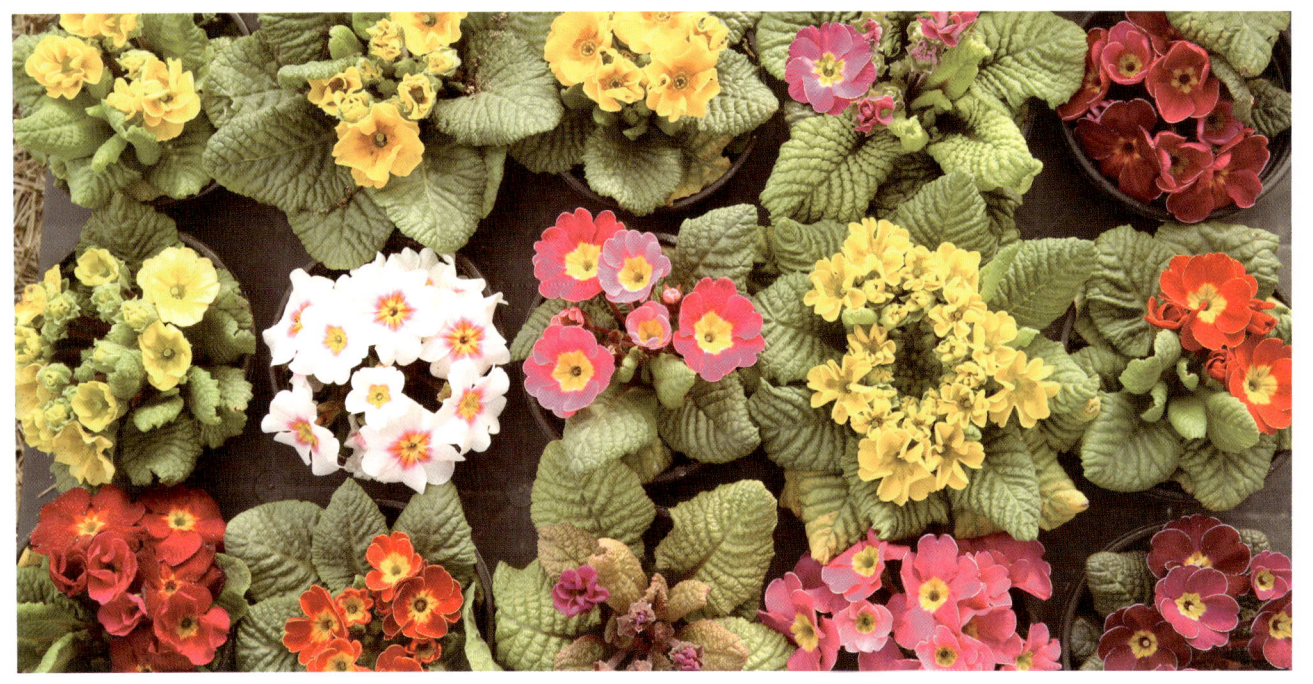

44. 교통수단 공공장소가 내 건강에 영향을 주고 있을까?

전철·버스·택시·비행기 등 대중교통은 어떻게 이용하고 있을까? 건강에 영향을 미치는 것은 없을까? 지하철역 플랫폼 먼지는 괜찮을까? 버스의 밀착은 괜찮을까? 비행기의 건조와 택시의 간접 접촉은 괜찮을까? 터미널·공항·종교시설 등 다중이용시설은 내 건강에 문제가 없을까?

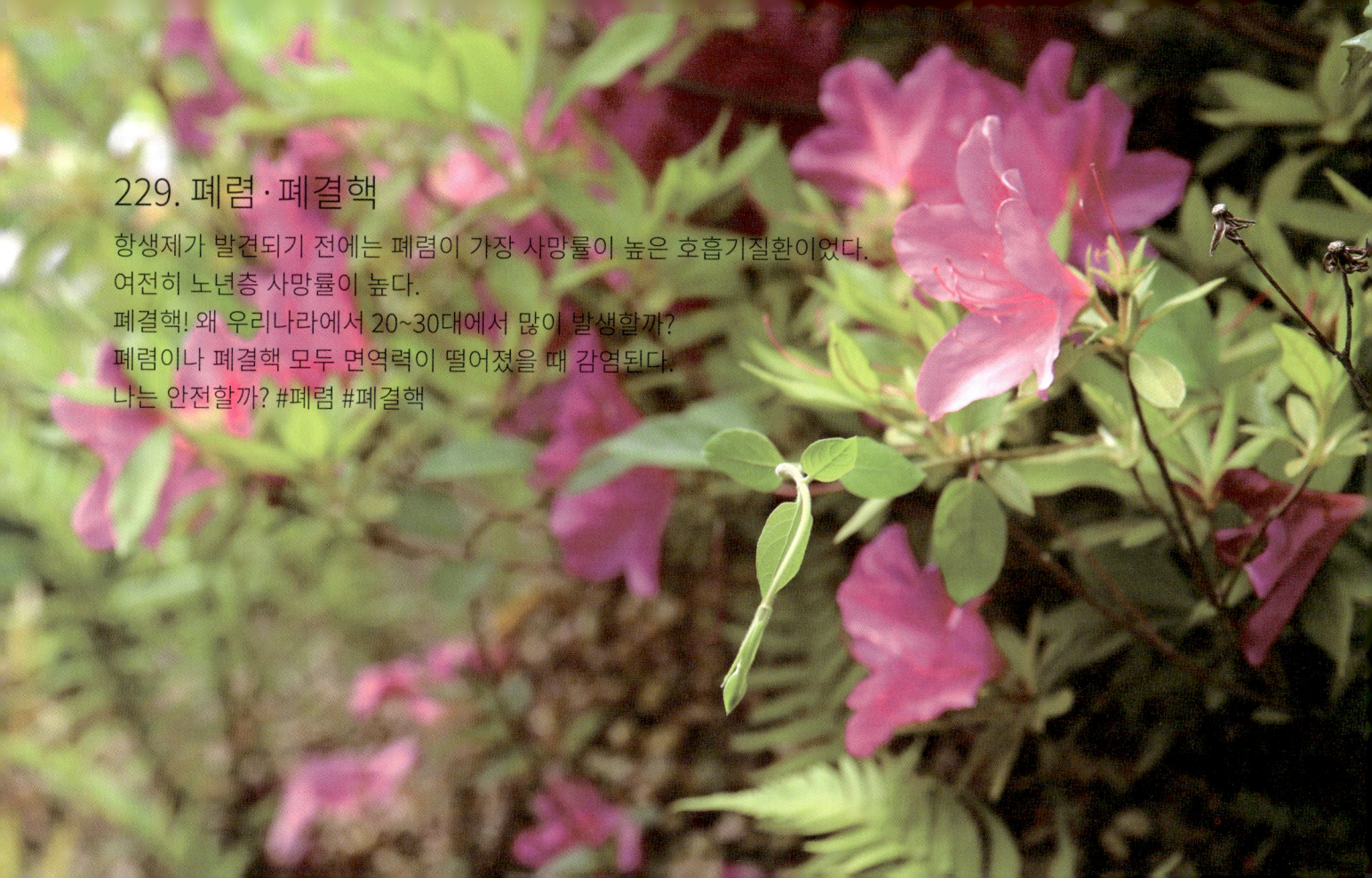

229. 폐렴·폐결핵

항생제가 발견되기 전에는 폐렴이 가장 사망률이 높은 호흡기질환이었다.
여전히 노년층 사망률이 높다.
폐결핵! 왜 우리나라에서 20~30대에서 많이 발생할까?
폐렴이나 폐결핵 모두 면역력이 떨어졌을 때 감염된다.
나는 안전할까? #폐렴 #폐결핵

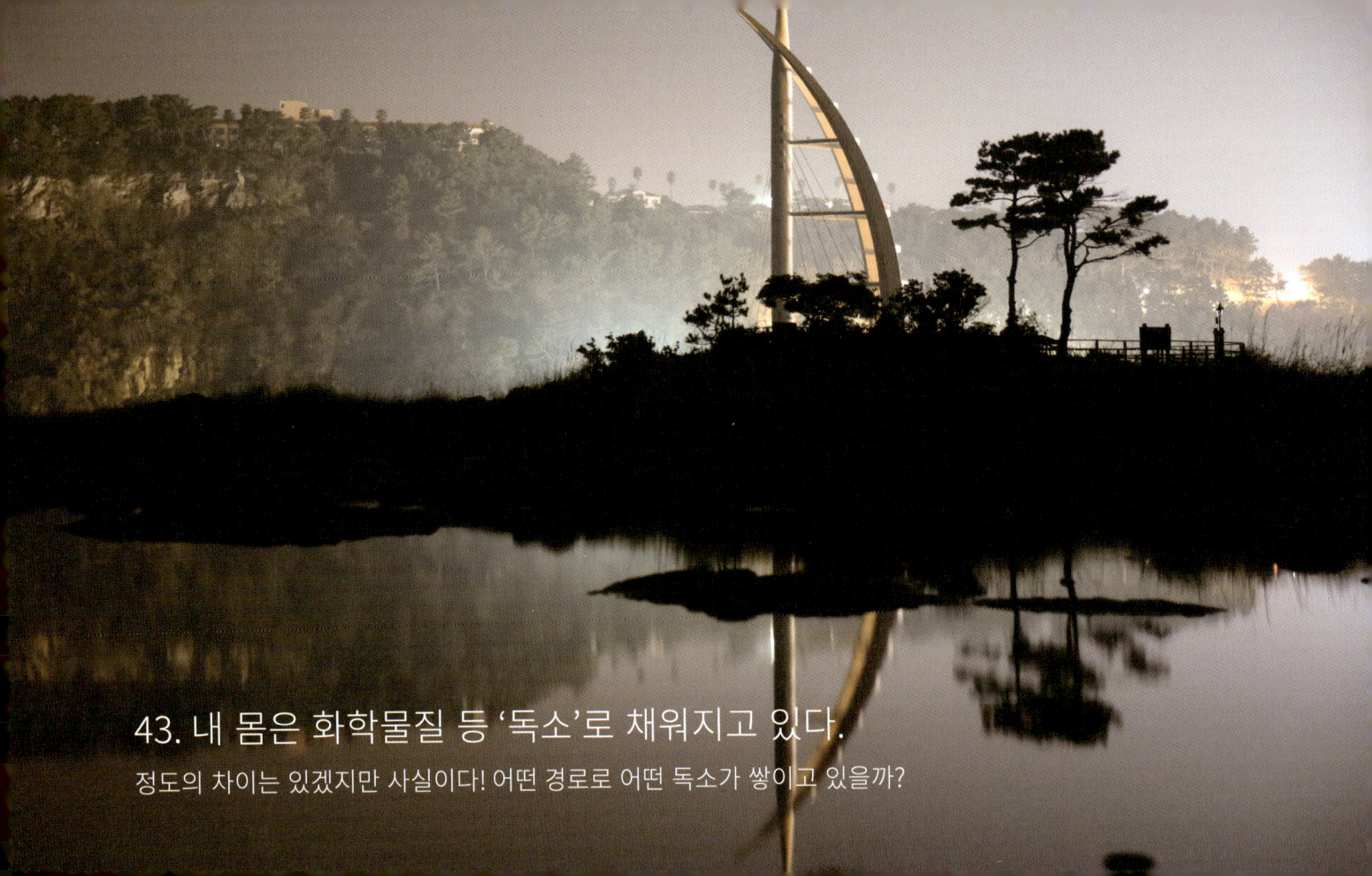

43. 내 몸은 화학물질 등 '독소'로 채워지고 있다.
정도의 차이는 있겠지만 사실이다! 어떤 경로로 어떤 독소가 쌓이고 있을까?

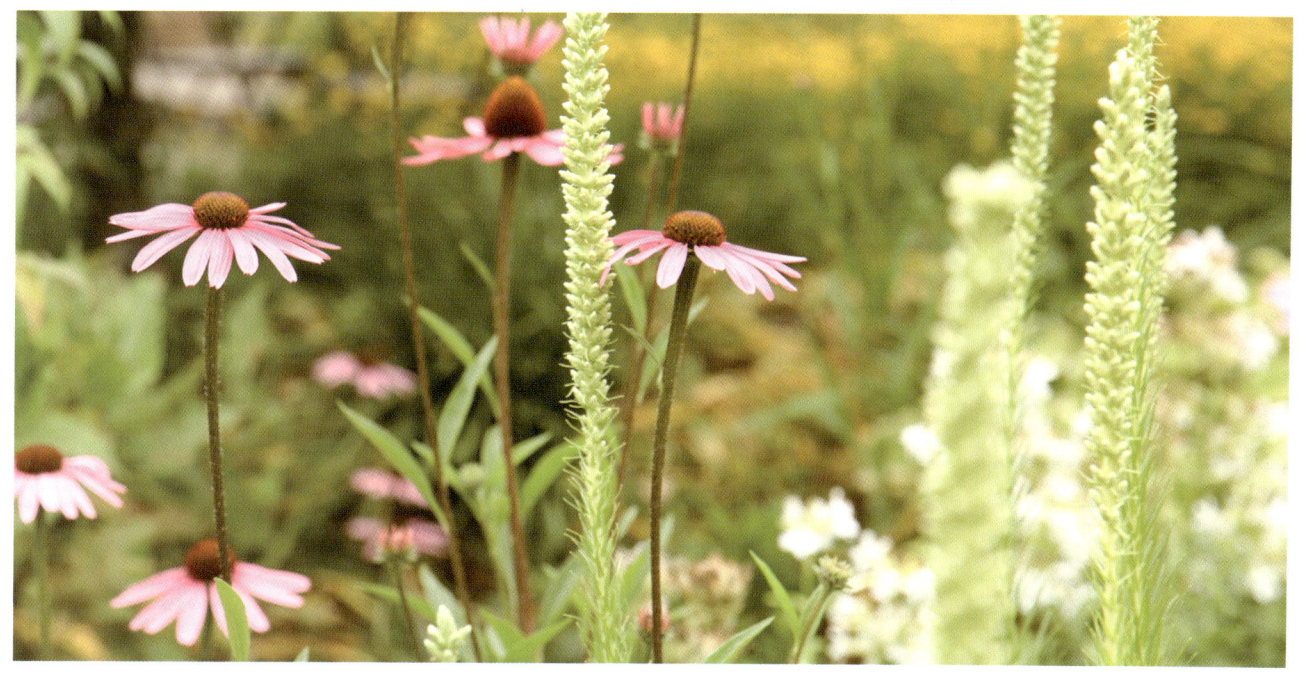

230. 가장 고통스럽다는 암! 폐암

대부분 흡연이 원인이다. 흡연에 의한 발암물질로 유전자에 변이가 일단 생기면, 암은 진행된다. 저타르·저니코틴·전자 담배를 피운다고 폐암이 줄어들진 않는다. 간접흡연과 나쁜 공기(음식 타는 연기 등)에 의해, 비흡연자도 폐암에 걸릴 수 있다. 생활습관 변화로 폐암에서 벗어나기! #폐암

42. 건강검진 수치는 무엇을 의미하지?

좌·우 시력, 좌·우 청력, 수축기(mmHg)·이완기(mmHg) 혈압, 맥박수, 백혈구(WBC), 적혈구(RBC), 헤모글로빈(Hgb), 혈소판(Platelet), 혈당, 당화혈색소(HbA1c), 중성지방(triglycerides), 혈액요소질소(BUN), Creatinine, Albumine, 아스파 테이트아미노전이효소(AST)

알라닌아미노전이효소(ALT), 알칼리인산분해효소(ALP), 콜레스테롤, 저밀도 콜레스테롤(LDL), 고밀도 콜레스테롤(HDL), HBs-Ab B형 간염 표면 항체, B형 간염 표면 항원 등. 조만간 생길지 모를 병을 예상할 수 있는, 내 건강의 중요한 정보다! 모르면 걸린다!

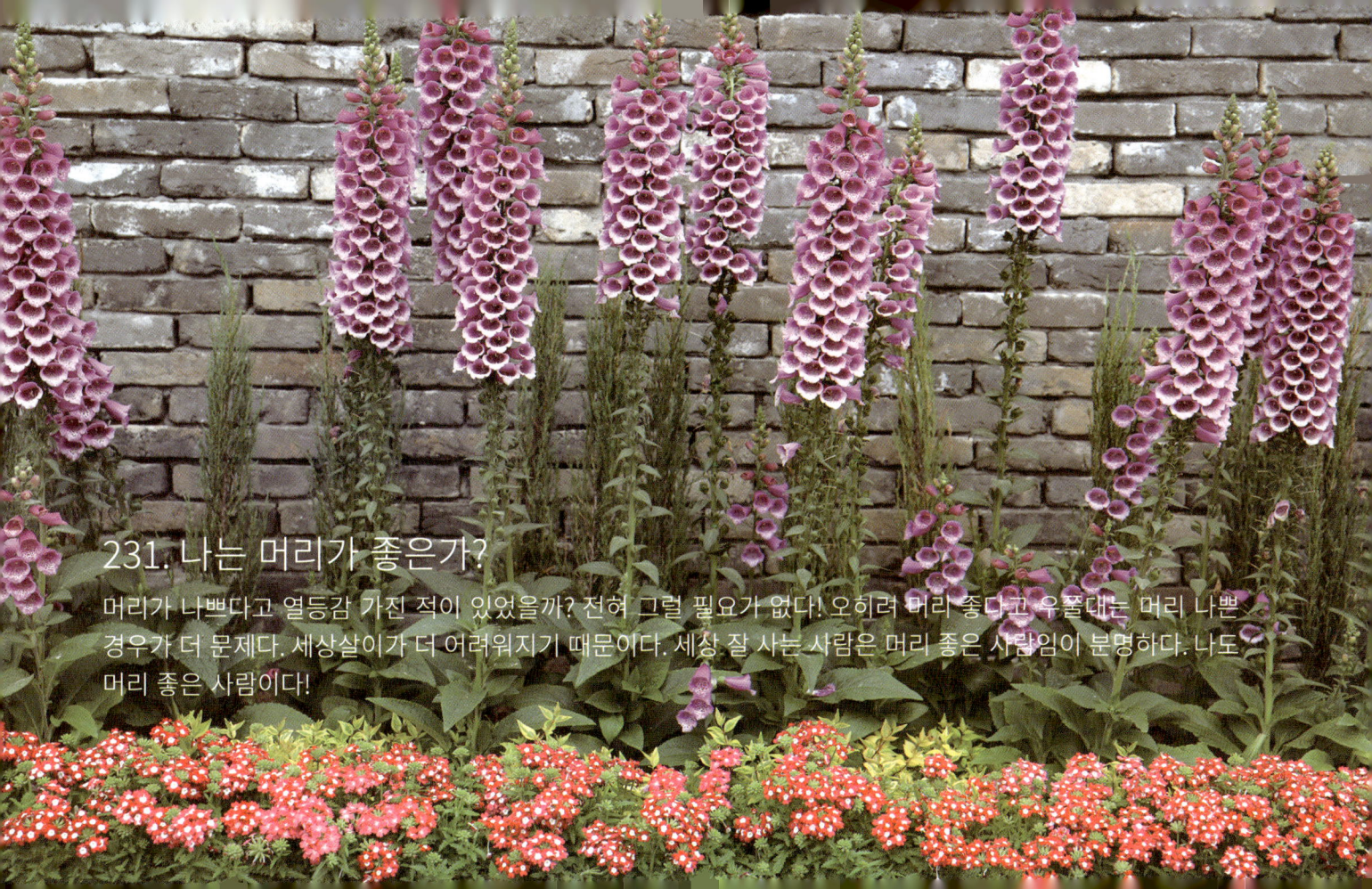

231. 나는 머리가 좋은가?

머리가 나쁘다고 열등감 가진 적이 있었을까? 전혀 그럴 필요가 없다! 오히려 머리 좋다고 우쭐대는 머리 나쁜 경우가 더 문제다. 세상살이가 더 어려워지기 때문이다. 세상 잘 사는 사람은 머리 좋은 사람임이 분명하다. 나도 머리 좋은 사람이다!

41. 건강 관련 보험을 들었다면, 제대로 계약되어 있을까?

필요성, 보장 내용, 조건···. 예 : 뇌출혈은 보장이 되나 뇌경색은 보장이 되지 않는 보험 상품이 있다. 보험에 가입하면서 그런 내용을 꼼꼼히 보는 사람은 많지 않다. 건강 관련 내 보험 알아보기

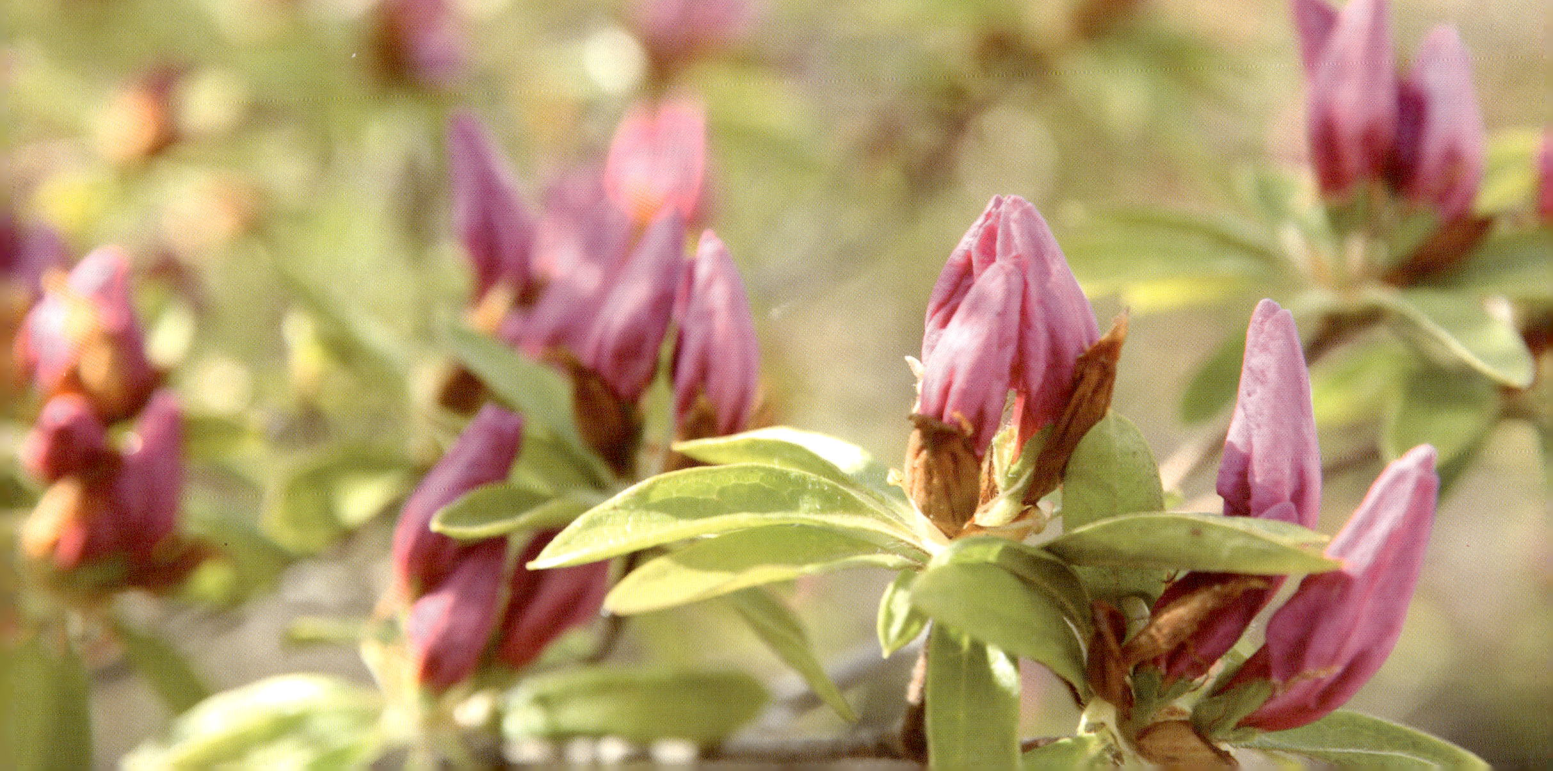

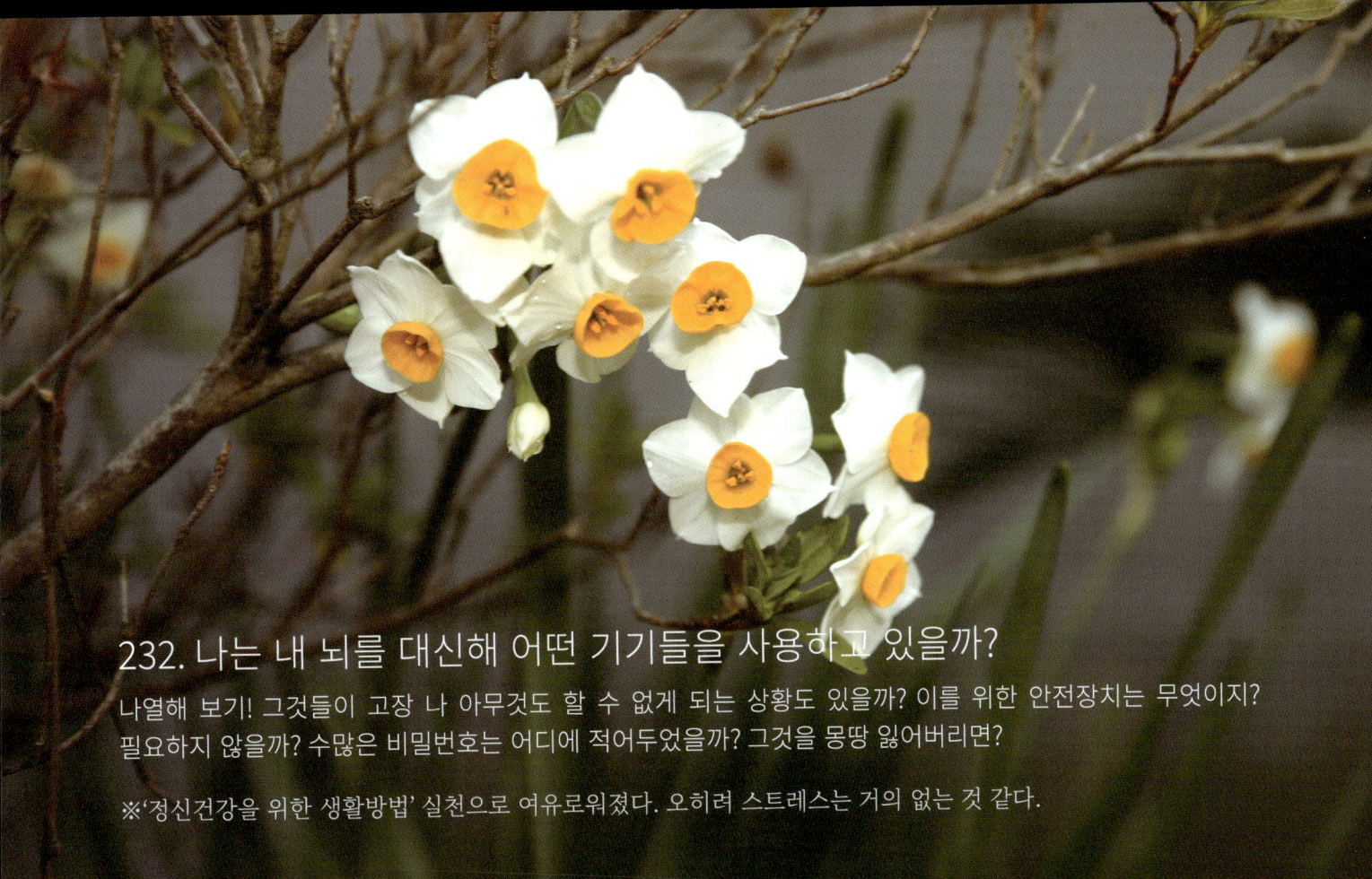

232. 나는 내 뇌를 대신해 어떤 기기들을 사용하고 있을까?

나열해 보기! 그것들이 고장 나 아무것도 할 수 없게 되는 상황도 있을까? 이를 위한 안전장치는 무엇이지? 필요하지 않을까? 수많은 비밀번호는 어디에 적어두었을까? 그것을 몽땅 잃어버리면?

※ '정신건강을 위한 생활방법' 실천으로 여유로워졌다. 오히려 스트레스는 거의 없는 것 같다.

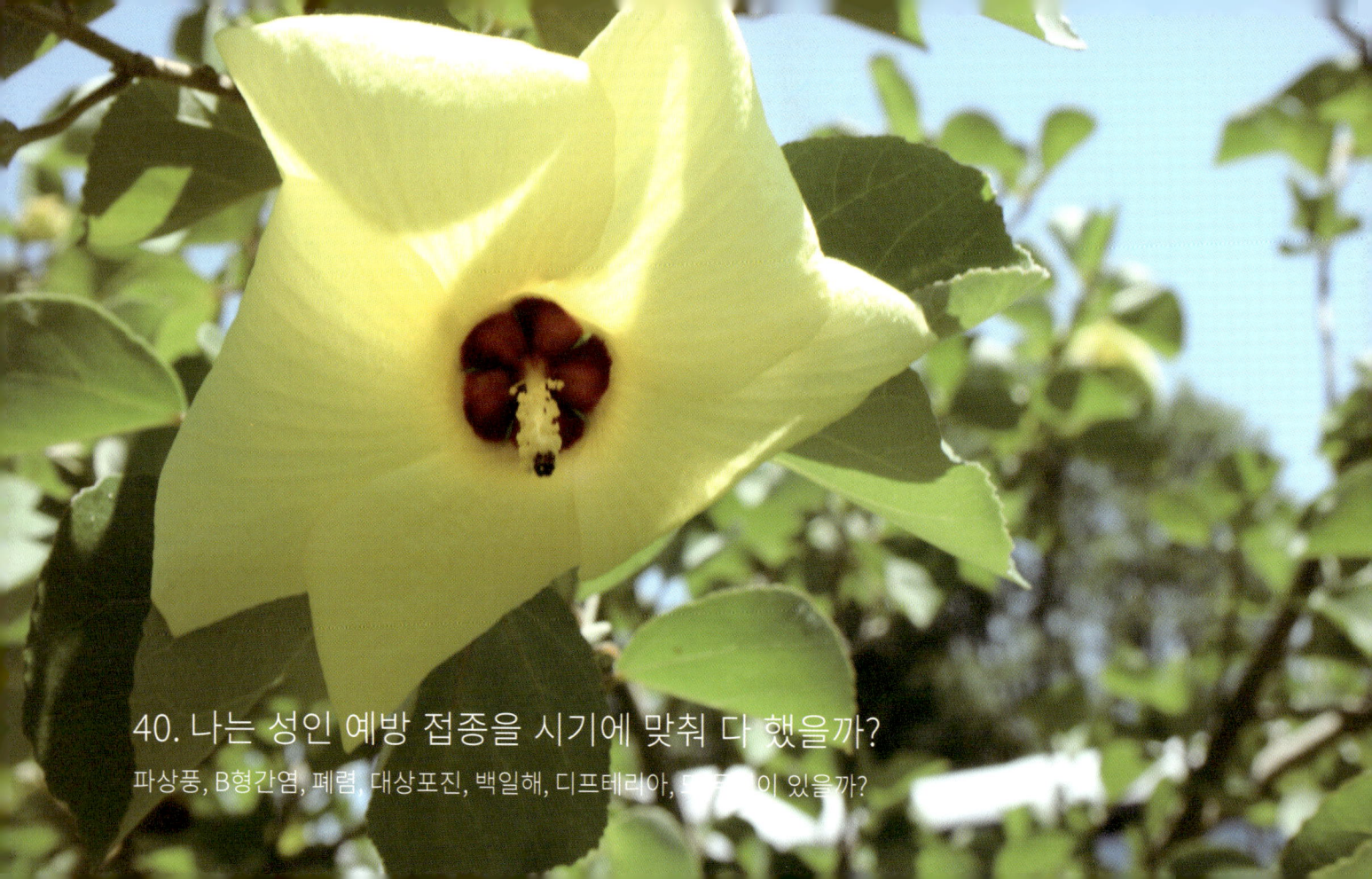

40. 나는 성인 예방 접종을 시기에 맞춰 다 했을까?
파상풍, B형간염, 폐렴, 대상포진, 백일해, 디프테리아, 도움이 있을까?

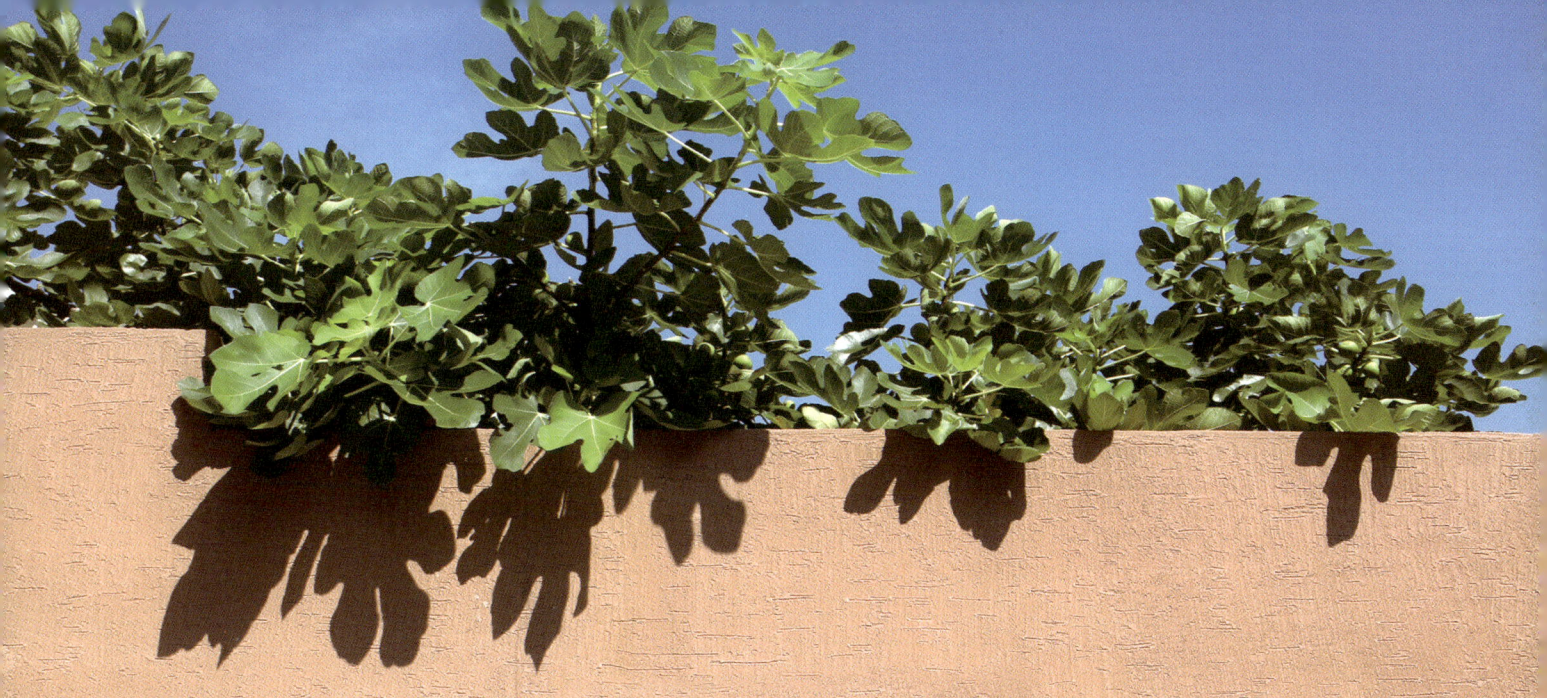

233. 감기에서 희소병까지!

수많은 질병! 가장 좋은 대응은 예방을 통해 병에 걸리지 않는 것이고, 차선은 질병에서 벗어나는 것이다. 어떻게 되겠지! 방치하면 괴로움과 슬픔으로 바뀌는 병도 있다. 병에 걸리지 않기 위한 생활 원칙 정리해 보자! 156~230 앞선 주제를 보면 정리될 것이다.

39. 나와 유전적으로 연결된 사람들 어떤 병이 있을까?

형제, 아버지, 어머니, (외)할아버지, (외)할머니, (외)삼촌, (외)사촌, 이모, 고모의 병력(가족 병력) 알아보기. 내게 다가올 병을 예측하는 데 도움이 된다. 여성이라면 어머니, (외)할머니 고모 이모의 유방암·자궁(경부)암 병력도 알아보자.

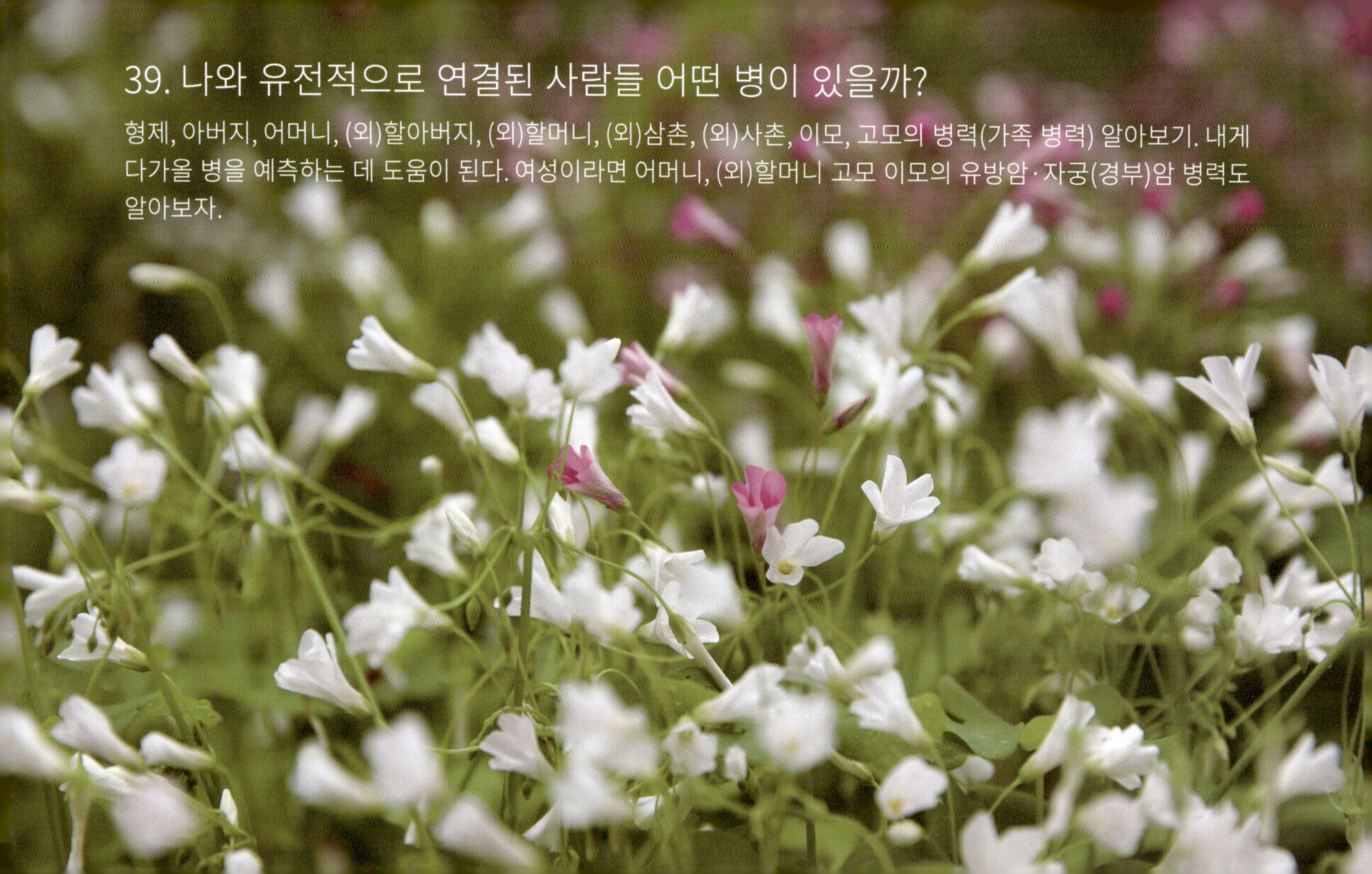

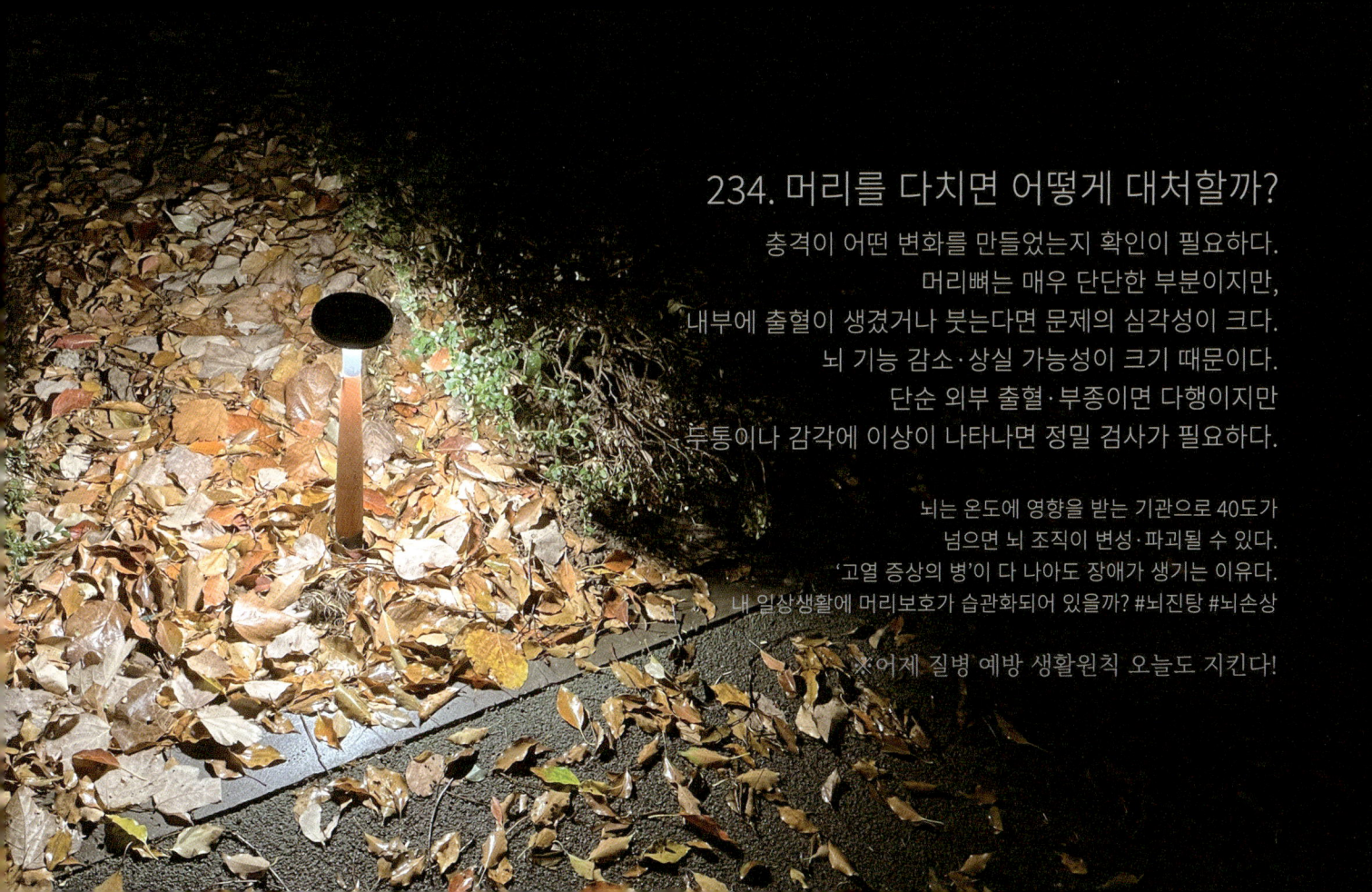

234. 머리를 다치면 어떻게 대처할까?

충격이 어떤 변화를 만들었는지 확인이 필요하다.
머리뼈는 매우 단단한 부분이지만,
내부에 출혈이 생겼거나 붓는다면 문제의 심각성이 크다.
뇌 기능 감소·상실 가능성이 크기 때문이다.
단순 외부 출혈·부종이면 다행이지만
두통이나 감각에 이상이 나타나면 정밀 검사가 필요하다.

뇌는 온도에 영향을 받는 기관으로 40도가
넘으면 뇌 조직이 변성·파괴될 수 있다.
'고열 증상의 병'이 다 나아도 장애가 생기는 이유다.
내 일상생활에 머리보호가 습관화되어 있을까? #뇌진탕 #뇌손상

※ 어제 질병 예방 생활원칙 오늘도 지킨다!

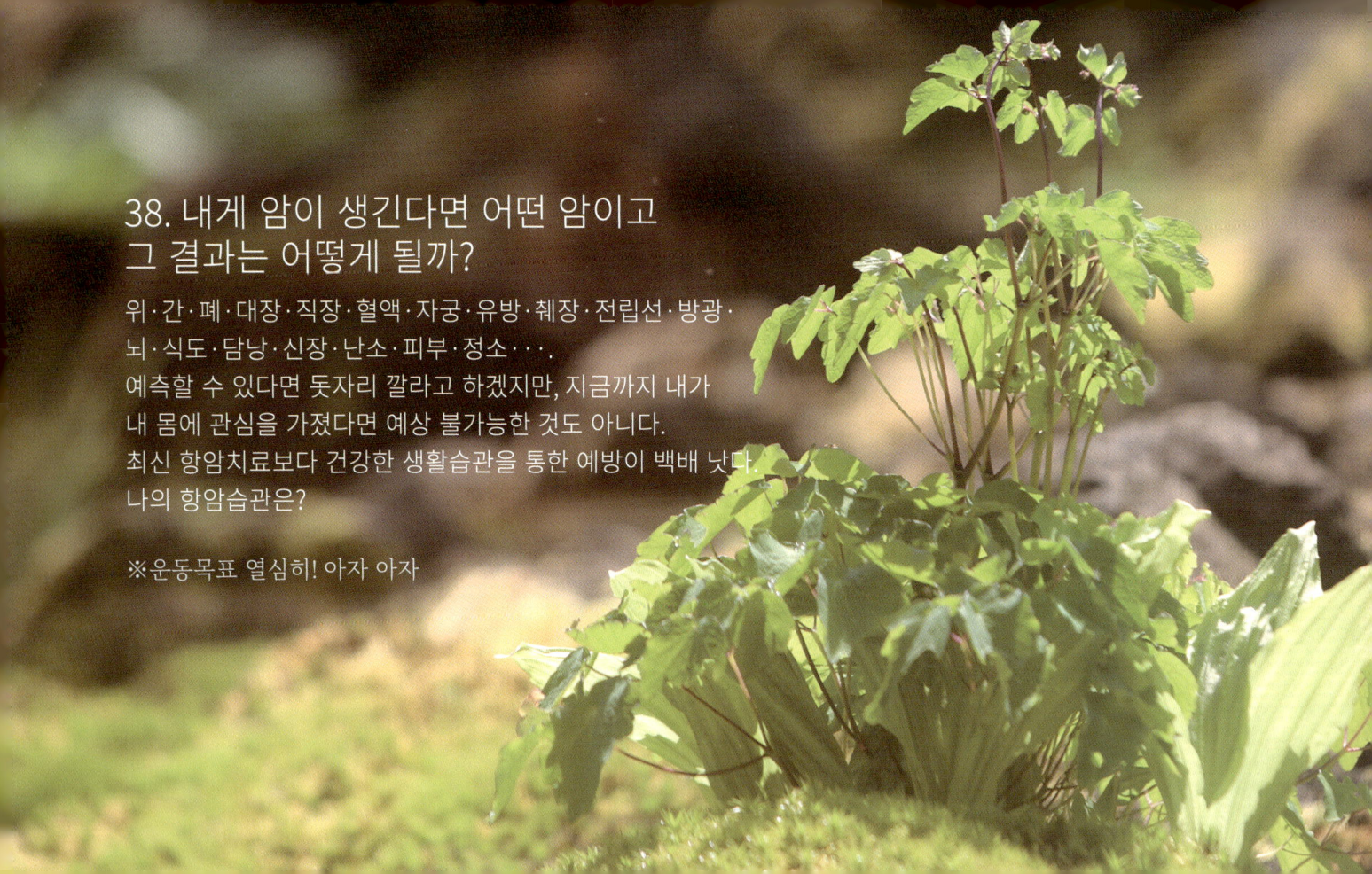

38. 내게 암이 생긴다면 어떤 암이고 그 결과는 어떻게 될까?

위·간·폐·대장·직장·혈액·자궁·유방·췌장·전립선·방광·
뇌·식도·담낭·신장·난소·피부·정소···.
예측할 수 있다면 돗자리 깔라고 하겠지만, 지금까지 내가
내 몸에 관심을 가졌다면 예상 불가능한 것도 아니다.
최신 항암치료보다 건강한 생활습관을 통한 예방이 백배 낫다.
나의 항암습관은?

※운동목표 열심히! 아자 아자

235. 뇌졸중! 나에게 뇌혈관이 막히거나 터질 가능성이 있을까?

고혈압·심장병(협심증, 심근경색증, 심장판막증 등)·당뇨병·동맥경화증·뇌졸중 과거력·고지혈증·흡연·비만·과음·생활 환경 변화(겨울철 실내외 급격한 온도변화, 화장실, 목욕탕 등)·운동 부족·수면 부족·스트레스·변비·염분 과잉섭취·왜곡된 식생활 등이 원인이다. 건강한 식생활과 운동 등 예방이 최선이다!

심한 두통이나 어지러움, 균형 장애, 입 주위나 안면이 얼얼해진다든지, 말이 어눌해진다면 뇌졸중 전조증상일 가능성이 크다. 3시간 이내, 늦어도 4시간 30분 이내 혈전용해제를 투여해야 한다. 신체·언어 장애, 감정적 문제 등 후유증이 생긴다. #뇌졸중

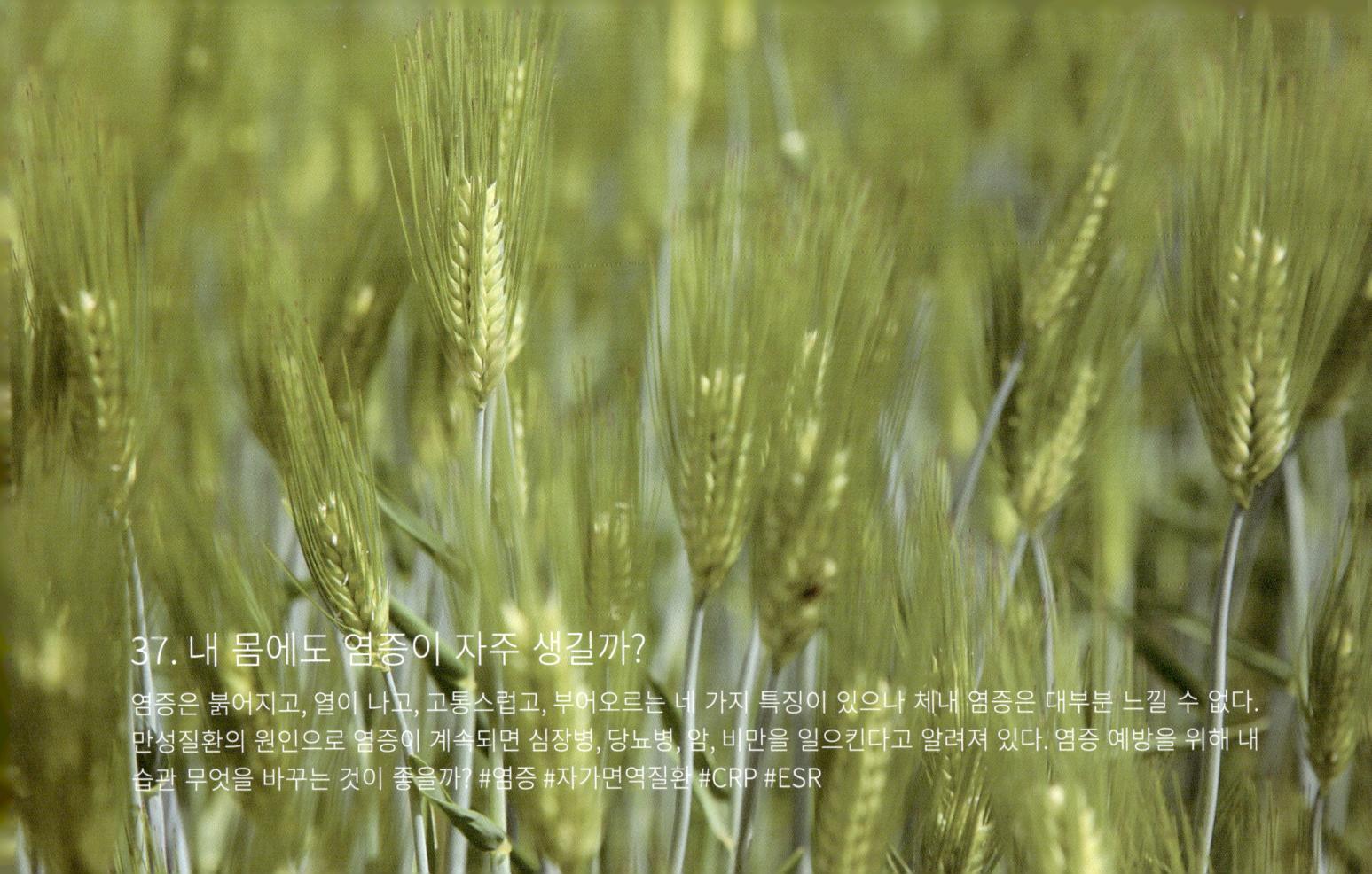

37. 내 몸에도 염증이 자주 생길까?

염증은 붉어지고, 열이 나고, 고통스럽고, 부어오르는 네 가지 특징이 있으나 체내 염증은 대부분 느낄 수 없다. 만성질환의 원인으로 염증이 계속되면 심장병, 당뇨병, 암, 비만을 일으킨다고 알려져 있다. 염증 예방을 위해 내 습관 무엇을 바꾸는 것이 좋을까? #염증 #자가면역질환 #CRP #ESR

236. 뇌에 생기는 병 알아보기

#뇌종양 #뇌염 #수막염 #간질

※ '질병 예방을 위한 생활원칙' 오늘도 지키고 있다!

237. 나와 뇌출혈!

혈압이 높거나 뇌혈관이 약해, 혈관이 터져 출혈이 생기는 것을 말한다. 고혈압이 있으면 급격한 온도·혈압 변화를 피해야 하며 과로와 스트레스에 유의해야 한다. 비만과 변비가 생기지 않도록 주의하고, 식사에 (소금 섭취·고지혈증·동맥경화) 특별히 유의해야 한다. #뇌출혈

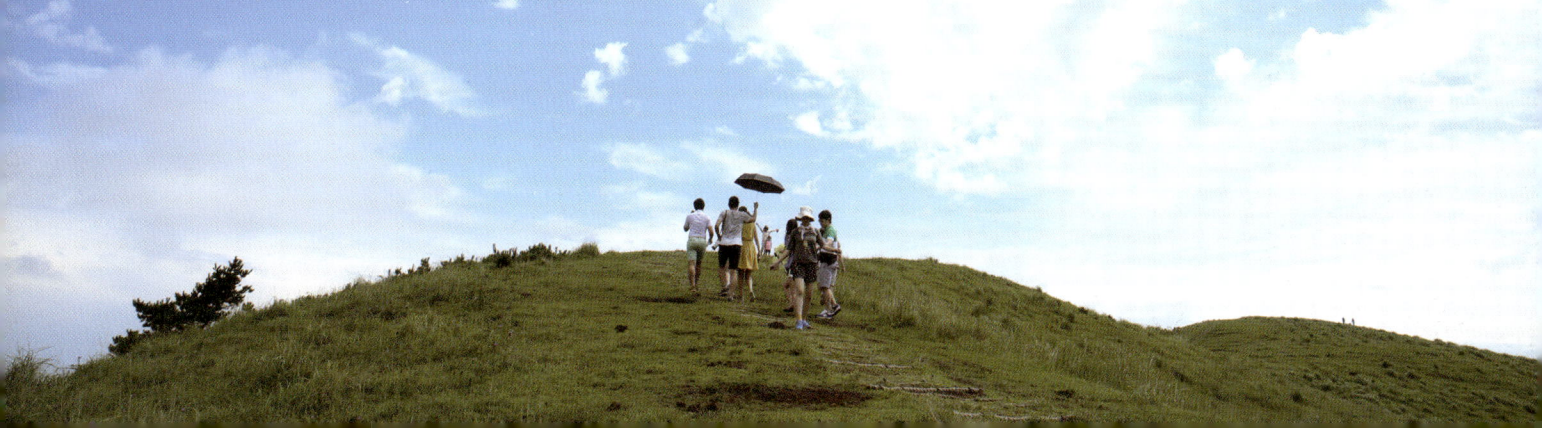

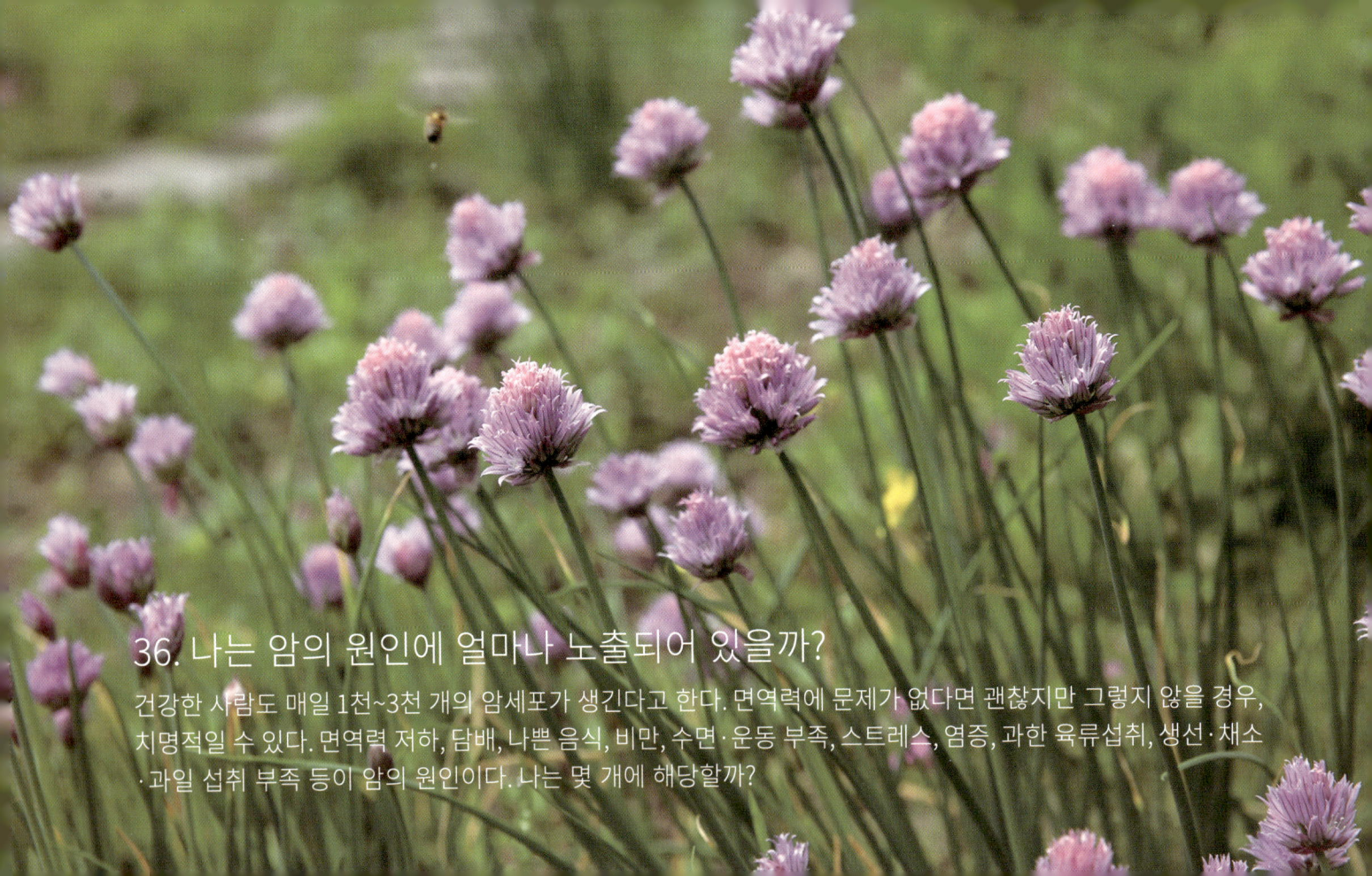

36. 나는 암의 원인에 얼마나 노출되어 있을까?

건강한 사람도 매일 1천~3천 개의 암세포가 생긴다고 한다. 면역력에 문제가 없다면 괜찮지만 그렇지 않을 경우, 치명적일 수 있다. 면역력 저하, 담배, 나쁜 음식, 비만, 수면·운동 부족, 스트레스, 염증, 과한 육류섭취, 생선·채소·과일 섭취 부족 등이 암의 원인이다. 나는 몇 개에 해당할까?

238. 내 머릿속 혈관이 막힐 수 있다고? 예방해야지!!

뇌혈관이 막혀 뇌 일부가 손상되는 것을 뇌경색이라 한다. 뇌 안에 있는 어떤 혈관이든 막힐 수 있다. 혈전(핏덩어리)이 뇌혈관을 막아서 뇌 손상을 일으키는데 뇌졸중의 75%가 뇌경색이다. 위치에 따라 증상이 다양하게 나타난다. 반신불수, 언어장애, 시야장애, 어지럼증, 의식불명 등. #뇌경색

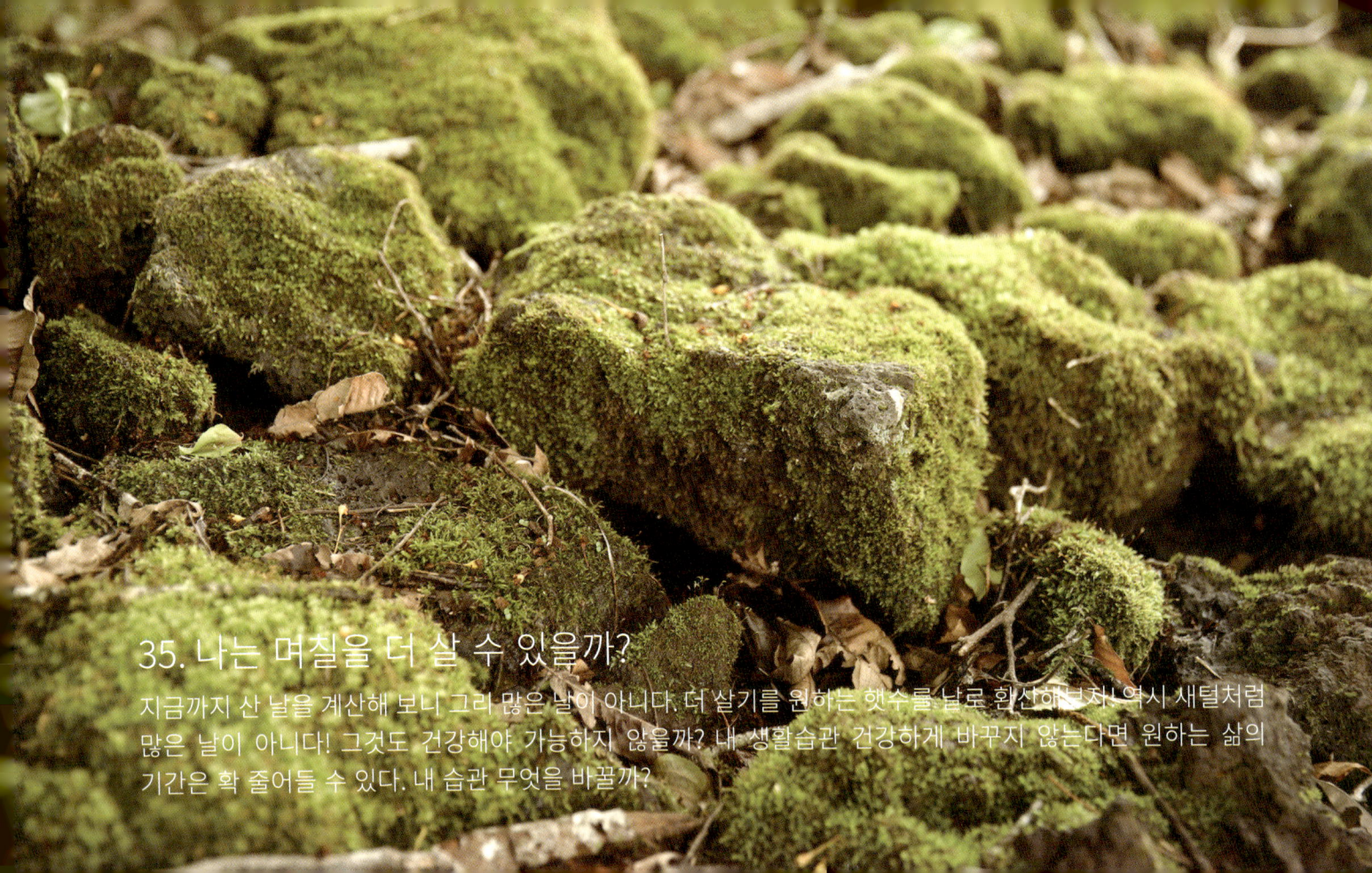

35. 나는 며칠을 더 살 수 있을까?

지금까지 산 날을 계산해 보니 그리 많은 날이 아니다. 더 살기를 원하는 햇수를 날로 환산해보니 역시 새털처럼 많은 날이 아니다! 그것도 건강해야 가능하지 않을까? 내 생활습관 건강하게 바꾸지 않는다면 원하는 삶의 기간은 확 줄어들 수 있다. 내 습관 무엇을 바꿀까?

239. 알츠하이머·치매·건망증

알츠하이머병은 이상단백질이 뇌에 쌓이면서 뇌 신경세포가 서서히 죽어가는 퇴행성 신경질환으로 치매를 유발한다. 치매는 알츠하이머병보다 포괄적인 용어로 '신경세포 관련 인지기능 상실' 질병을 치매라 한다. 치매의 원인은 100여 가지가 되는데 가장 많은 원인이 알츠하이머병으로 인한 치매다.

핸드폰 어디 두었는지 잊으면 건망증, 핸드폰의 용도를 모르면 치매다. 이름이 생각나지 않으면 건망증이나 누구인지 모르면 치매다.
#알츠하이머병 #치매 #건망증

※ '질병 예방을 위한 생활원칙' 꾸준히!

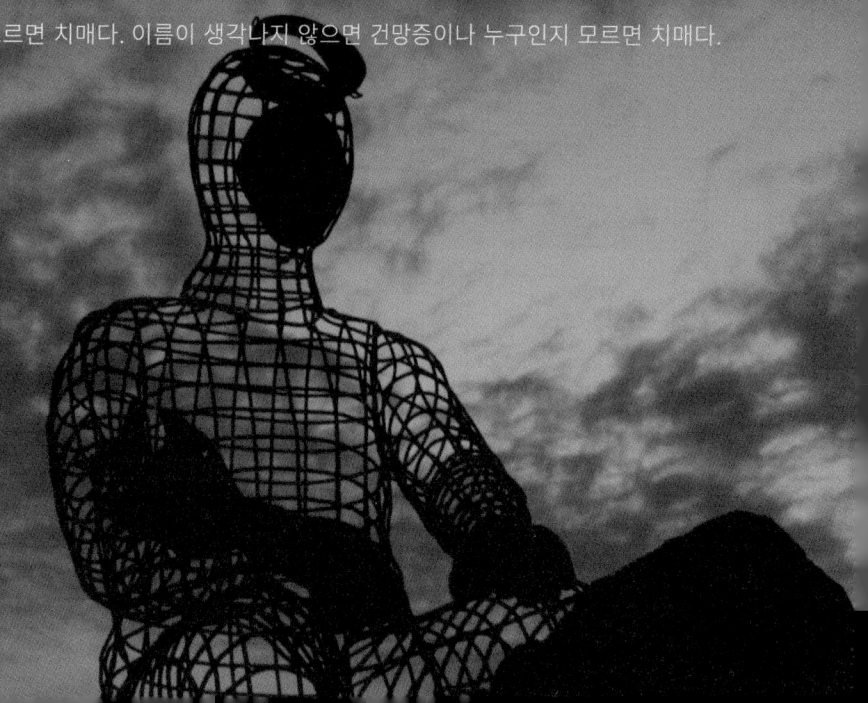

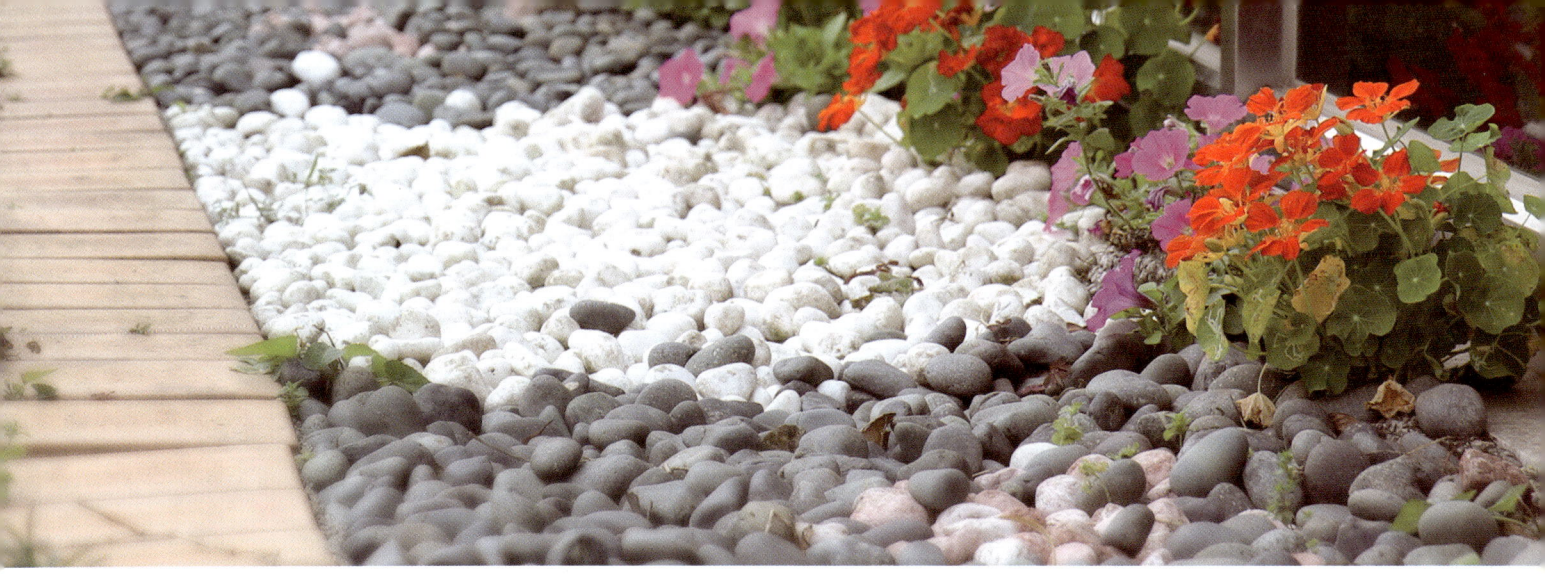

34. 면역력이 떨어지면 내 몸은 어떤 신호를 보낼까?

침입한 균과 맞서 싸우는 '힘'이 떨어질 때, 1. 쉬 피로하다. 2. 입안이 자주 헐거나 입술이 갈라진다. 3. 감기에 잘 걸린다. 4. 피부에 염증이 생긴다. 5. 미열이 생긴다. 6. 체력이 떨어진다. 7. 배탈·코피가 잦다.··· 면역력이 떨어지는 원인은 무엇이고 어떻게 하면 회복할 수 있을까?

'미열이 나면서 으슬으슬 감기 걸릴 것 같은 느낌!' 실제 감기가 다가오는 것일 수도 있고, 면역력이 떨어진 증상일 수도 있다. 면역력 떨어질 때 내 몸은 어떤 신호?

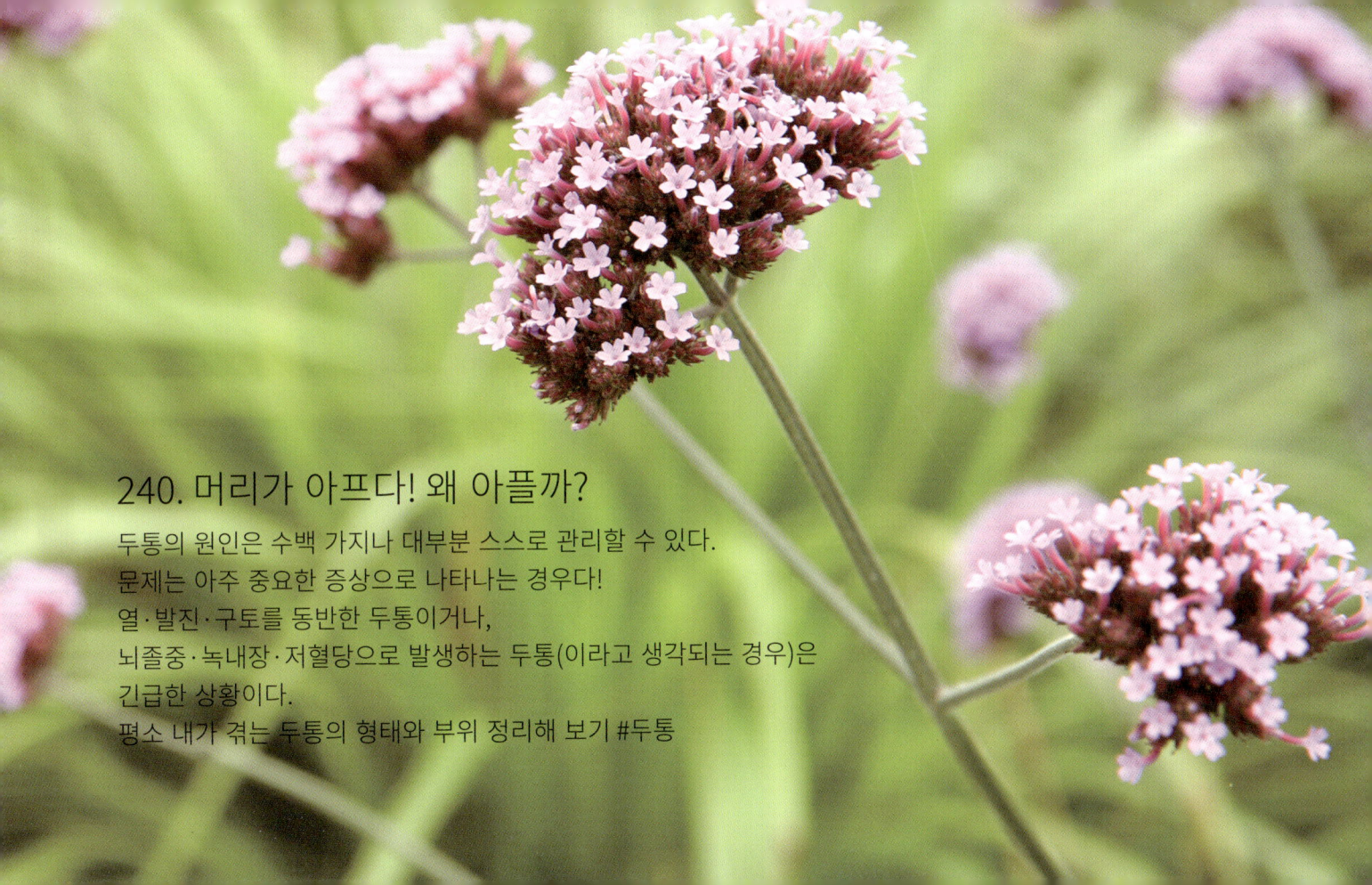

240. 머리가 아프다! 왜 아플까?

두통의 원인은 수백 가지나 대부분 스스로 관리할 수 있다.
문제는 아주 중요한 증상으로 나타나는 경우다!
열·발진·구토를 동반한 두통이거나,
뇌졸중·녹내장·저혈당으로 발생하는 두통(이라고 생각되는 경우)은
긴급한 상황이다.
평소 내가 겪는 두통의 형태와 부위 정리해 보기 #두통

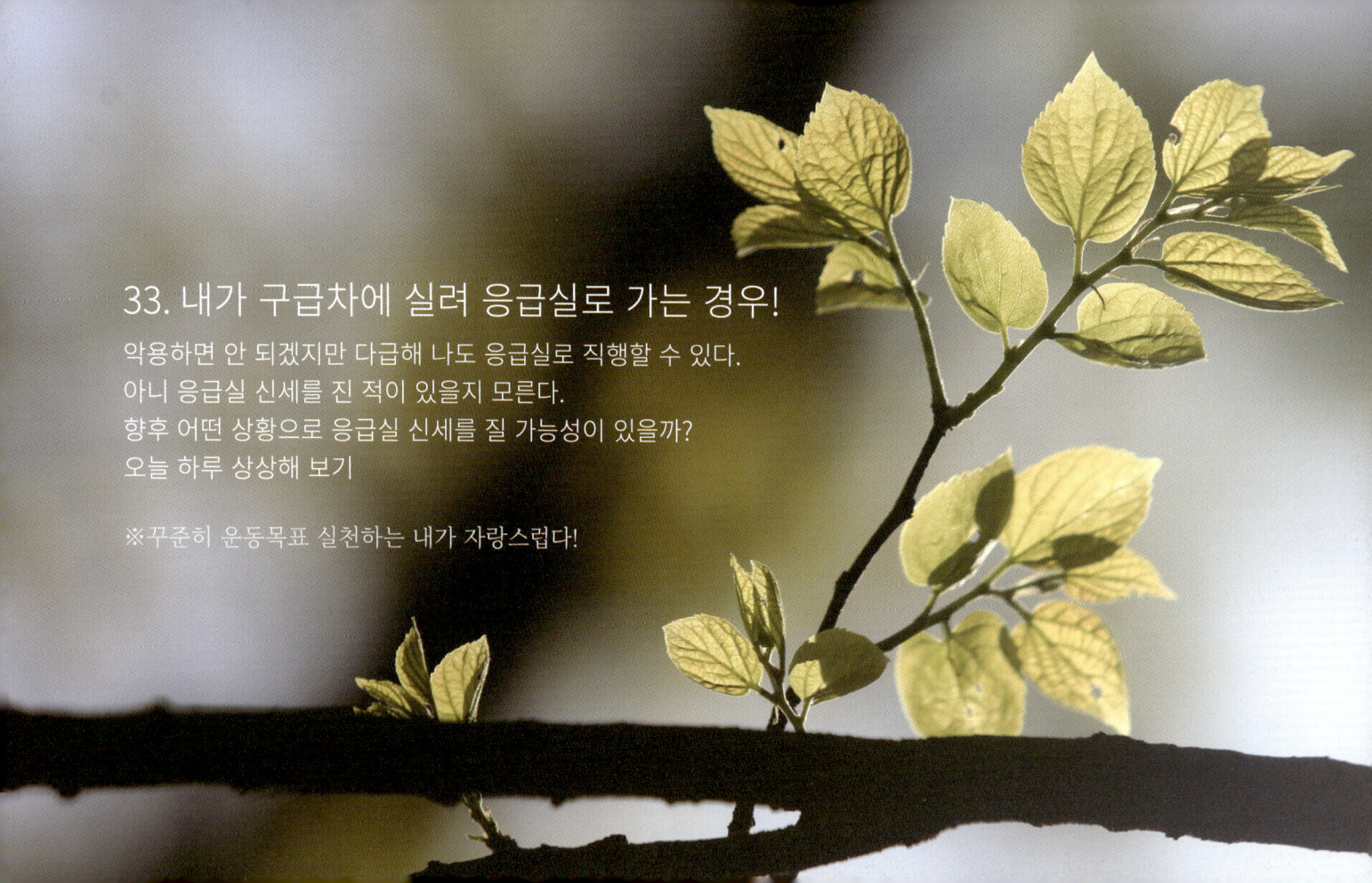

33. 내가 구급차에 실려 응급실로 가는 경우!

악용하면 안 되겠지만 다급해 나도 응급실로 직행할 수 있다.
아니 응급실 신세를 진 적이 있을지 모른다.
향후 어떤 상황으로 응급실 신세를 질 가능성이 있을까?
오늘 하루 상상해 보기

※꾸준히 운동목표 실천하는 내가 자랑스럽다!

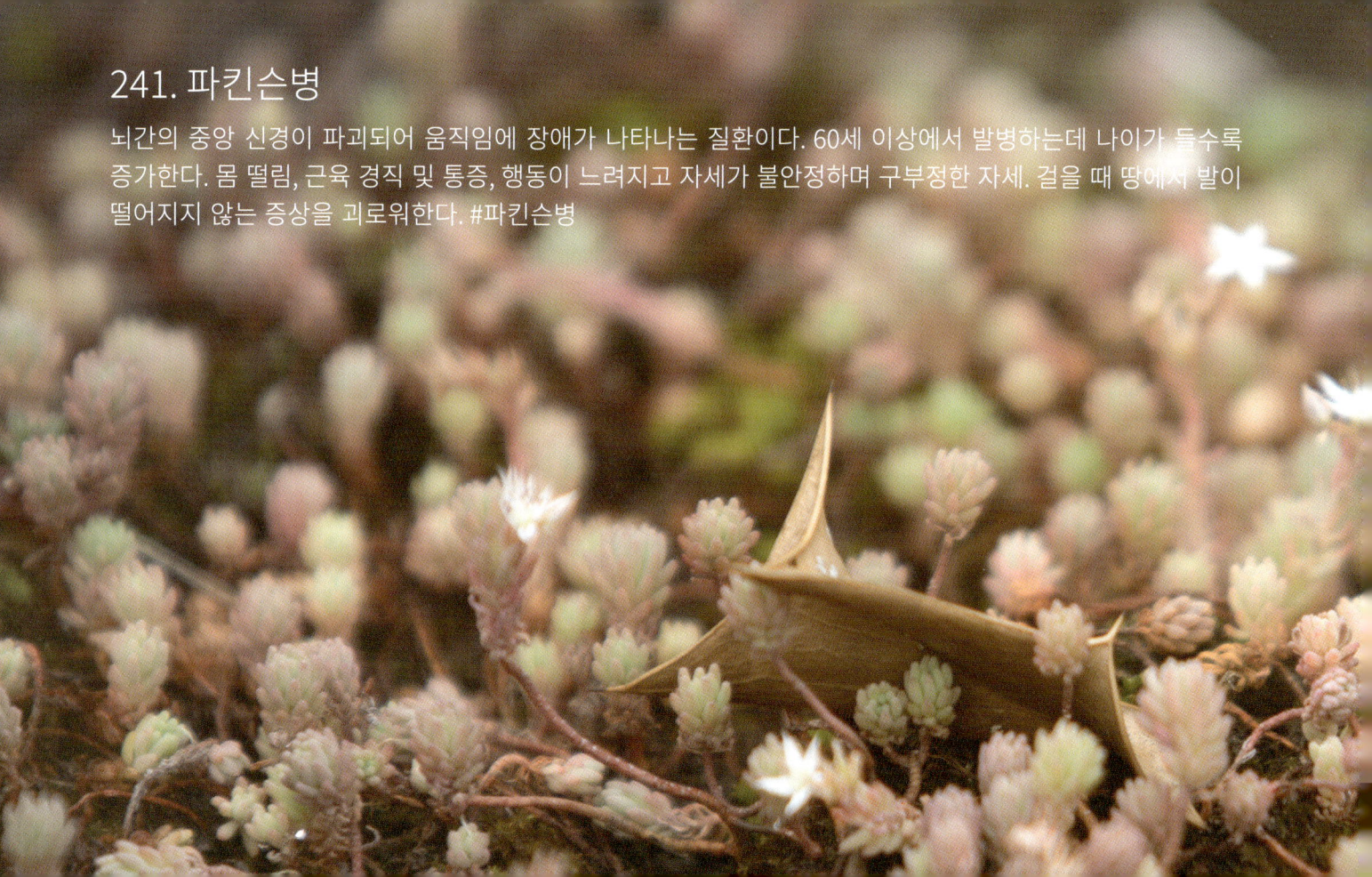

241. 파킨슨병

뇌간의 중앙 신경이 파괴되어 움직임에 장애가 나타나는 질환이다. 60세 이상에서 발병하는데 나이가 들수록 증가한다. 몸 떨림, 근육 경직 및 통증, 행동이 느려지고 자세가 불안정하며 구부정한 자세. 걸을 때 땅에서 발이 떨어지지 않는 증상을 괴로워한다. #파킨슨병

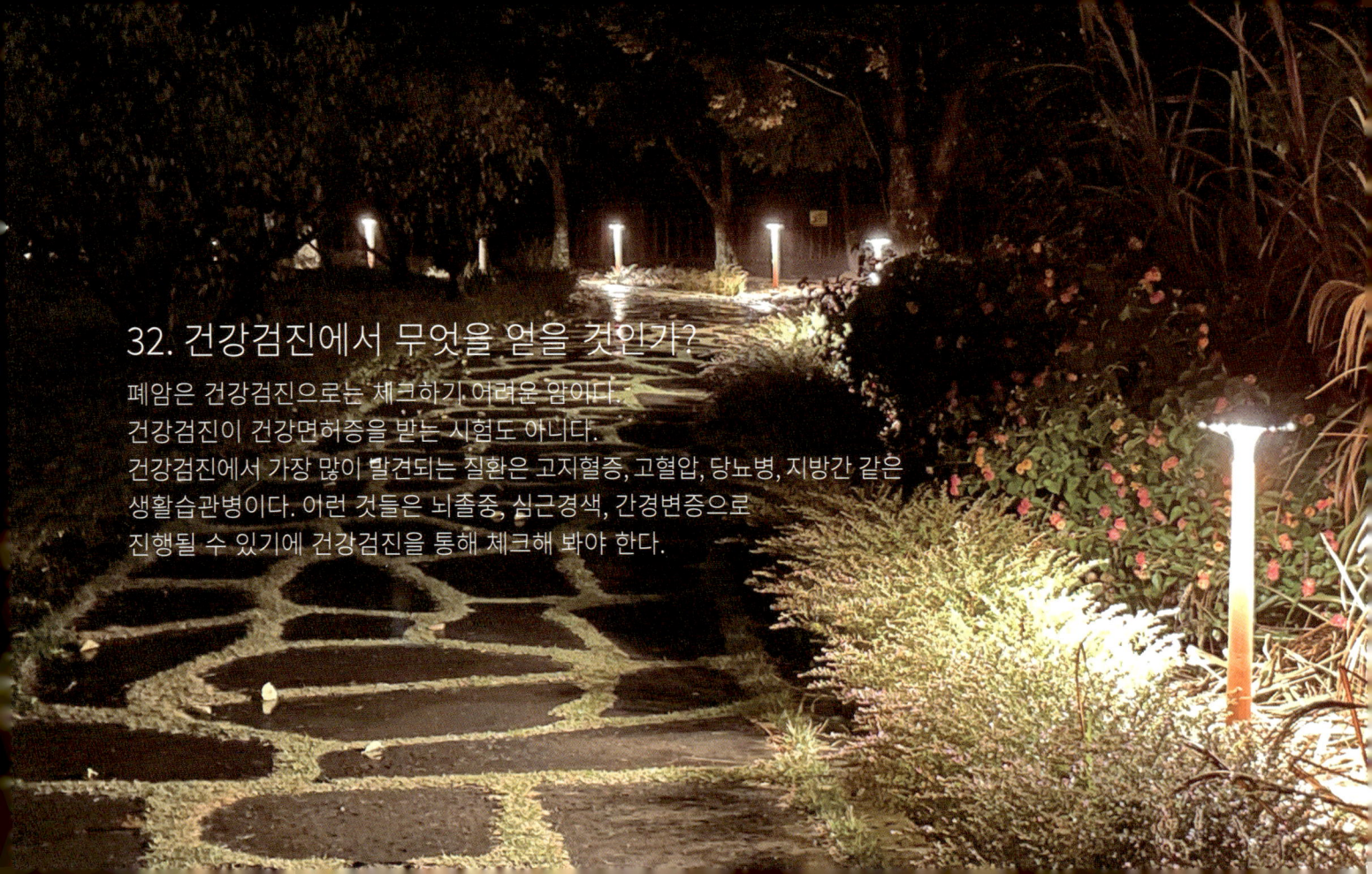

32. 건강검진에서 무엇을 얻을 것인가?

폐암은 건강검진으로는 체크하기 어려운 암이다.
건강검진이 건강면허증을 받는 시험도 아니다.
건강검진에서 가장 많이 발견되는 질환은 고지혈증, 고혈압, 당뇨병, 지방간 같은
생활습관병이다. 어떤 것들은 뇌졸중, 심근경색, 간경변증으로
진행될 수 있기에 건강검진을 통해 체크해 봐야 한다.

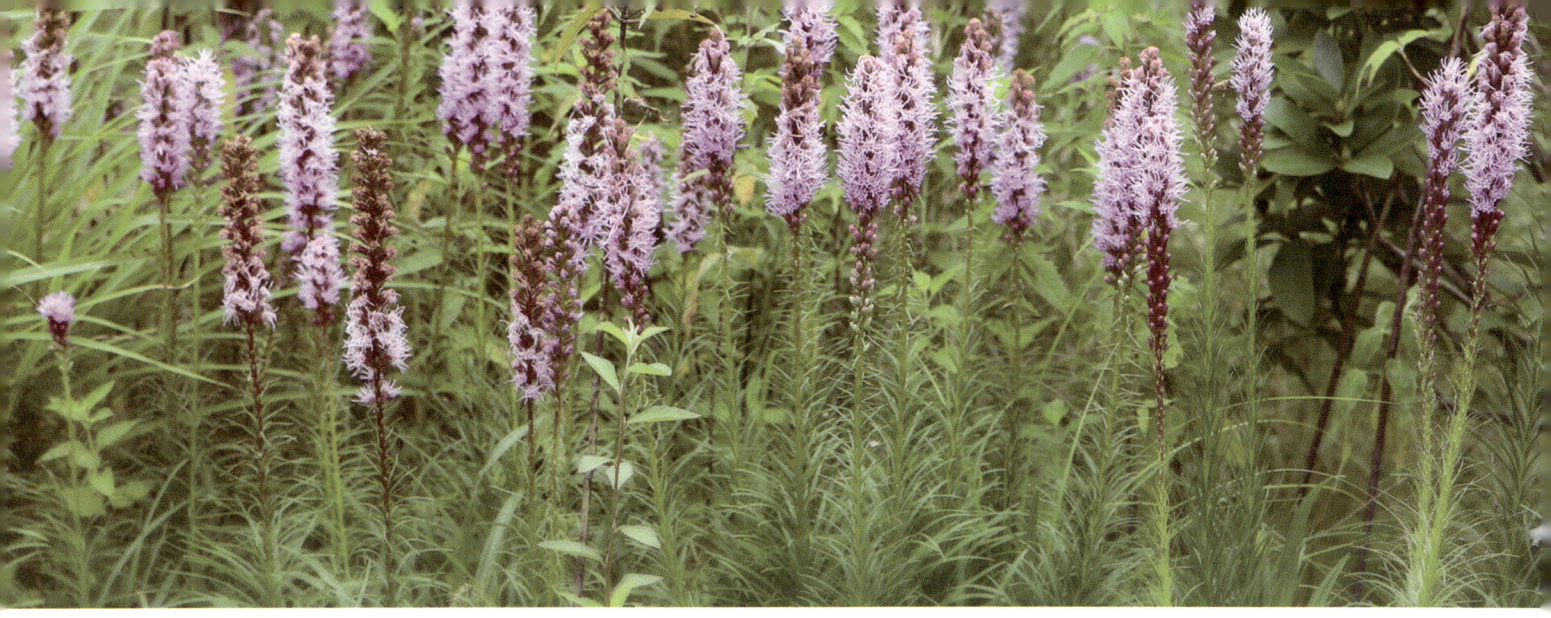

242. 네 살 자세 여든까지 갈까? 내 어떤 자세 바꿔야 할까?

자세를 그냥 폼이라 생각하는 사람 의외로 많다. 올바른 자세로 바꾸면 건강이 좋아지는 것 많다. 두통·턱관절장애·관절염·혈액순환불량·근육통·호흡곤란·소화불량·변비·만성피로·신경질환·척추측만증·척추후만증‥‥. 자세가 나빠 생기는 질병은 수도 없이 많다! 내가 그런 것은 아닐까?

※'질병 예방을 위한 생활원칙' 흔들리지 않아야 한다.

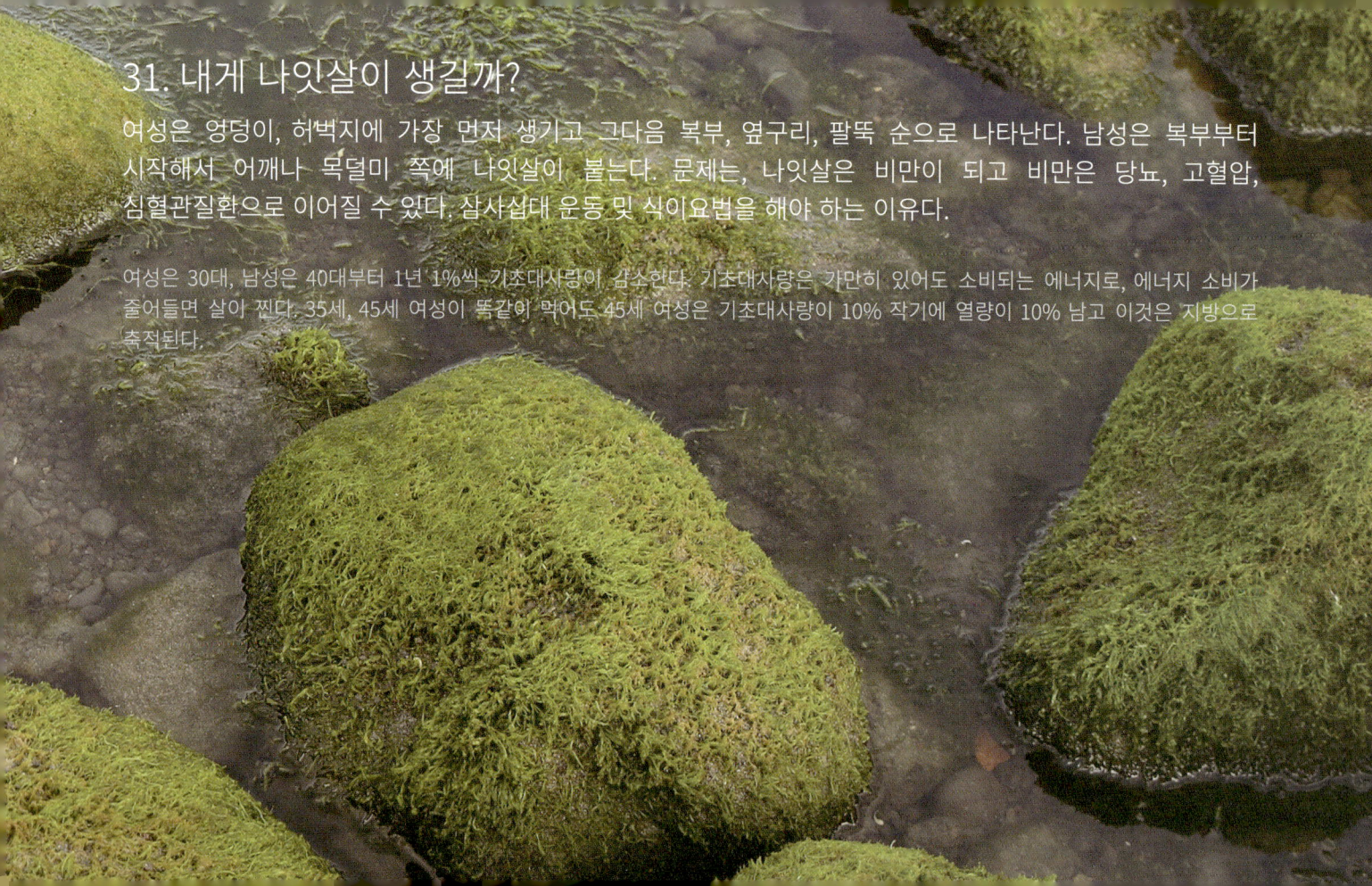

31. 내게 나잇살이 생길까?

여성은 엉덩이, 허벅지에 가장 먼저 생기고 그다음 복부, 옆구리, 팔뚝 순으로 나타난다. 남성은 복부부터 시작해서 어깨나 목덜미 쪽에 나잇살이 붙는다. 문제는, 나잇살은 비만이 되고 비만은 당뇨, 고혈압, 심혈관질환으로 이어질 수 있다. 삼사십대 운동 및 식이요법을 해야 하는 이유다.

여성은 30대, 남성은 40대부터 1년 1%씩 기초대사량이 감소한다. 기초대사량은 가만히 있어도 소비되는 에너지로, 에너지 소비가 줄어들면 살이 찐다. 35세, 45세 여성이 똑같이 먹어도 45세 여성은 기초대사량이 10% 작기에 열량이 10% 남고 이것은 지방으로 축적된다.

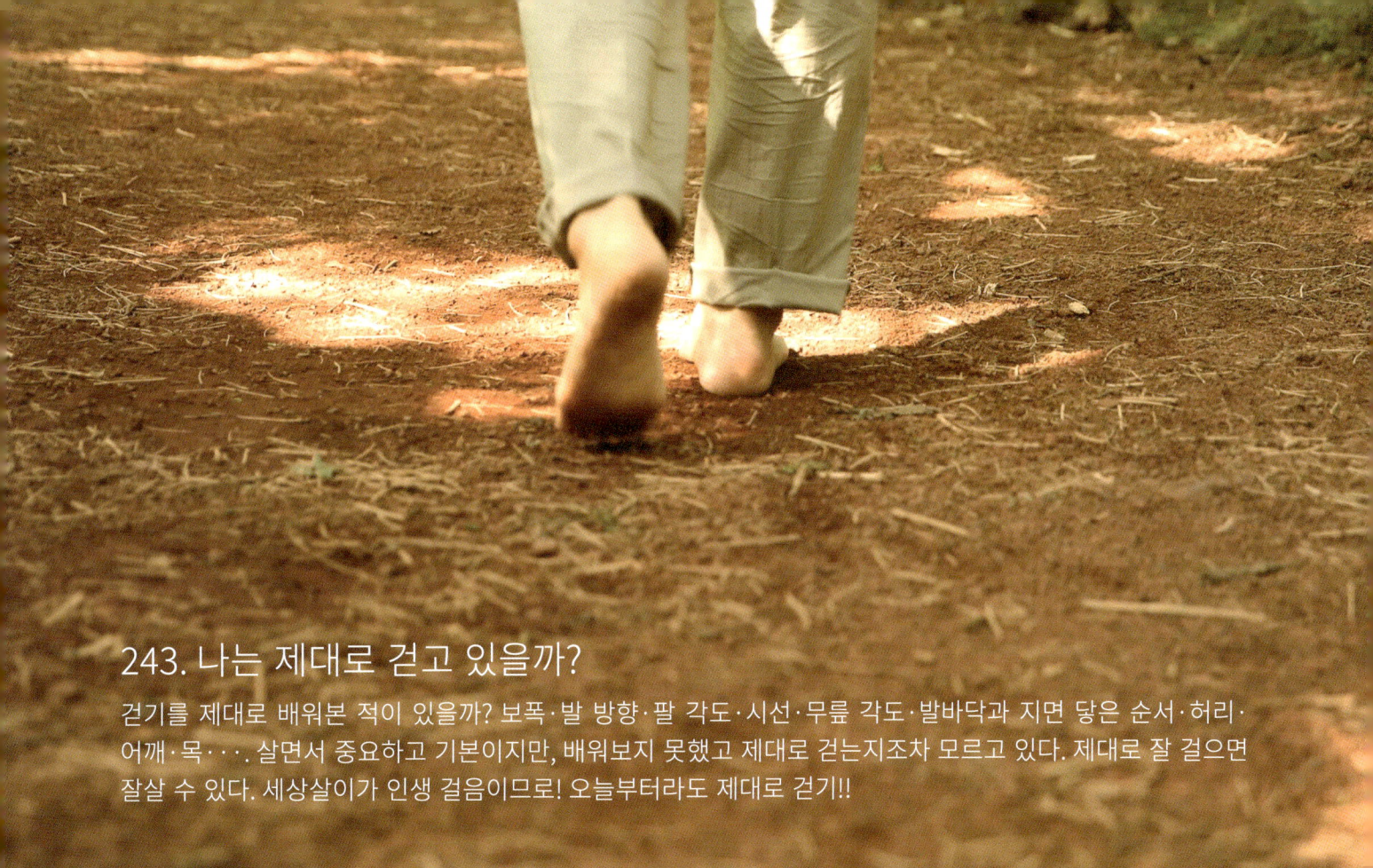

243. 나는 제대로 걷고 있을까?

걷기를 제대로 배워본 적이 있을까? 보폭·발 방향·팔 각도·시선·무릎 각도·발바닥과 지면 닿은 순서·허리·어깨·목···. 살면서 중요하고 기본이지만, 배워보지 못했고 제대로 걷는지조차 모르고 있다. 제대로 잘 걸으면 잘살 수 있다. 세상살이가 인생 걸음이므로! 오늘부터라도 제대로 걷기!!

30. 비만의 원인과 비만의 결과!

하루 필요 열량보다 100kcal를 더 섭취하면 1년 5kg이 늘어나고 반대도 마찬가지다. 비만에 가장 위험하게 노출된 나이는 45~64세며 비만은 암, 디스크, 심혈관계 질환, 고혈압, 관절염, 당뇨, 담석, 고지혈증, 수면무호흡증 등 수많은 병의 원인이다. 나는 절대 비만이 될 수 없다?

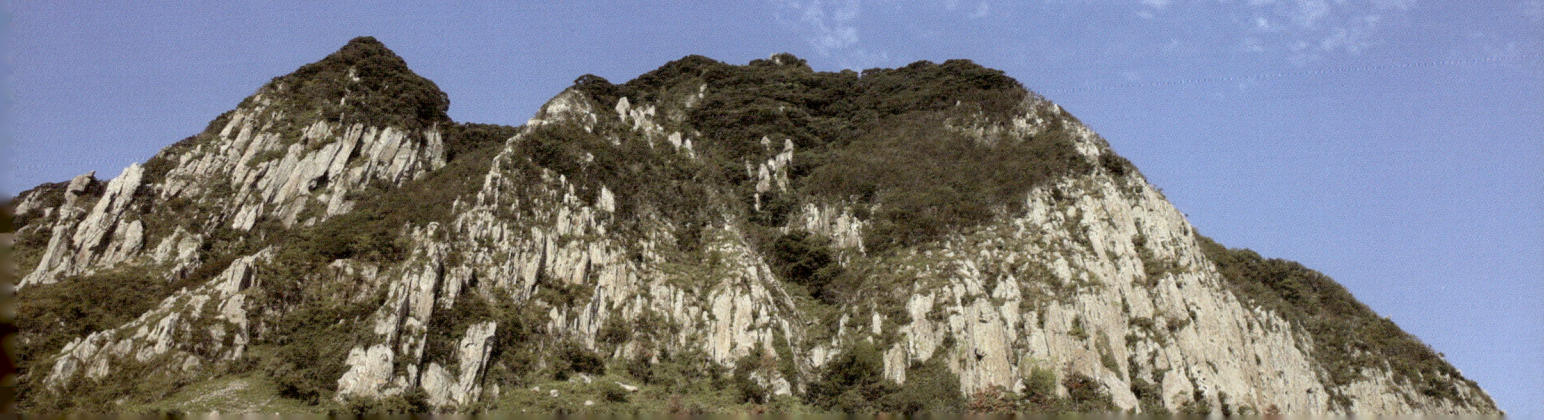

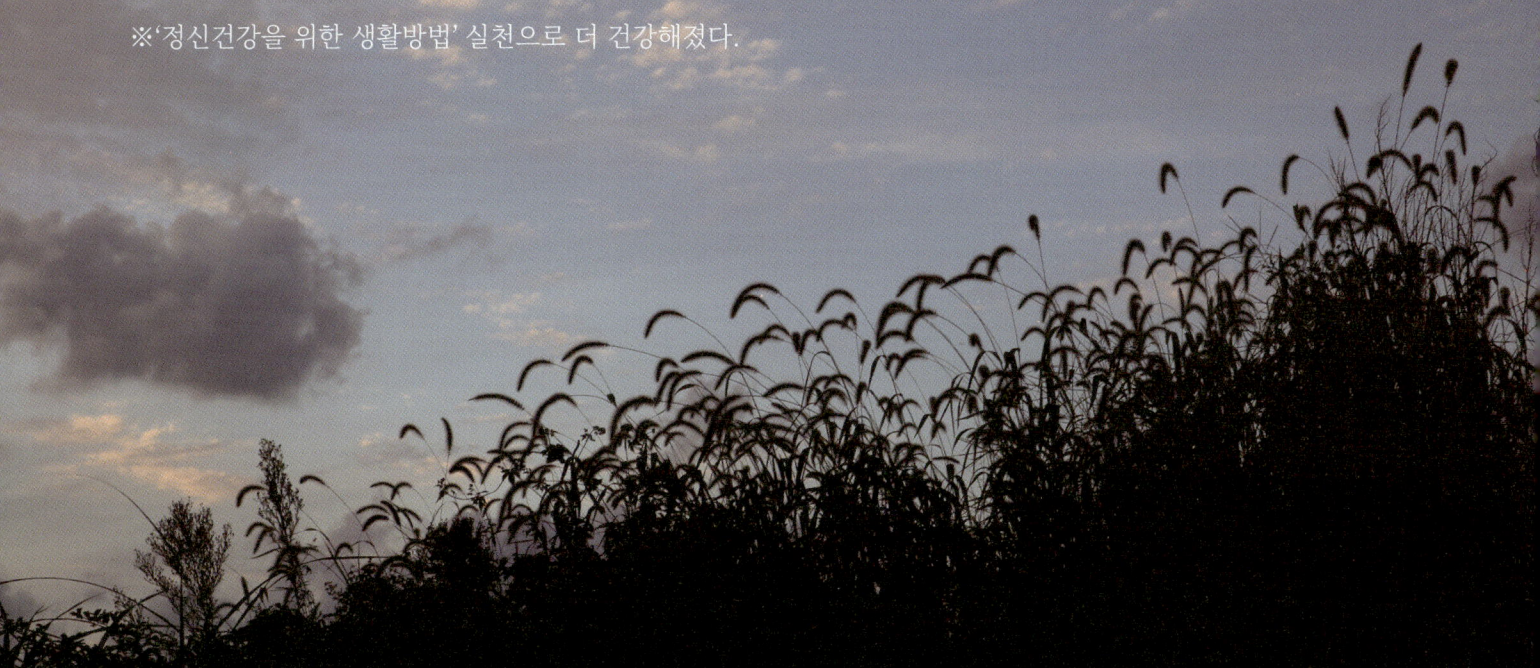

244. 스트레스를 받으면 뼈가 부러지나?

피로골절은 다리와 팔에 주로 생기는 골절로, 심한 몸 움직임에 의해 뼈가 완전히 부러지지 않은 골절을 말한다. 통증이 작아 골절인지 모르고 놔두면, 수술해야 하는 경우도 생긴다! 심한 몸 사용, 흡연, 음주, 당뇨성 신경병증, 골다공증 등이 있는 경우에 발생한다. #피로골절

※ '정신건강을 위한 생활방법' 실천으로 더 건강해졌다.

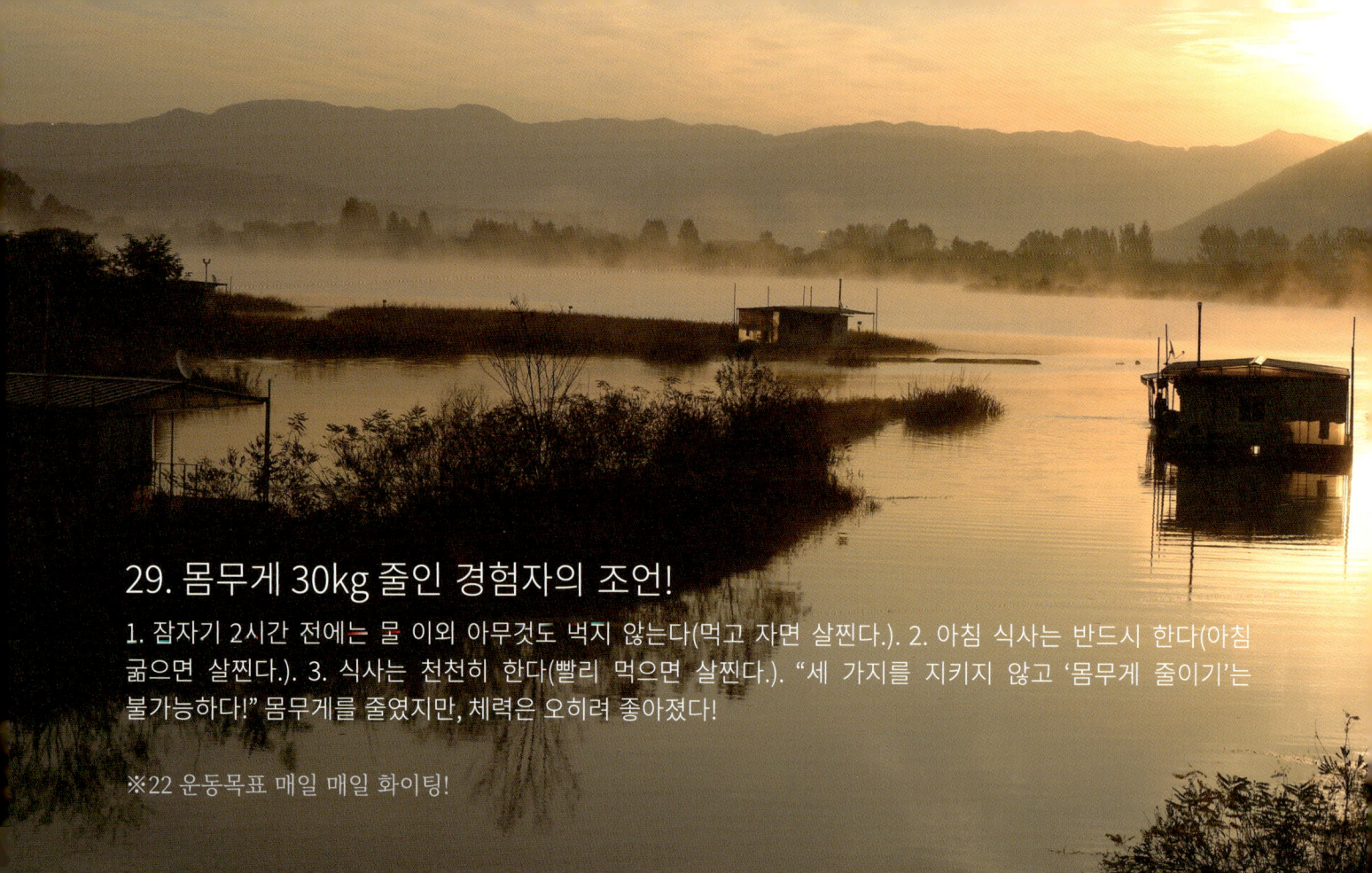

29. 몸무게 30kg 줄인 경험자의 조언!

1. 잠자기 2시간 전에는 물 이외 아무것도 먹지 않는다(먹고 자면 살찐다.). 2. 아침 식사는 반드시 한다(아침 굶으면 살찐다.). 3. 식사는 천천히 한다(빨리 먹으면 살찐다.). "세 가지를 지키지 않고 '몸무게 줄이기'는 불가능하다!" 몸무게를 줄였지만, 체력은 오히려 좋아졌다!

※22 운동목표 매일 매일 화이팅!

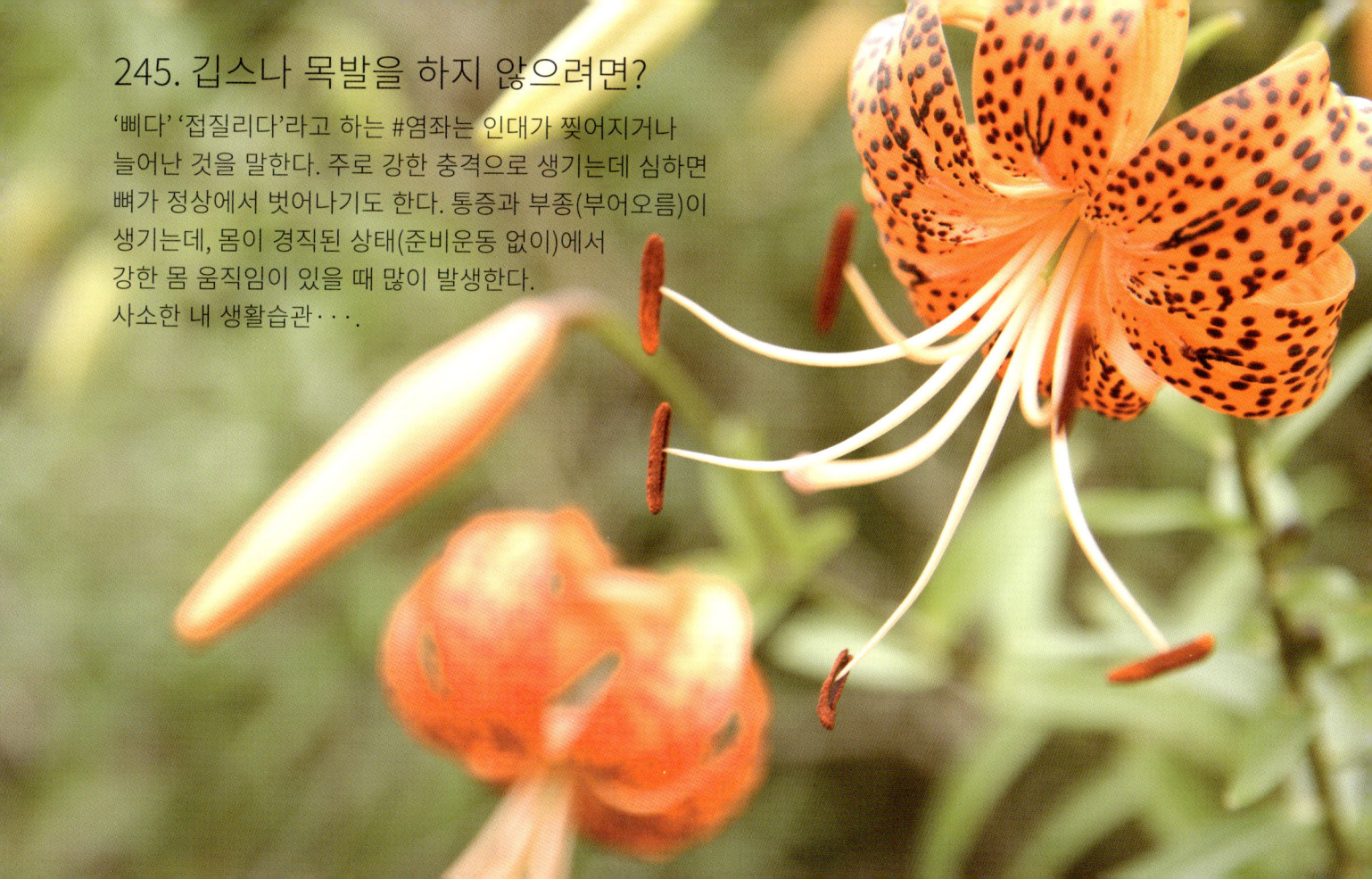

245. 깁스나 목발을 하지 않으려면?

'삐다' '접질리다'라고 하는 #염좌는 인대가 찢어지거나 늘어난 것을 말한다. 주로 강한 충격으로 생기는데 심하면 뼈가 정상에서 벗어나기도 한다. 통증과 부종(부어오름)이 생기는데, 몸이 경직된 상태(준비운동 없이)에서 강한 몸 움직임이 있을 때 많이 발생한다. 사소한 내 생활습관···.

28. 스트레스 무엇으로 해소할까?

'담배, 술, 먹는 것'으로 스트레스를 해소하려는 사람이 많다. 스트레스 많은 부분 귀를 통해 내게 들어오는데, 해소하려는 수단은 대부분 입을 통해 몸으로 들어온다. 스트레스 많은 사회는 단 음식이 잘 팔린다는 것이 정설! 실제 단것을 먹으면 코르티솔이라는 스트레스 호르몬 분비가 감소한다.

설탕은 엔도르핀, 세로토닌의 분비를 자극한다. 스트레스에 입으로 무엇인가 넣어 해소하려는 것 옳은 방법일까? 나만의 해소방법을 만들어 두자!

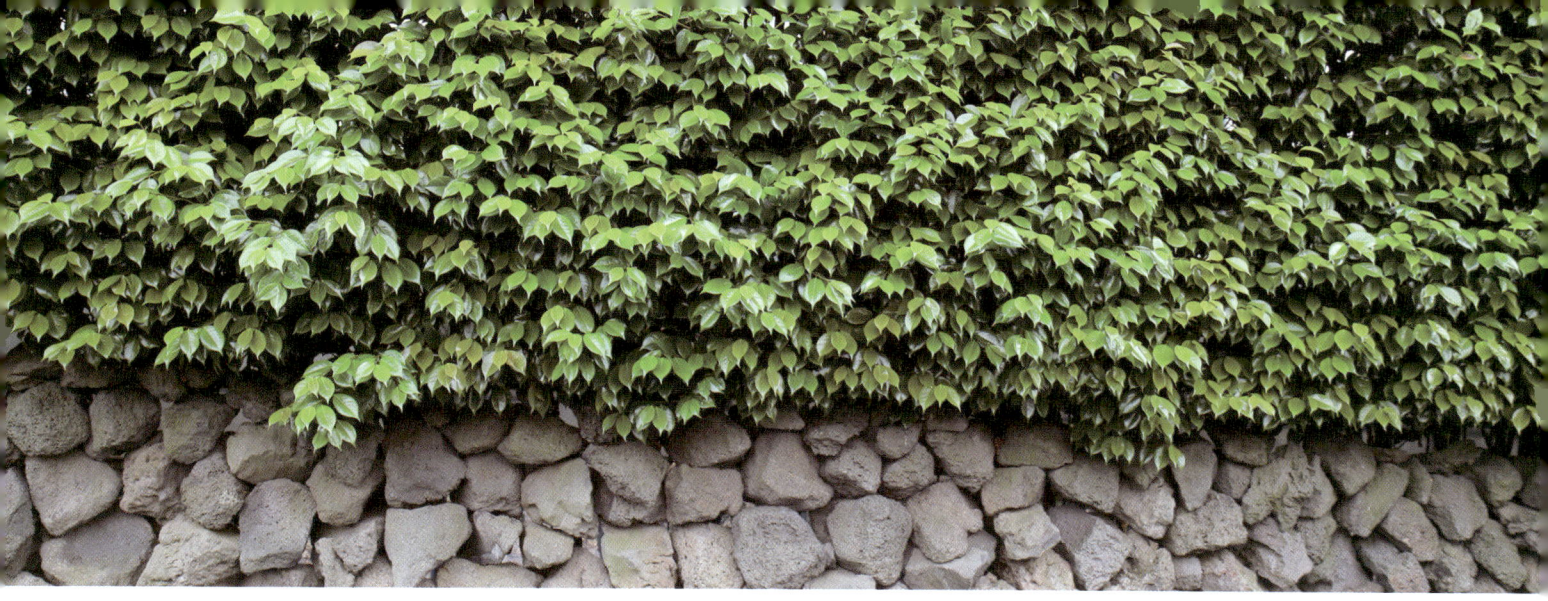

246. 다리 아파 걷지 못한다면?

무릎관절염은 나이 들면서 활동반경을 확 줄인다! 관절염은 뼈 사이 연골이 염증성 변화로 생기는 병이다. 외상, 골절, 과도한 운동 등이 원인이지만 무릎관절염은 몸무게가 가장 큰 원인이다. 나이 드신 활기찬 분들의 공통점은 젊어서부터 몸이 무겁지 않았다는 점이다! 나는? #관절염

※질병 예방을 위한 생활원칙' 잘 지키고 있다. 나는 건강하다!

27. 맛있는 것, 먹는 즐거움 포기할 수 있어?

먹는 것을 줄여 체중 감량하려는 사람이 많다. 식탐이 통제 가능할까? 식욕 그 바탕에 무엇이 깔려 있을까? 식욕을 통해 '무엇을 채우려 하는지' 깨닫는다면 식욕 통제가 쉽고 체중감량도 쉽다. 그러나 그 깨달음 쉽지 않으며 불가능할지 모른다.

스스로 나를 잘 안다고 생각하지만 '나'라고 생각하는 나를 내가 모를 수 있지 않을까? 지금까지 '나'라고 생각해온 '나'가 정말 나일까? 나를 어느 정도 객관적으로 보느냐? 건강은 물론, 인생이 달라진다. CCTV에 찍힌 '먹는 내 모습' 상상해 보자!

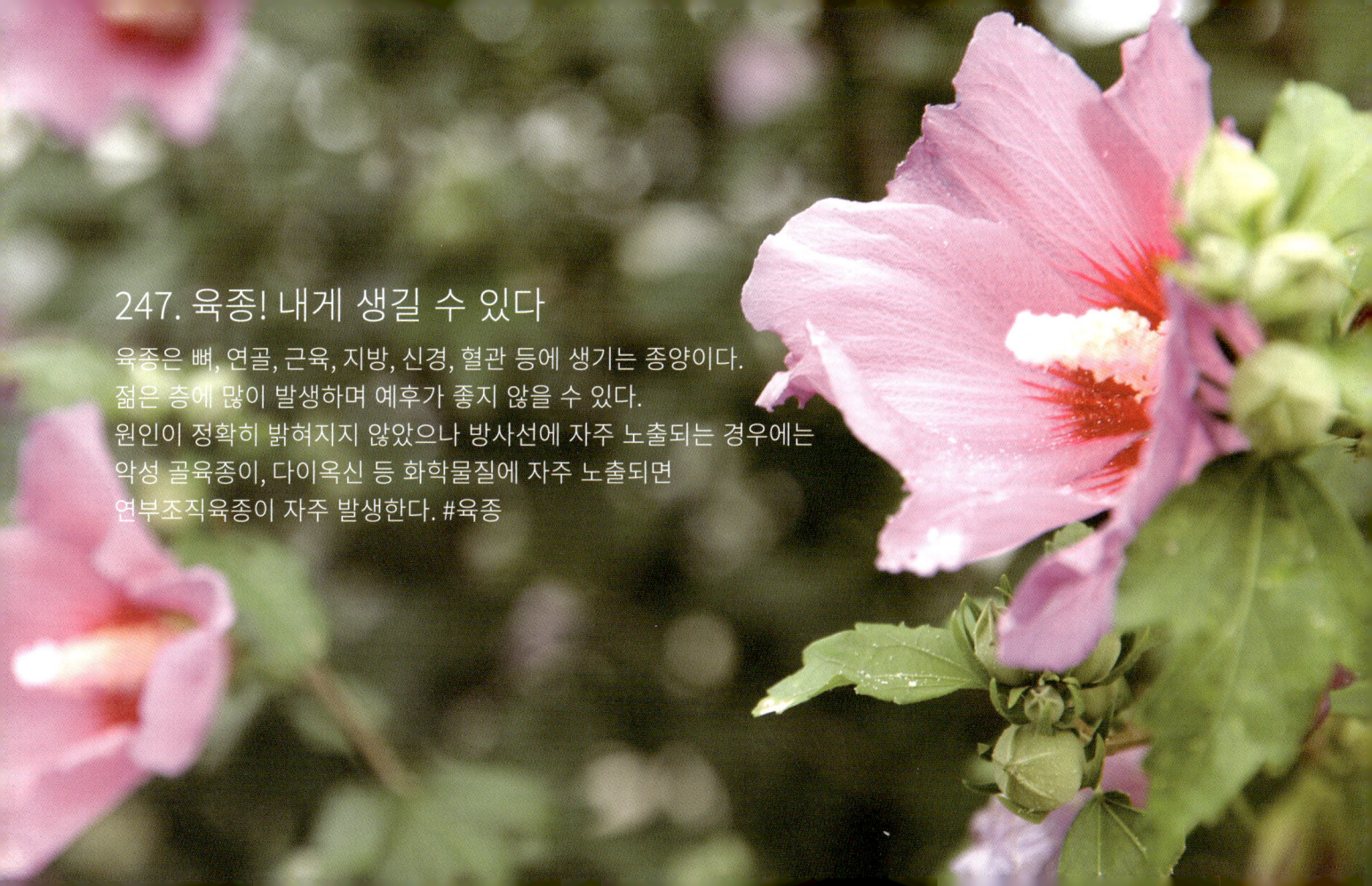

247. 육종! 내게 생길 수 있다

육종은 뼈, 연골, 근육, 지방, 신경, 혈관 등에 생기는 종양이다.
젊은 층에 많이 발생하며 예후가 좋지 않을 수 있다.
원인이 정확히 밝혀지지 않았으나 방사선에 자주 노출되는 경우에는
악성 골육종이, 다이옥신 등 화학물질에 자주 노출되면
연부조직육종이 자주 발생한다. #육종

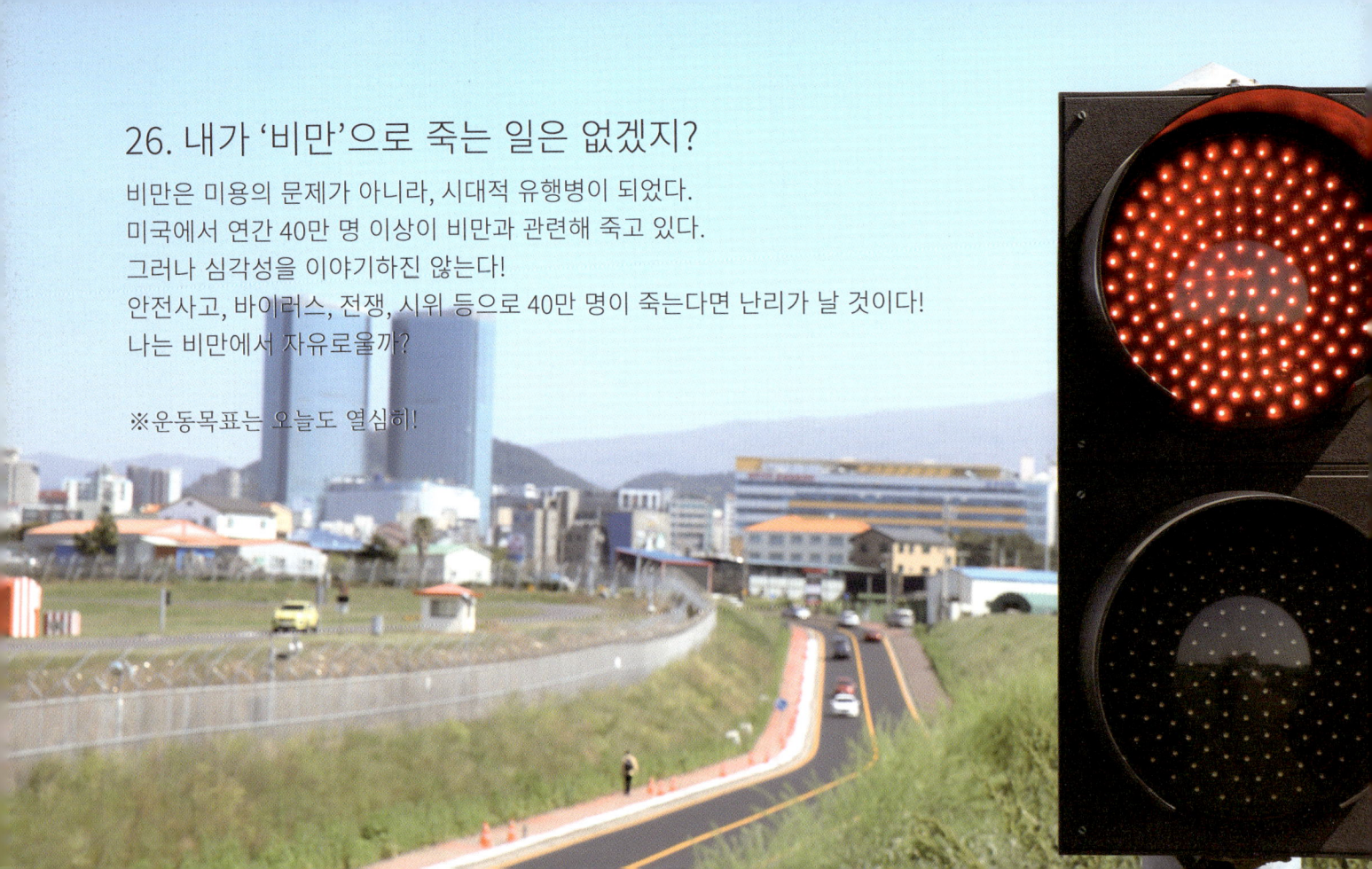

26. 내가 '비만'으로 죽는 일은 없겠지?

비만은 미용의 문제가 아니라, 시대적 유행병이 되었다.
미국에서 연간 40만 명 이상이 비만과 관련해 죽고 있다.
그러나 심각성을 이야기하진 않는다!
안전사고, 바이러스, 전쟁, 시위 등으로 40만 명이 죽는다면 난리가 날 것이다!
나는 비만에서 자유로울까?

※ 운동목표는 오늘도 열심히!

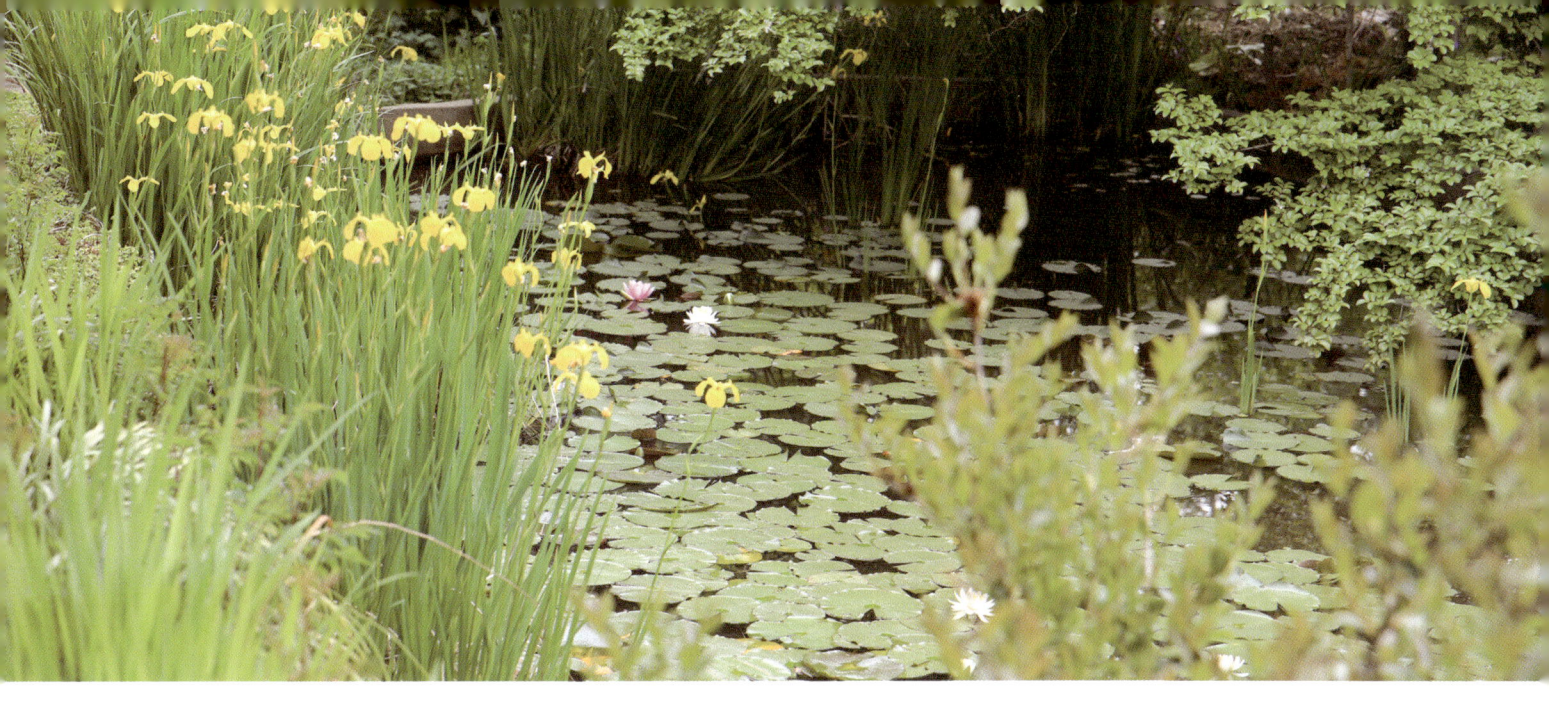

248. 피부에 혹이 생기면?

피부가 불룩 솟아 혹이 생기는데 '섬유종'이다. 쥐젖도 섬유종의 하나다. 섬유종은 양성종양으로 그 발병 원인은 밝혀지지 않았다. 치료하지 않아도 되나 크기가 커져 생활에 불편을 주거나 보기 싫다면 수술을 통해 제거할 수 있다. 섬유종 내게도 생길 수 있을까? #섬유종

25. 나는 비만일까?
비만 가능성이 조금이라도 있을까?

내 체중 어느 정도일 때 몸 움직임이 가장 좋았던가?
지금보다 몸무게가 10kg 더 나가거나 줄어들면 내 몸은 어떻게 변할까?
내 몸무게 10kg 더 나가게, 줄어들게 할 수 있는 사람은 오로지 나뿐이다.
내가 #비만, 과체중, 저체중이라면 어떤 문제가 생길까?
내 생활에서 구체적으로 찾아보기.

※운동 목표 작심 3일로 끝나면, 나는 별 볼 일 없는 사람이지!
나는 꾸준히 할 거야!

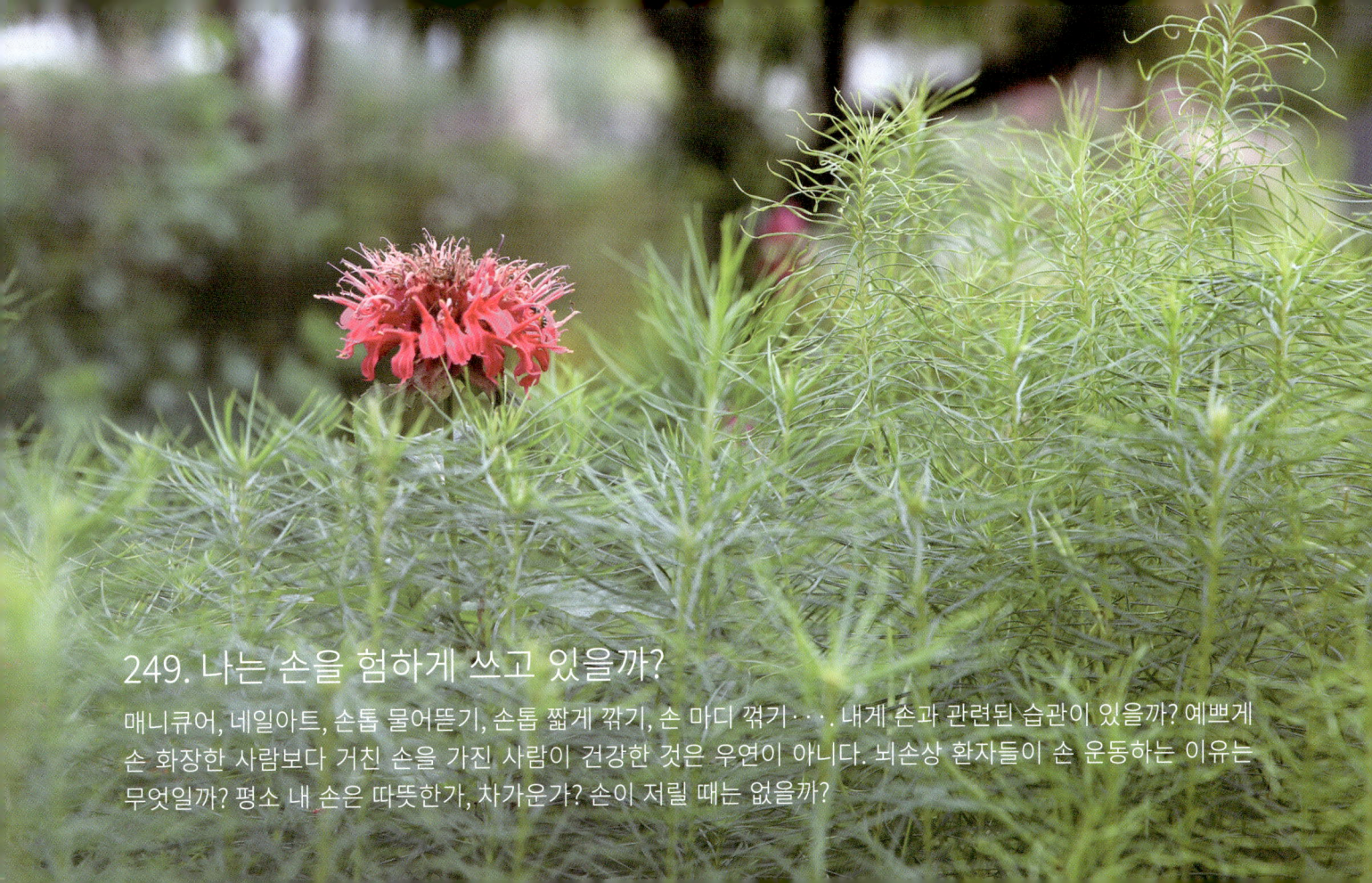

249. 나는 손을 험하게 쓰고 있을까?

매니큐어, 네일아트, 손톱 물어뜯기, 손톱 짧게 깎기, 손 마디 꺾기…. 내게 손과 관련된 습관이 있을까? 예쁘게 손 화장한 사람보다 거친 손을 가진 사람이 건강한 것은 우연이 아니다. 뇌손상 환자들이 손 운동하는 이유는 무엇일까? 평소 내 손은 따뜻한가, 차가운가? 손이 저릴 때는 없을까?

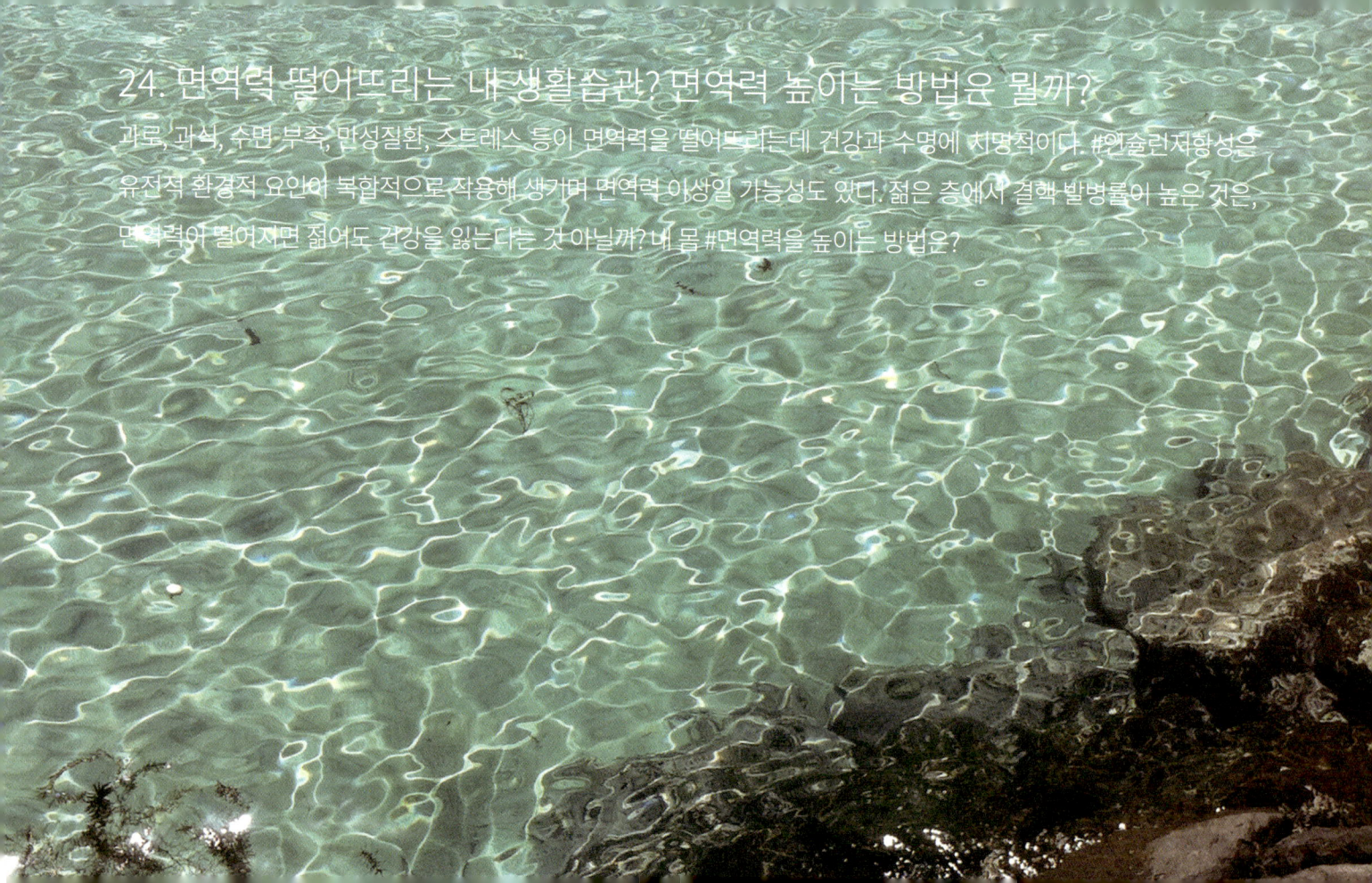

24. 면역력 떨어뜨리는 내 생활습관? 면역력 높이는 방법은 뭘까?

과로, 과식, 수면 부족, 만성질환, 스트레스 등이 면역력을 떨어뜨리는데 건강과 수명에 치명적이다. #인슐린저항성은 유전적 환경적 요인이 복합적으로 작용해 생기며 면역력 이상일 가능성도 있다.'젊은 층에서 결핵 발병률이 높은 것은, 면역력이 떨어지면 젊어도 건강을 잃는다는 것 아닐까? 내 몸 #면역력을 높이는 방법은?

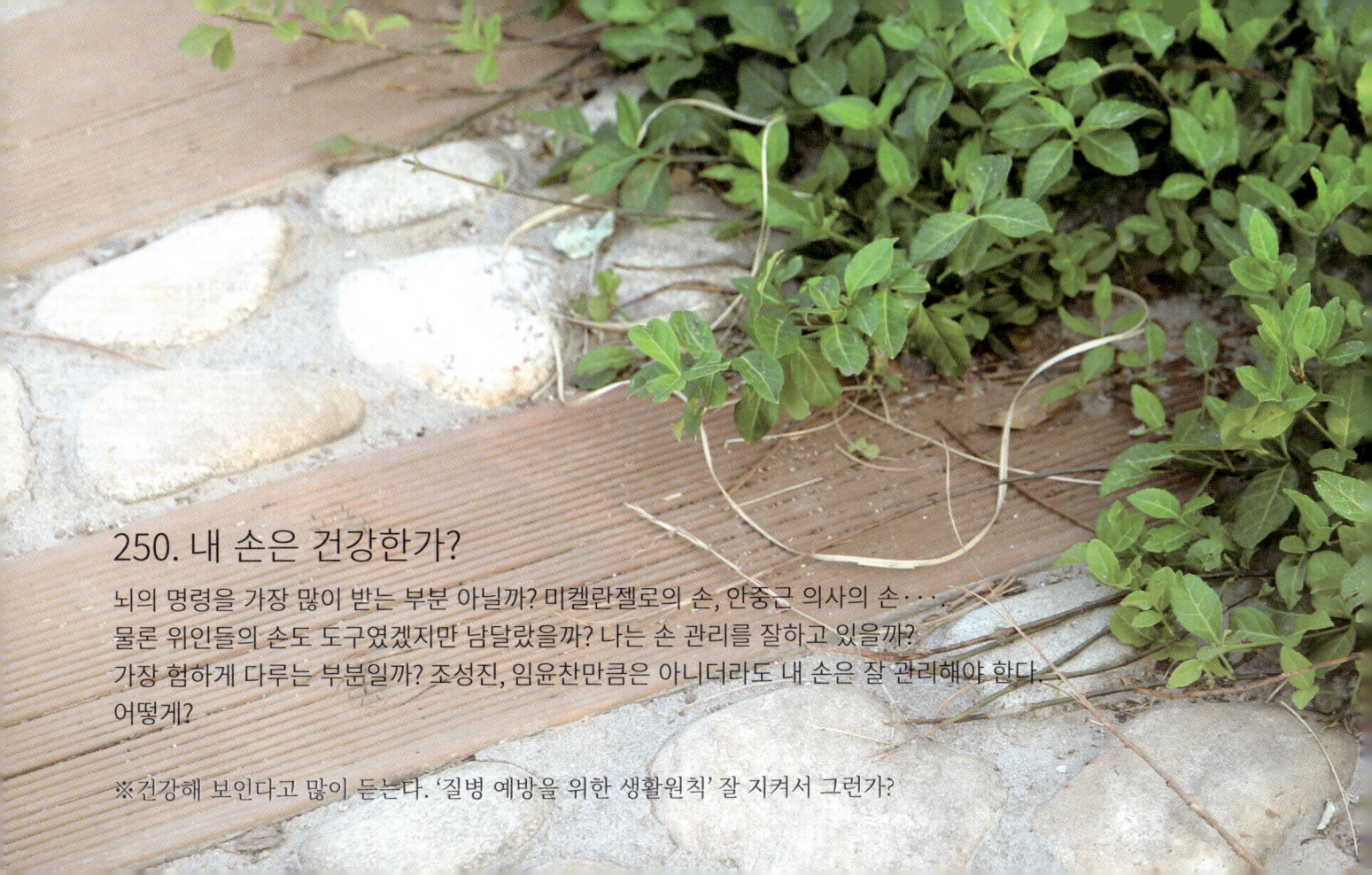

250. 내 손은 건강한가?

뇌의 명령을 가장 많이 받는 부분 아닐까? 미켈란젤로의 손, 안중근 의사의 손‧‧‧‧
물론 위인들의 손도 도구였겠지만 남달랐을까? 나는 손 관리를 잘하고 있을까?
가장 험하게 다루는 부분일까? 조성진, 임윤찬만큼은 아니더라도 내 손은 잘 관리해야 한다.
어떻게?

※건강해 보인다고 많이 듣는다. '질병 예방을 위한 생활원칙' 잘 지켜서 그런가?

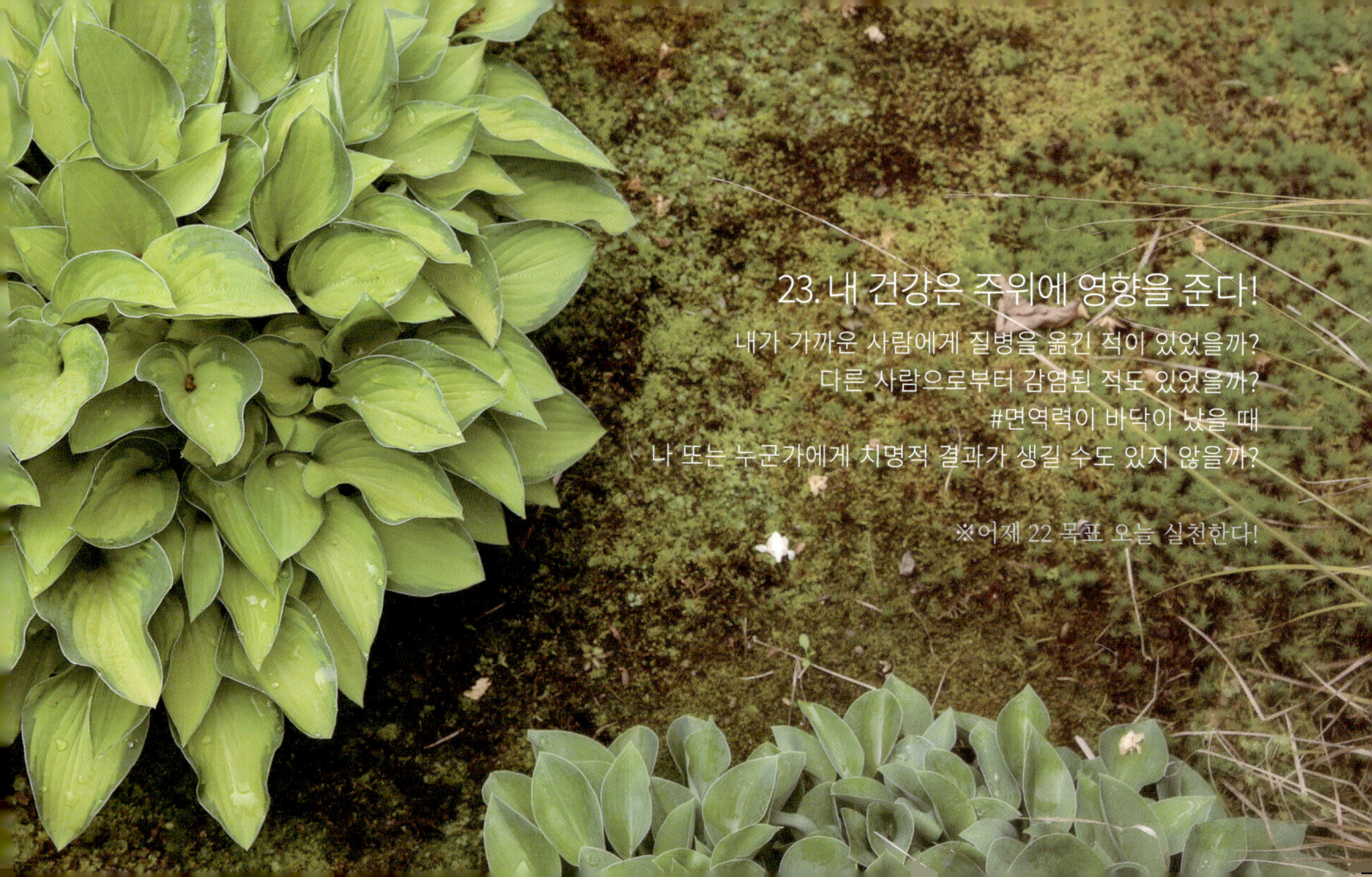

23. 내 건강은 주위에 영향을 준다!

내가 가까운 사람에게 질병을 옮긴 적이 있었을까?
다른 사람으로부터 감염된 적도 있었을까?
#면역력이 바닥이 났을 때
나 또는 누군가에게 치명적 결과가 생길 수도 있지 않을까?

※어제 22 목표 오늘 실천한다!

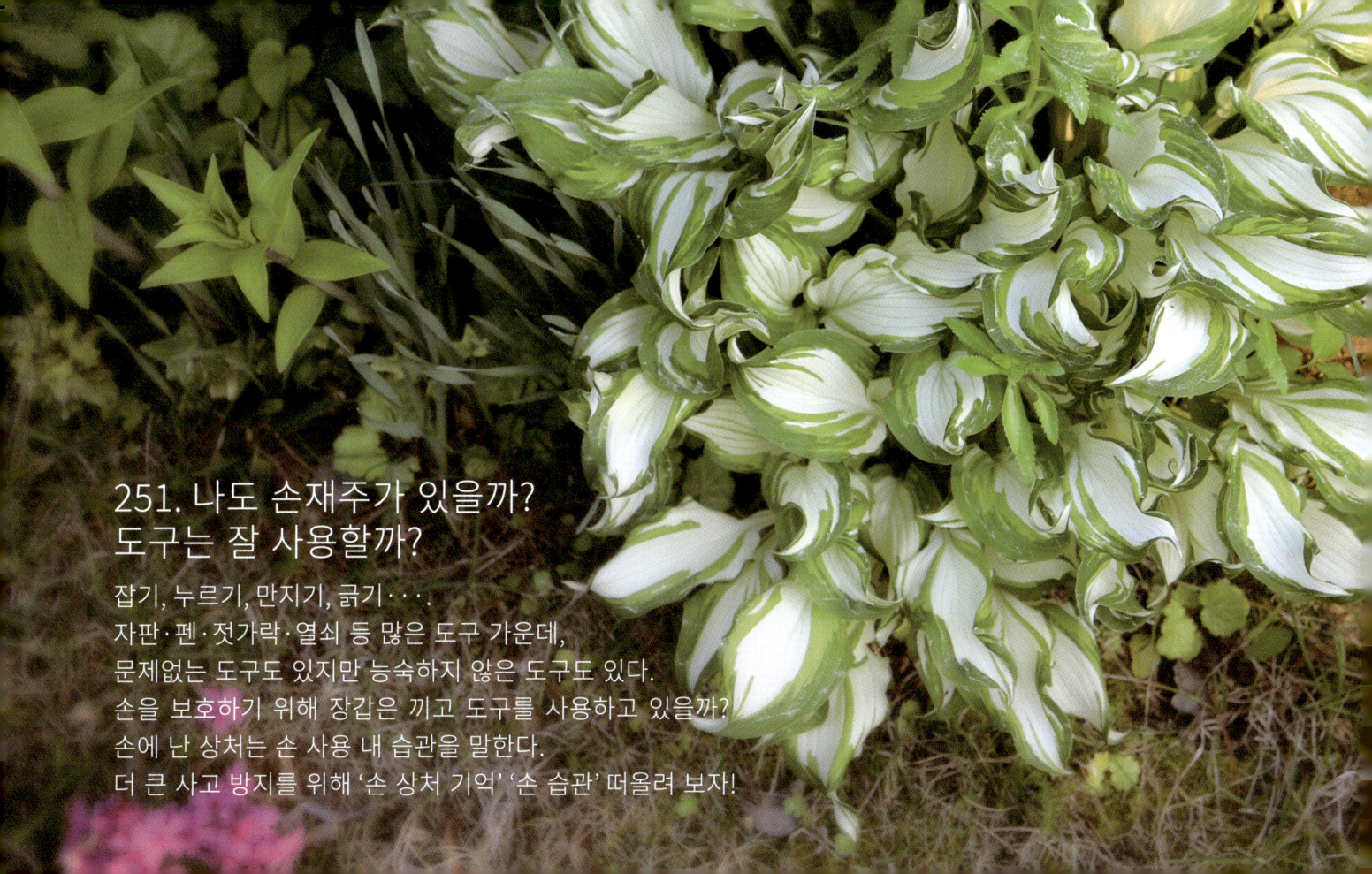

251. 나도 손재주가 있을까?
도구는 잘 사용할까?

잡기, 누르기, 만지기, 긁기⋯.
자판·펜·젓가락·열쇠 등 많은 도구 가운데,
문제없는 도구도 있지만 능숙하지 않은 도구도 있다.
손을 보호하기 위해 장갑은 끼고 도구를 사용하고 있을까?
손에 난 상처는 손 사용 내 습관을 말한다.
더 큰 사고 방지를 위해 '손 상처 기억' '손 습관' 떠올려 보자!

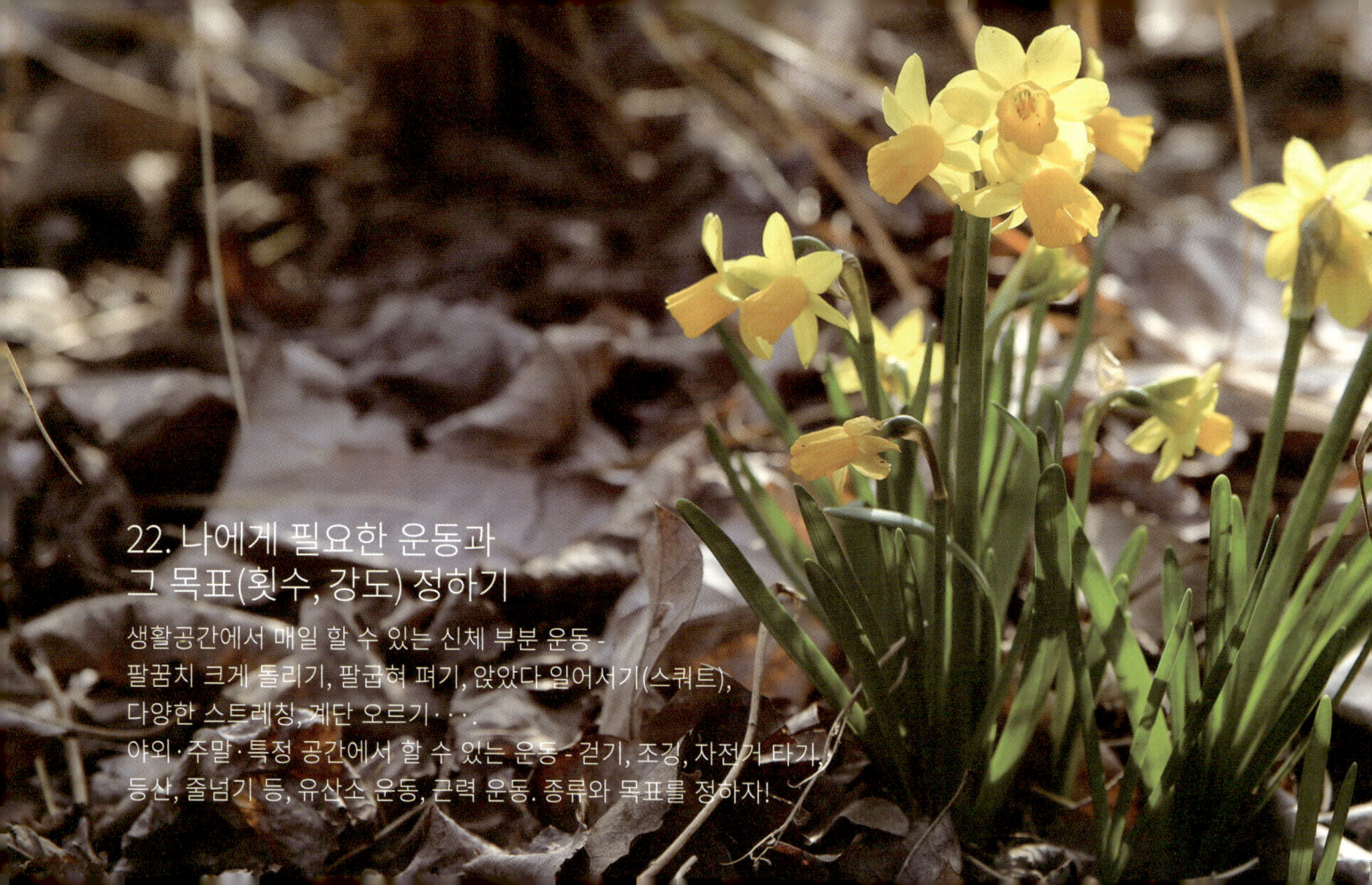

22. 나에게 필요한 운동과 그 목표(횟수, 강도) 정하기

생활공간에서 매일 할 수 있는 신체 부분 운동 -
팔꿈치 크게 돌리기, 팔굽혀 펴기, 앉았다 일어서기(스쿼트),
다양한 스트레칭, 계단 오르기···.
야외·주말·특정 공간에서 할 수 있는 운동 - 걷기, 조깅, 자전거 타기,
등산, 줄넘기 등, 유산소 운동, 근력 운동. 종류와 목표를 정하자!

252. 손톱은 건강상태를 살짝 알려준다!

당뇨병성 족부 질환, 다발성 신경병증, 수족냉증 등의 병은 혈액순환 장애나 신경 손상 등으로 손발이 차갑거나 시리다. 당뇨병성 족부 질환에 유의할 것은 궤양이며, 악화하면 발을 잘라내야 한다. 손톱의 모양과 색은 건강상태를 살짝 알려준다! #손톱 #손톱 건강 #폐암 손톱

※대변 등 장 건강이 좋아졌다. 먹는 습관 바꾸길 정말 잘했다. 주위 사람들이 부러워한다.

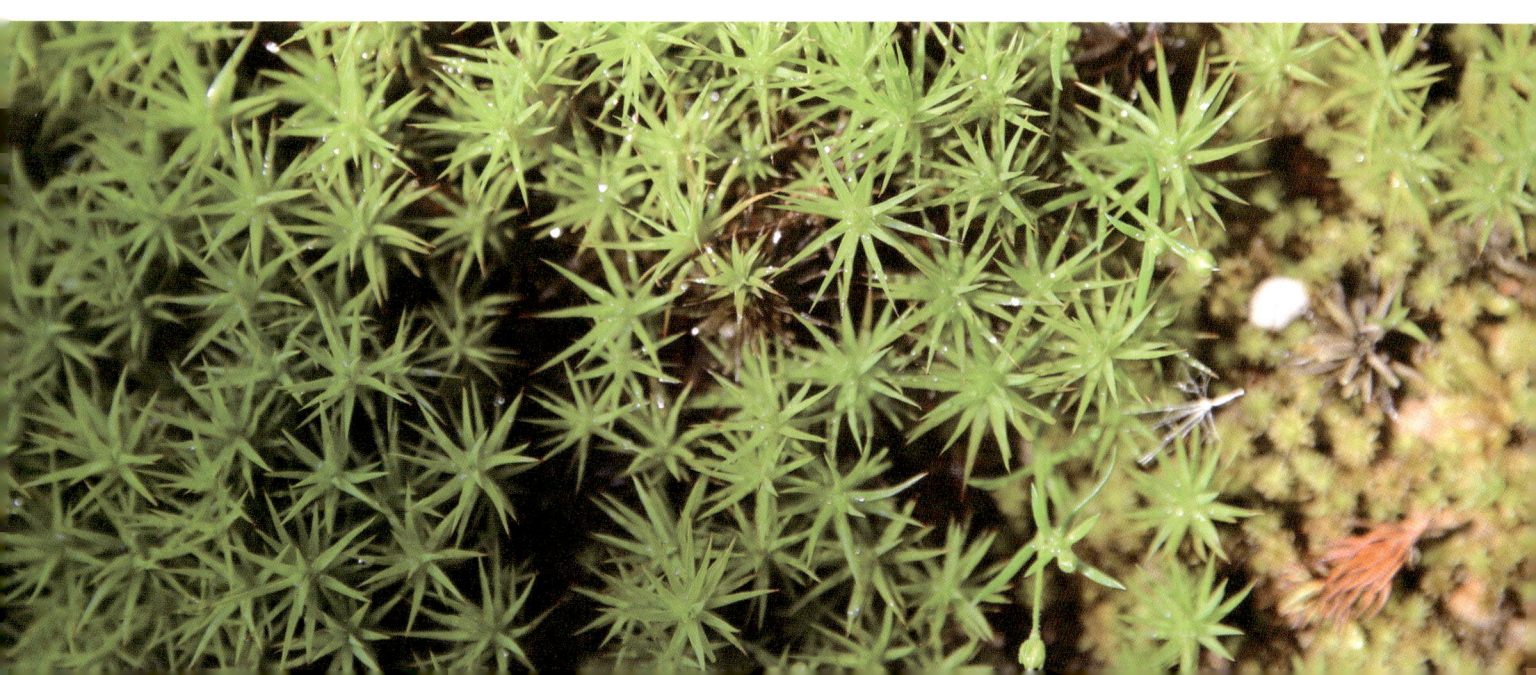

21. 내 건강과 운동은 어떤 관계일까?

운동의 필요성·방법 설명하지 않아도 잘 안다. 그런데 왜 규칙적으로 운동하지 않을까? 시간이 없다거나 의지가 부족해서? 생활습관을 운동으로 만들까! 계단 오르기(엘리베이터 대신), 대중교통 이용(환승에 따른 걷기), 매는 가방 사용하기, 빠르게 걷기, TV 보며 스트레칭···.

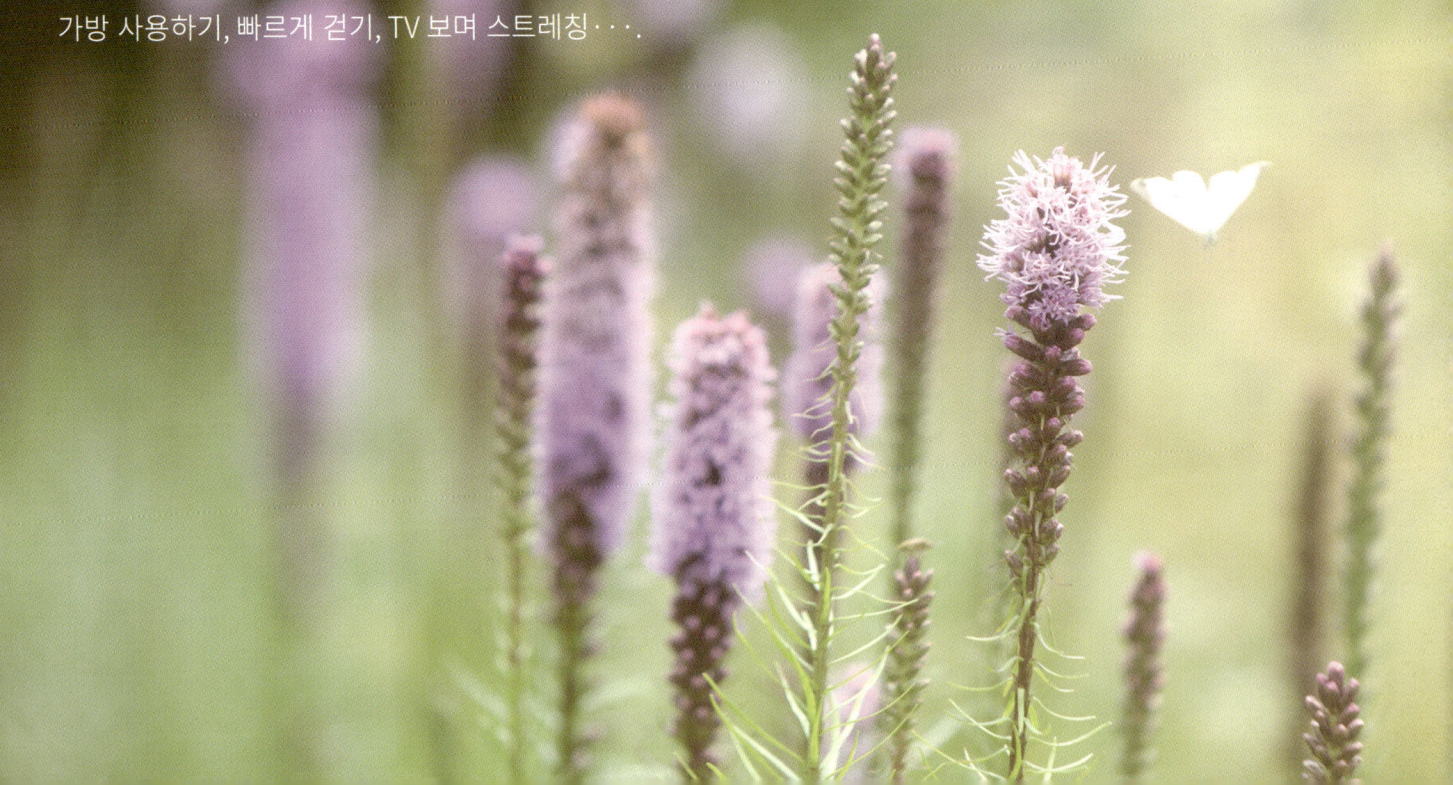

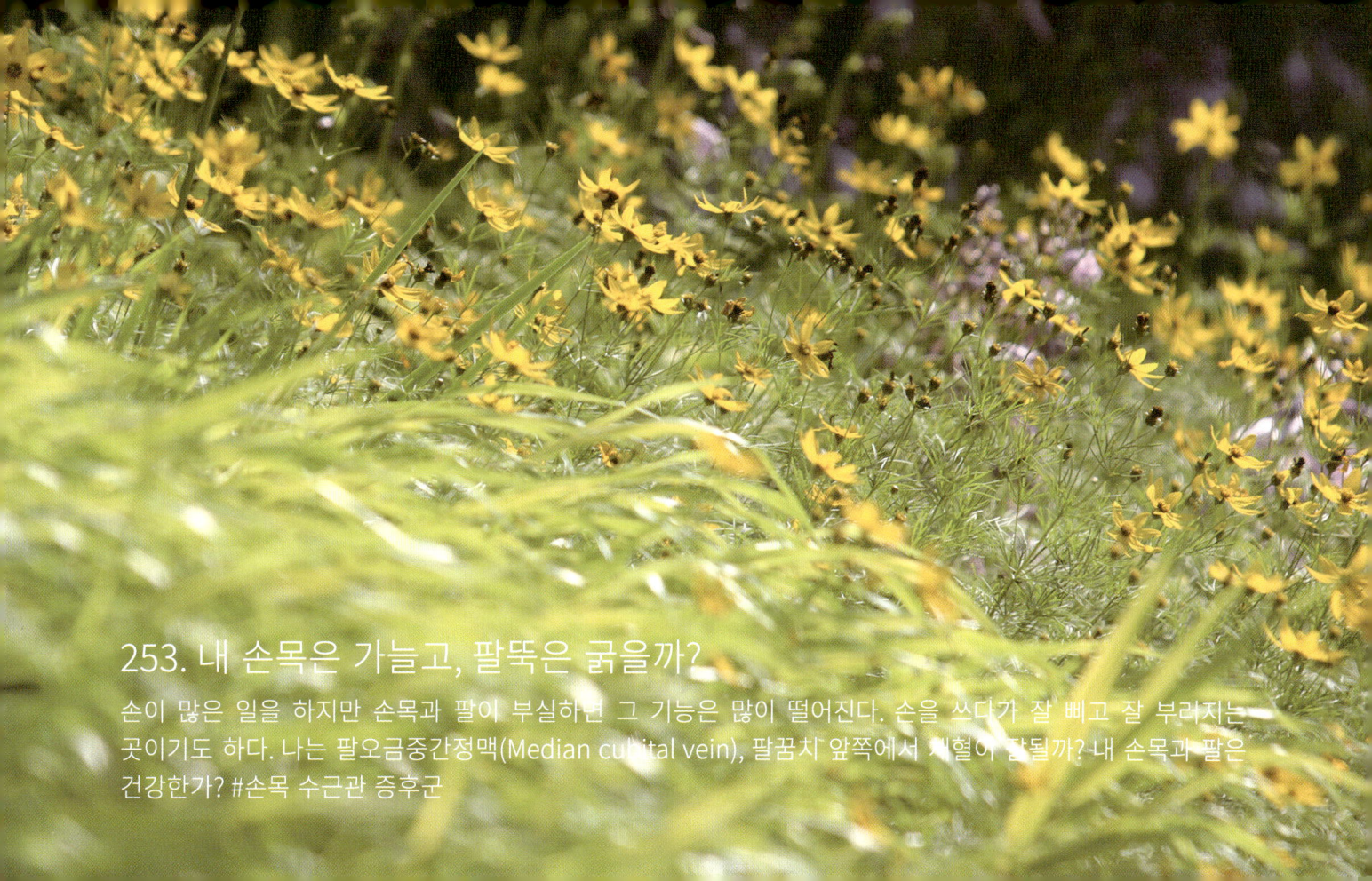

253. 내 손목은 가늘고, 팔뚝은 굵을까?

손이 많은 일을 하지만 손목과 팔이 부실하면 그 기능은 많이 떨어진다. 손을 쓰다가 잘 삐고 잘 부러지는 곳이기도 하다. 나는 팔오금중간정맥(Median cubital vein), 팔꿈치 앞쪽에서 채혈이 잘될까? 내 손목과 팔은 건강한가? #손목 수근관 증후군

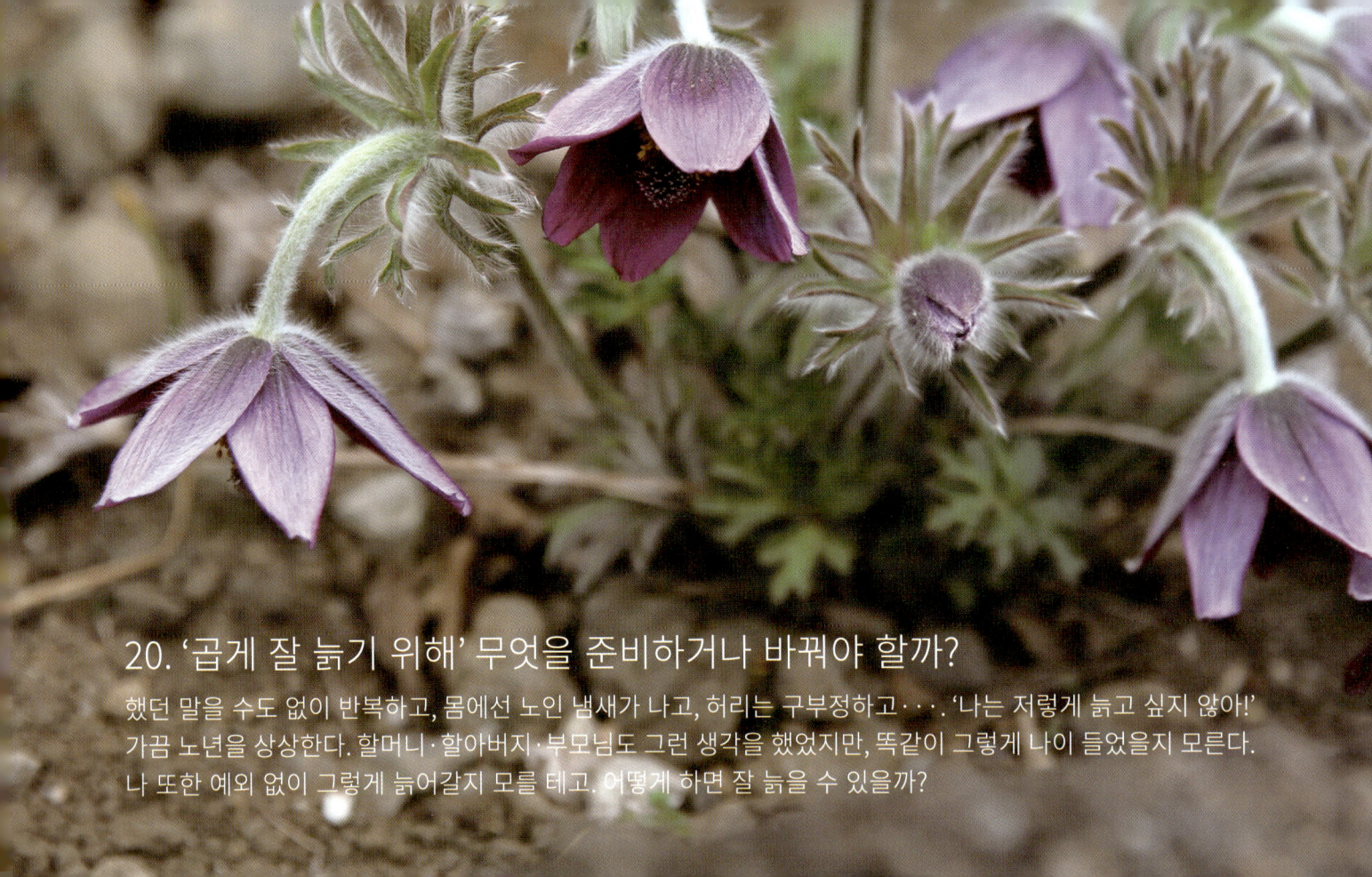

20. '곱게 잘 늙기 위해' 무엇을 준비하거나 바꿔야 할까?

했던 말을 수도 없이 반복하고, 몸에선 노인 냄새가 나고, 허리는 구부정하고···. '나는 저렇게 늙고 싶지 않아!' 가끔 노년을 상상한다. 할머니·할아버지·부모님도 그런 생각을 했었지만, 똑같이 그렇게 나이 들었을지 모른다. 나 또한 예외 없이 그렇게 늙어갈지 모를 테고. 어떻게 하면 잘 늙을 수 있을까?

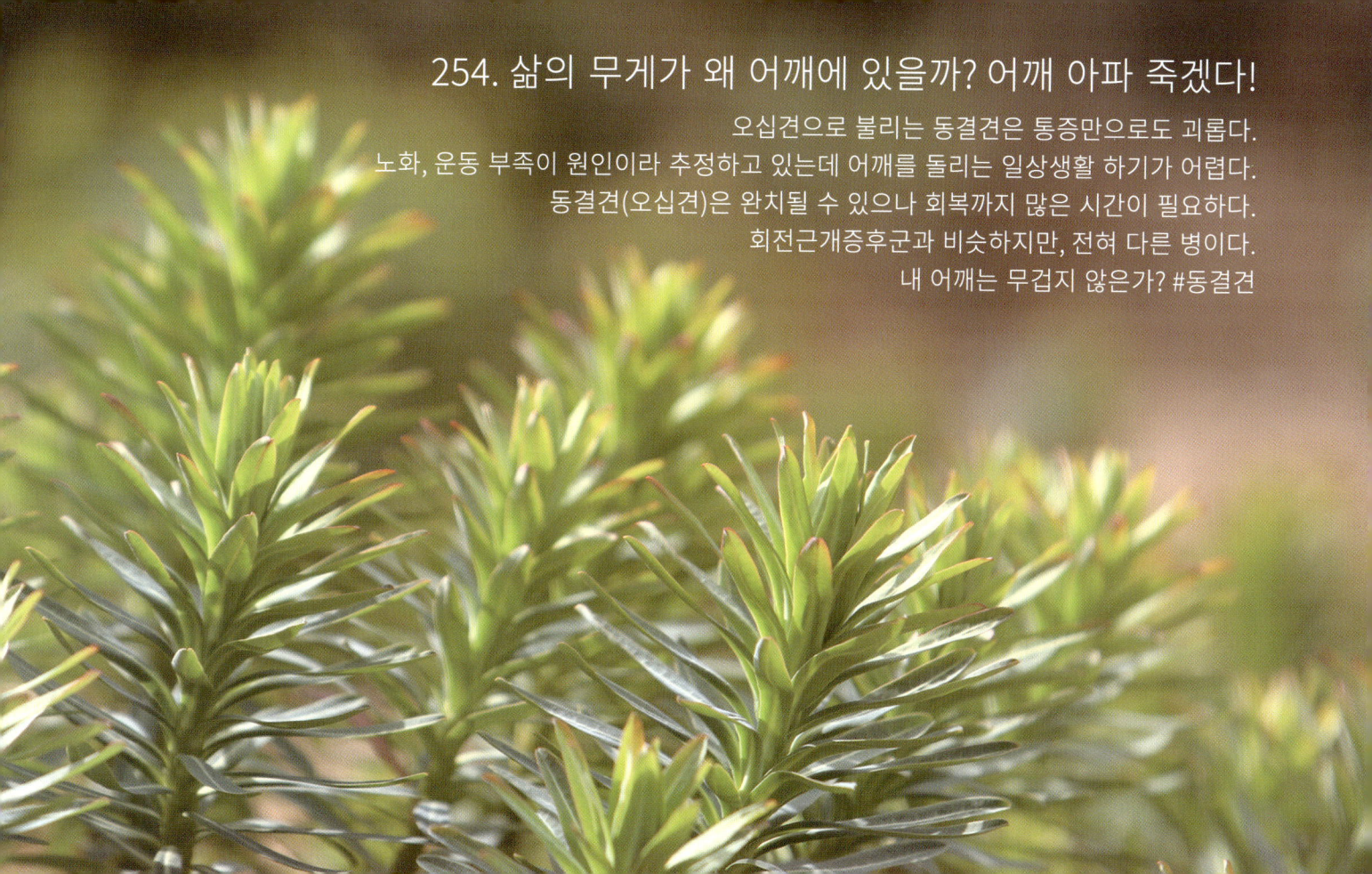

254. 삶의 무게가 왜 어깨에 있을까? 어깨 아파 죽겠다!

오십견으로 불리는 동결견은 통증만으로도 괴롭다.
노화, 운동 부족이 원인이라 추정하고 있는데 어깨를 돌리는 일상생활 하기가 어렵다.
동결견(오십견)은 완치될 수 있으나 회복까지 많은 시간이 필요하다.
회전근개증후군과 비슷하지만, 전혀 다른 병이다.
내 어깨는 무겁지 않은가? #동결견

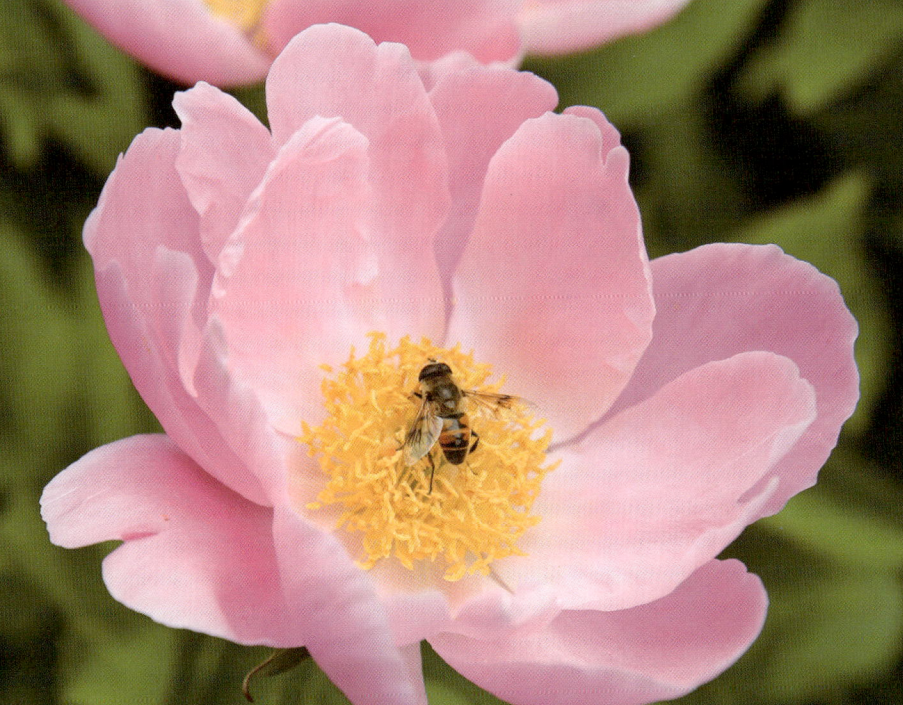

19. 건강한 집단·지역의 공통점은 무엇일까?

치명적인 질병이 적거나 없는, 세계 장수마을의 공통점이 있을까? 내 가까이 있는, 건강한 어르신의 비결은 무엇일까? 반대로 질병 없던 장수 지역이 질병 지역으로 바뀐 곳도 있다. 오키나와, 에스키모, 북아메리카 인디언. 이들은 왜 질병 지역으로 바뀌었을까? 내가 그곳 사람은 아닐까?

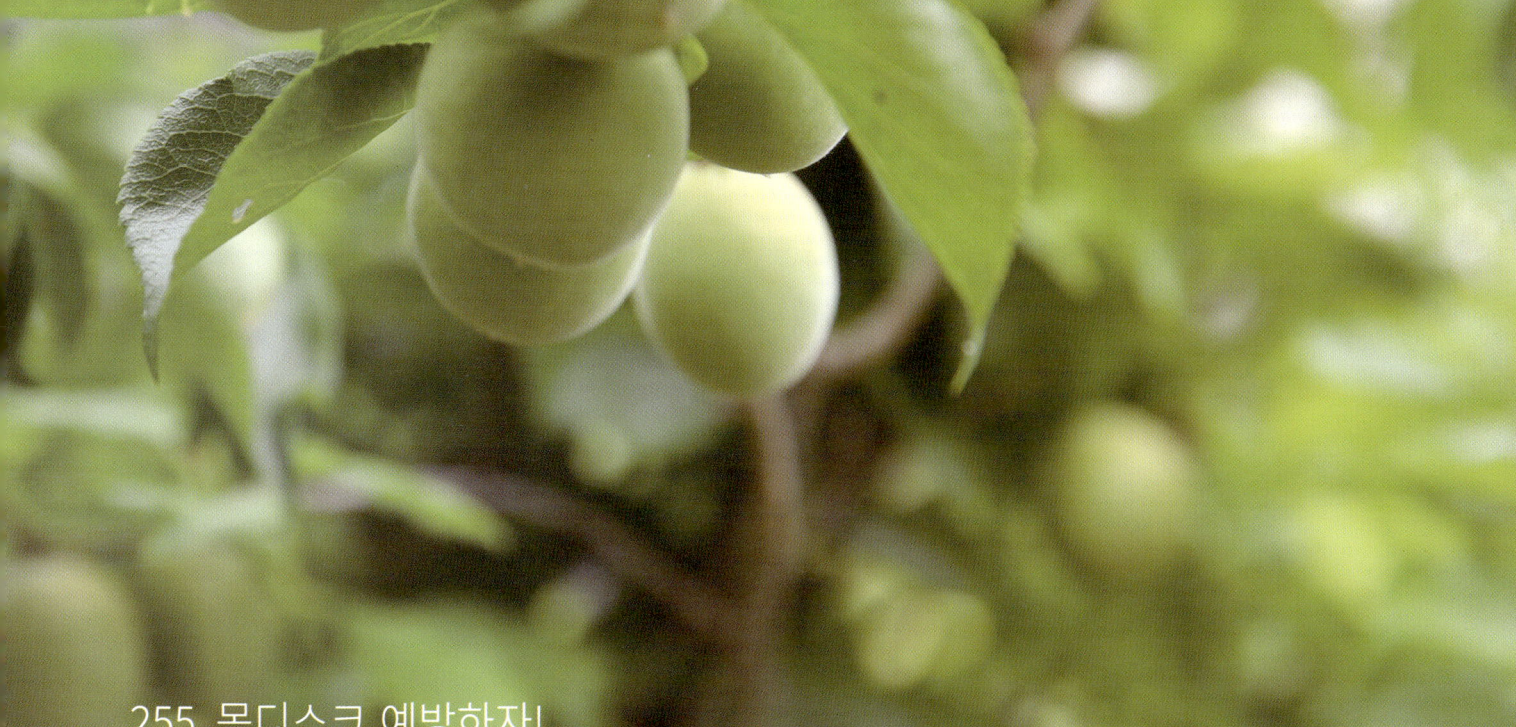

255. 목디스크 예방하자!

목디스크라 하는 '#경추 추간판 탈출증'은 대부분 핸드폰사용과 거북목 자세 등 생활습관이 원인이다. 머리와 목을 앞으로 오랫동안 내미는 습관, 높은 베개···. 자세에서 시작된다. 목의 통증, 어깨·팔·손바닥·손가락의 통증 등이 생긴다. 생활습관 건강하게 바꾸면 예방할 수 있다. 팔꿈치 돌리기!!

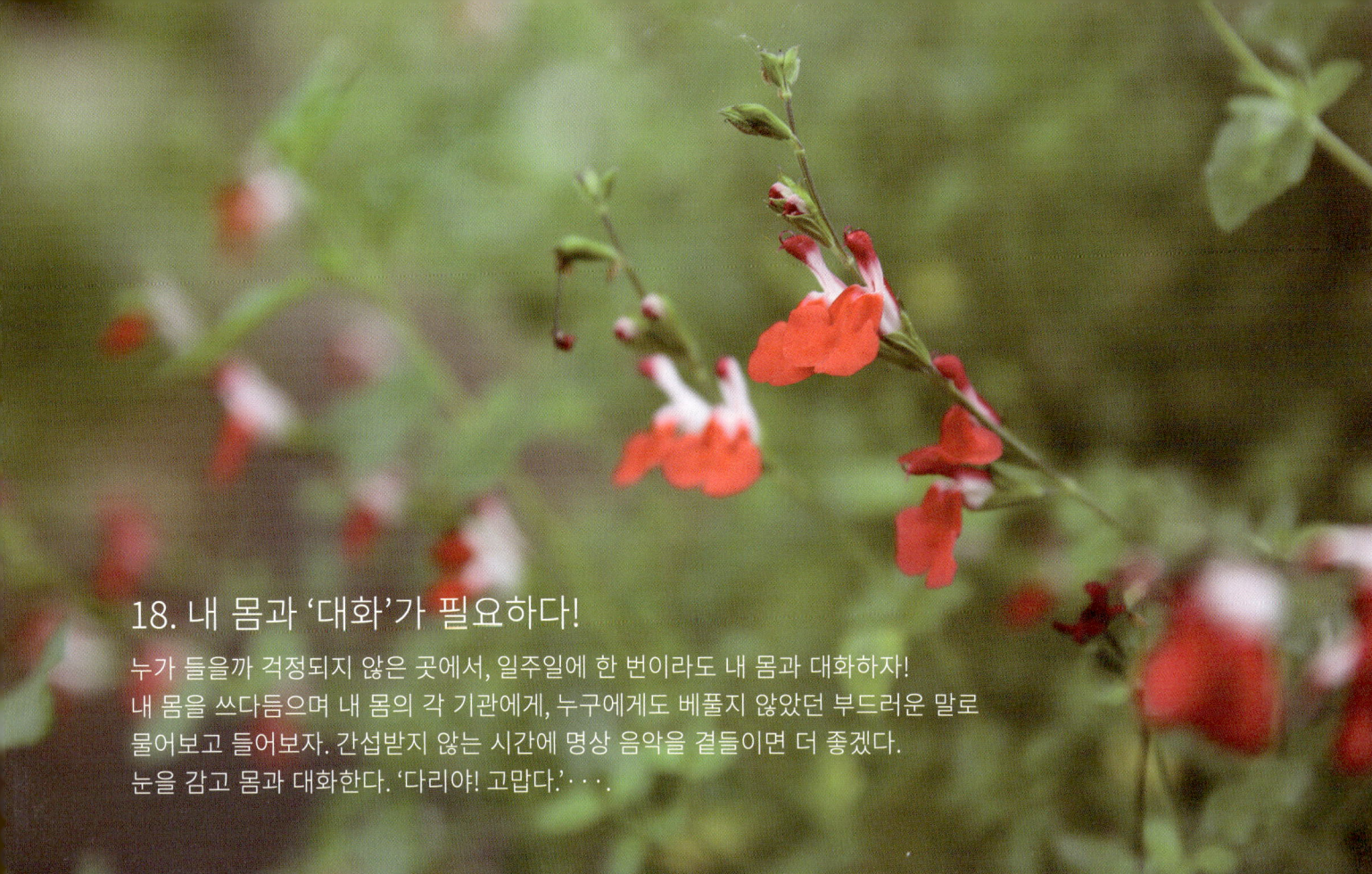

18. 내 몸과 '대화'가 필요하다!

누가 들을까 걱정되지 않은 곳에서, 일주일에 한 번이라도 내 몸과 대화하자!
내 몸을 쓰다듬으며 내 몸의 각 기관에게, 누구에게도 베풀지 않았던 부드러운 말로
물어보고 들어보자. 간섭받지 않는 시간에 명상 음악을 곁들이면 더 좋겠다.
눈을 감고 몸과 대화한다. '다리야! 고맙다.'····

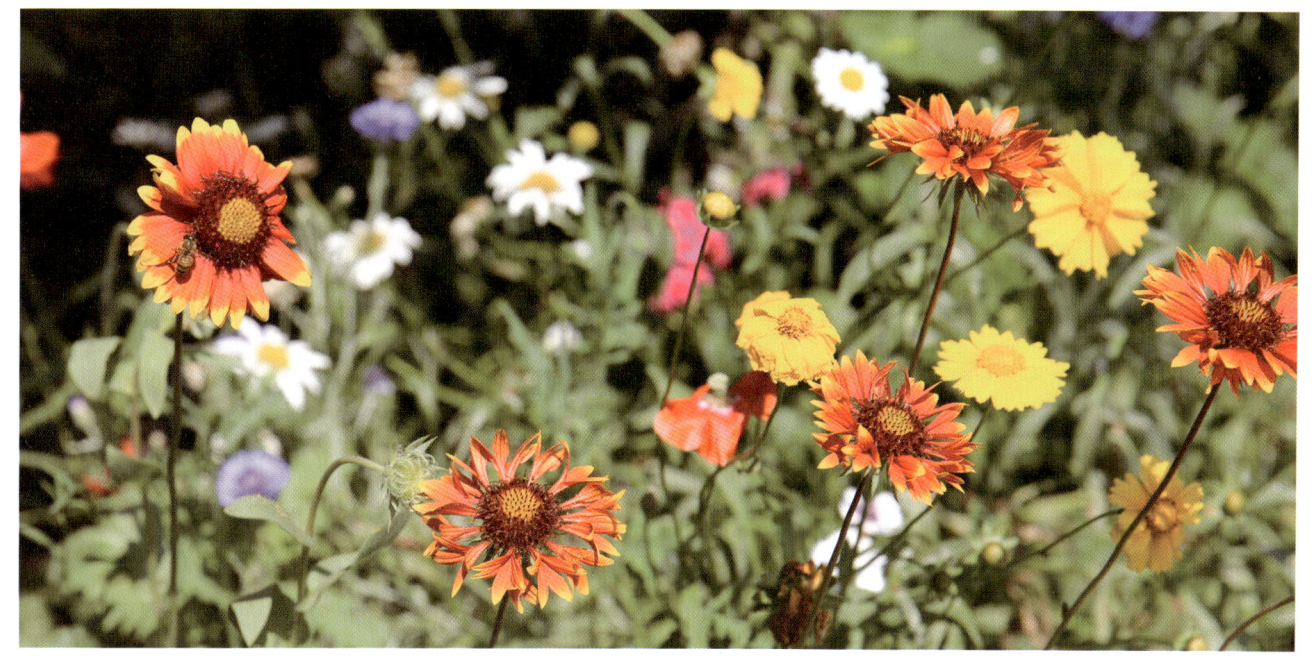

256. 허벅지가 굵으면 노년이 건강하다!

무릎! 노년을 위해 아껴 써야 할 부분이다. 젊은 날 뛰어서 산에서 내려오는 일! 그 대가는 나이 들어 고스란히 나타날 수밖에. 운동이 적절하고 충분하다면 허벅지가 굵어져 대사량도 많아 건강할 수밖에 없다. 나이 들어서뿐 아니라 지금을 위해서도 하체 운동은 필요하다!

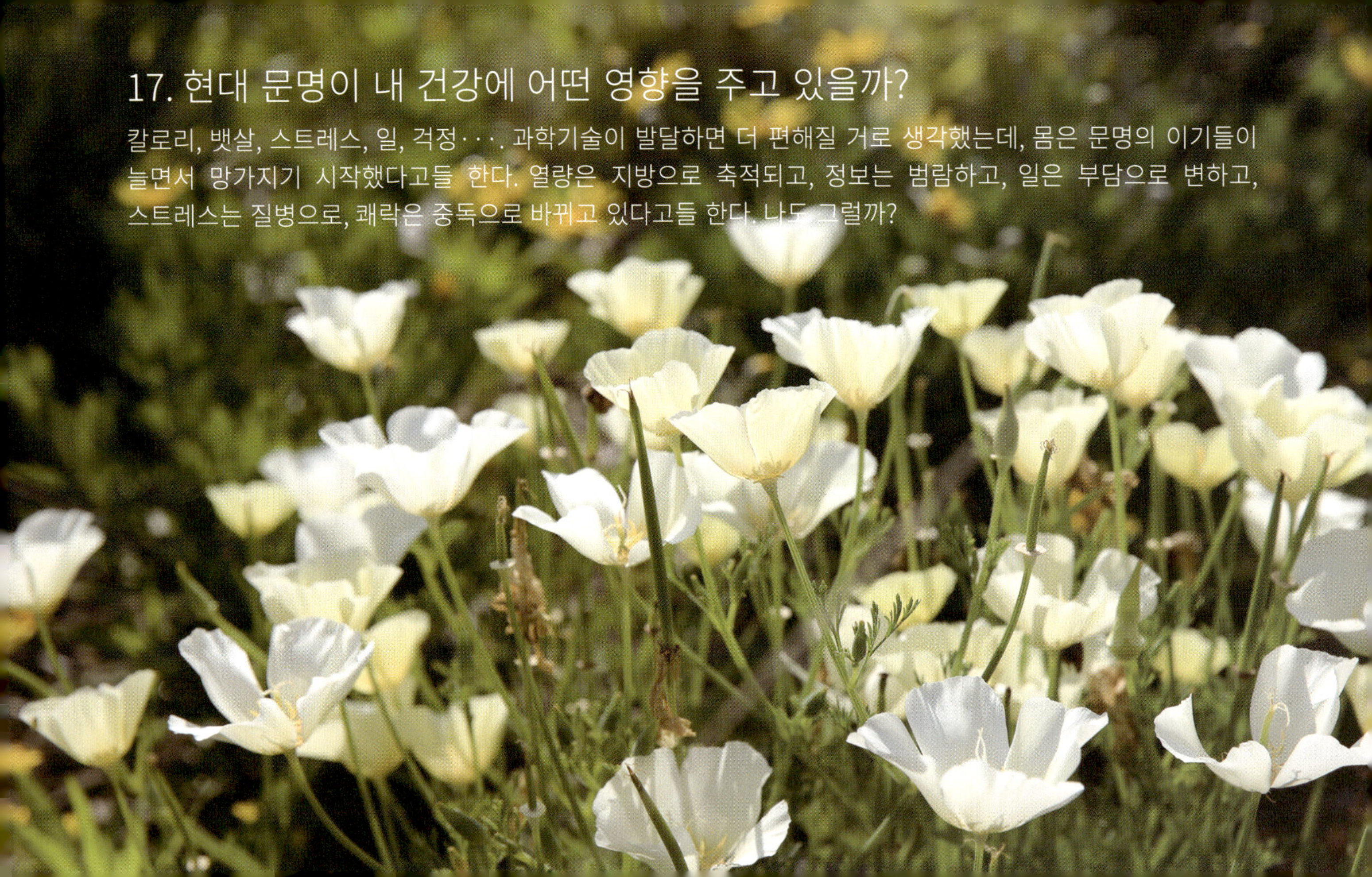

17. 현대 문명이 내 건강에 어떤 영향을 주고 있을까?

칼로리, 뱃살, 스트레스, 일, 걱정···. 과학기술이 발달하면 더 편해질 거로 생각했는데, 몸은 문명의 이기들이 늘면서 망가지기 시작했다고들 한다. 열량은 지방으로 축적되고, 정보는 범람하고, 일은 부담으로 변하고, 스트레스는 질병으로, 쾌락은 중독으로 바뀌고 있다고들 한다. 나도 그럴까?

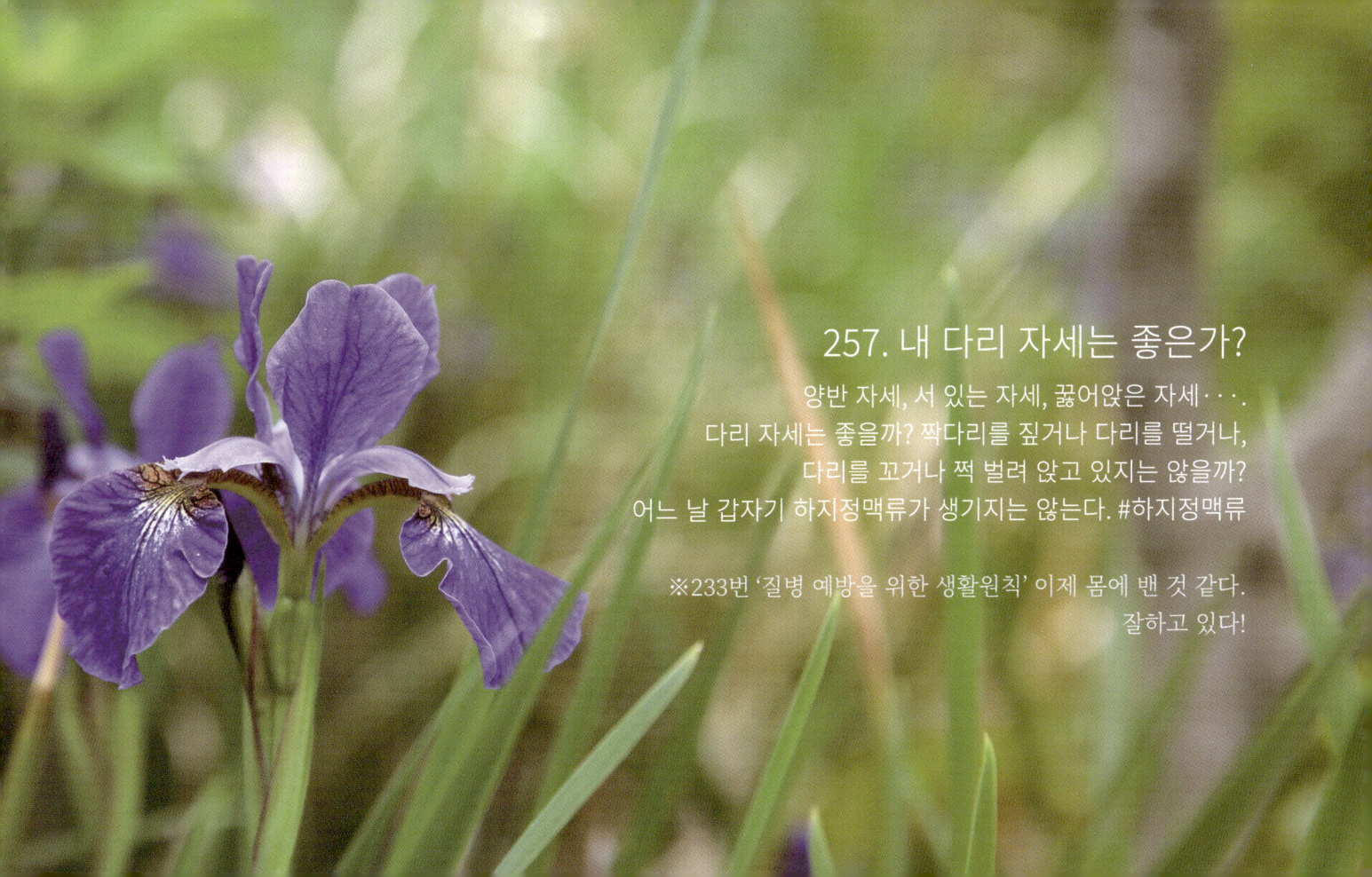

257. 내 다리 자세는 좋은가?

양반 자세, 서 있는 자세, 꿇어앉은 자세⋯.
다리 자세는 좋을까? 짝다리를 짚거나 다리를 떨거나,
다리를 꼬거나 쩍 벌려 앉고 있지는 않을까?
어느 날 갑자기 하지정맥류가 생기지는 않는다. #하지정맥류

※233번 '질병 예방을 위한 생활원칙' 이제 몸에 밴 것 같다.
잘하고 있다!

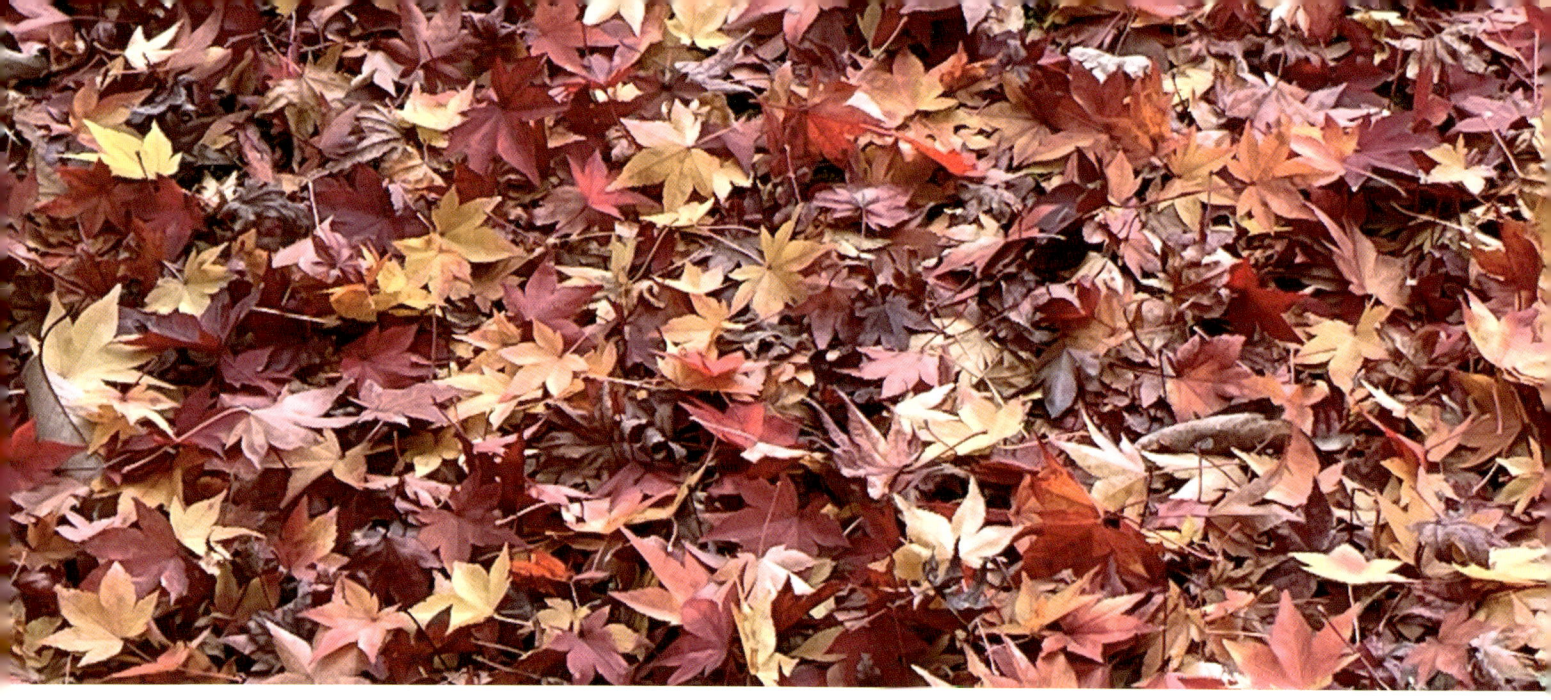

16. 내 몸은 기계와 달리 자연치유력이 있다!

머리 아프면 진통제, 잠이 안 오면 수면제, 소화가 안 되면 소화제, 변이 안 나오면 변비약⋯. 약에 의존하는 사람 의외로 많다. 하루에 한 움큼 약을 먹는 어르신들을 본다. 건강하게 삶을 마감하는 분들의 공통점은 '약 의존성'이 없다고 하던데. 나는 어떻게 약을 먹고 있지?

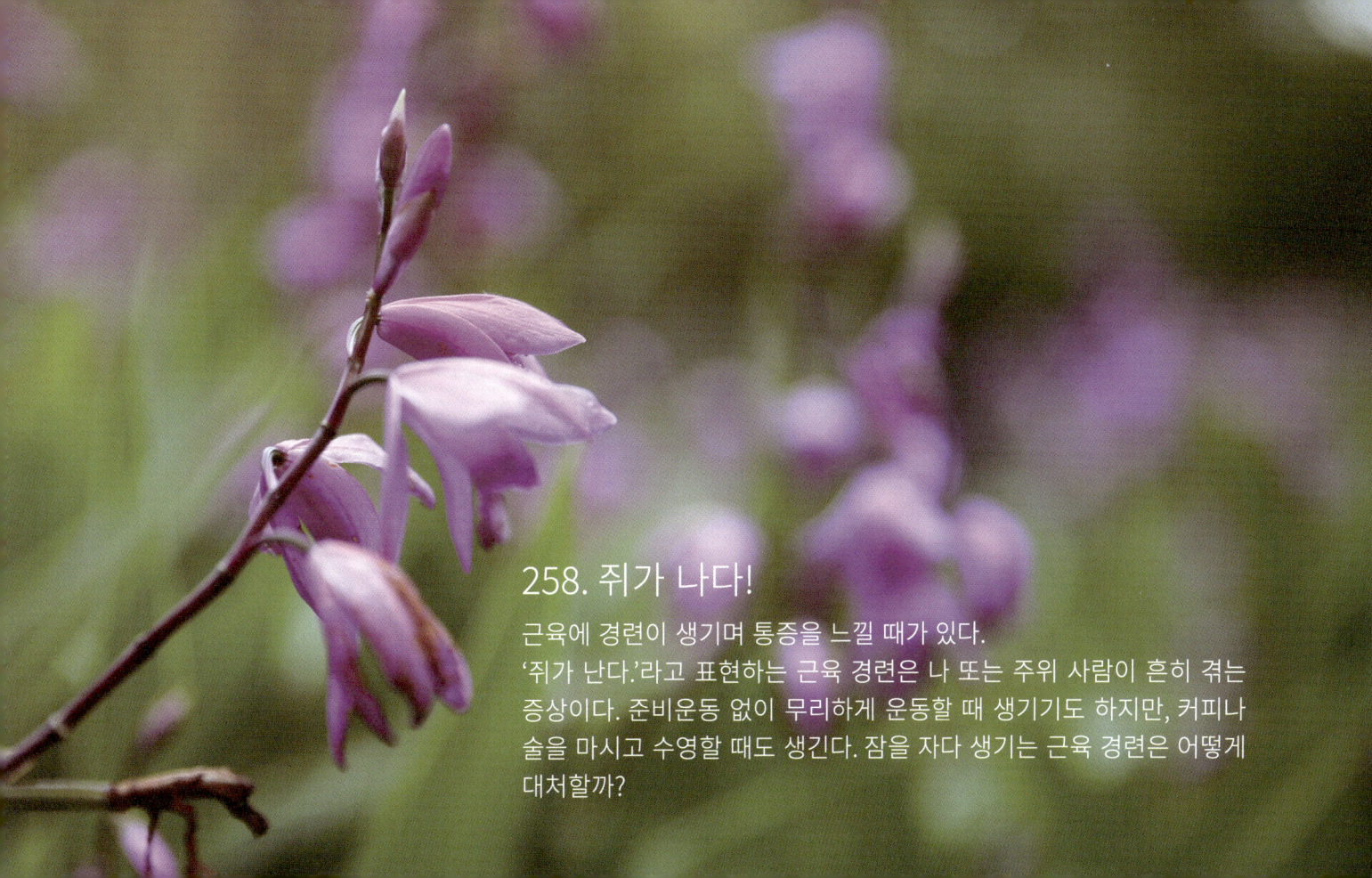

258. 쥐가 나다!

근육에 경련이 생기며 통증을 느낄 때가 있다. '쥐가 난다.'라고 표현하는 근육 경련은 나 또는 주위 사람이 흔히 겪는 증상이다. 준비운동 없이 무리하게 운동할 때 생기기도 하지만, 커피나 술을 마시고 수영할 때도 생긴다. 잠을 자다 생기는 근육 경련은 어떻게 대처할까?

태어나 죽을 때까지 내 몸 관리는 전적으로 나! 몸이 주인을 잘못 만나면 고생하고 때론 저승길도 재촉한다. 누군가에게 내 몸뚱어리 짐이 되는 순간부터, 나도 힘들고 나를 사랑하는 사람도 힘들다.

몸에 이상이 있다는 것 아는 순간부터, 시간과 노력 돈을 더 쏟아부어야 하며 몸도 괴롭다. "아! 그때부터 건강 관리할걸!" 건강은 잃고서 통절한다.

259. 오늘 하루 '발 건강' 해치는 습관 있나 자세히 생각해 보기

발바닥에 연필을 놓고 섰을 때 꼭 맞으면 보통 발이나, 떠 있다면 요족, 발이 들릴 정도면 평발이다. 나이 들면서 그 높이는 점점 낮아지며 발이 커진다. 내 신발 밑창은 균일하게 닳아있을까? 발가락에 많이 생기는 #통풍은 없을까? 외모를 중요시한다면 #무지외반증도 감수해야 한다.

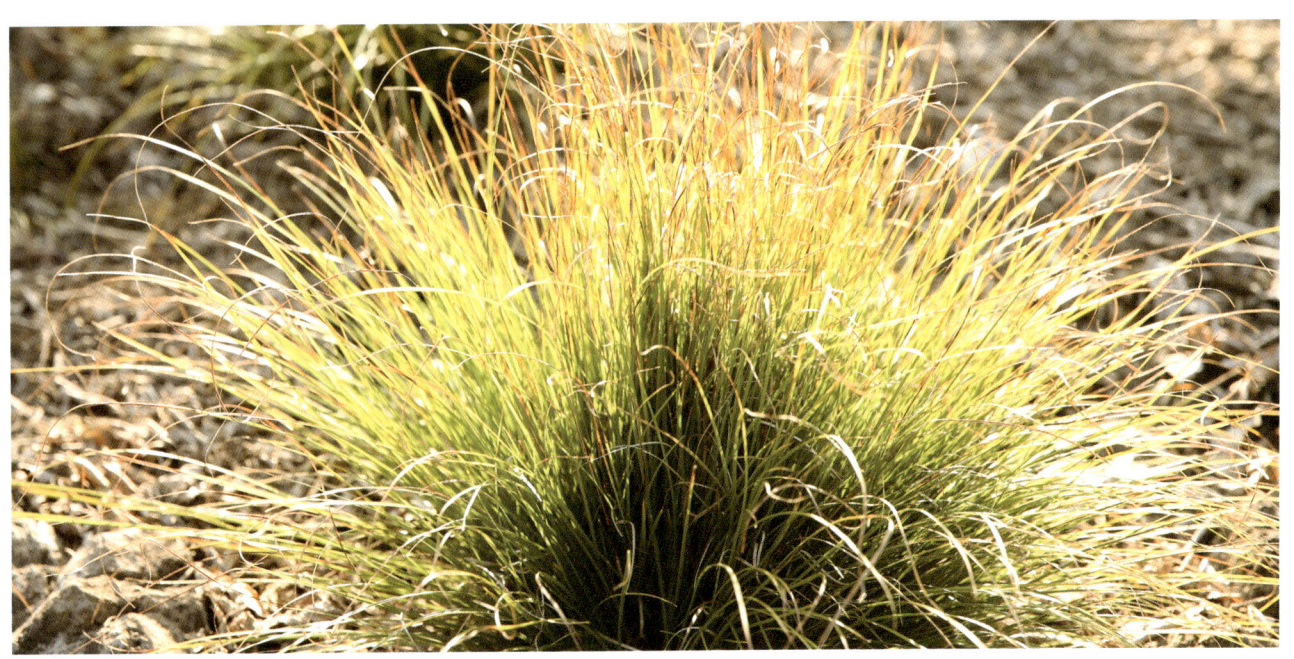

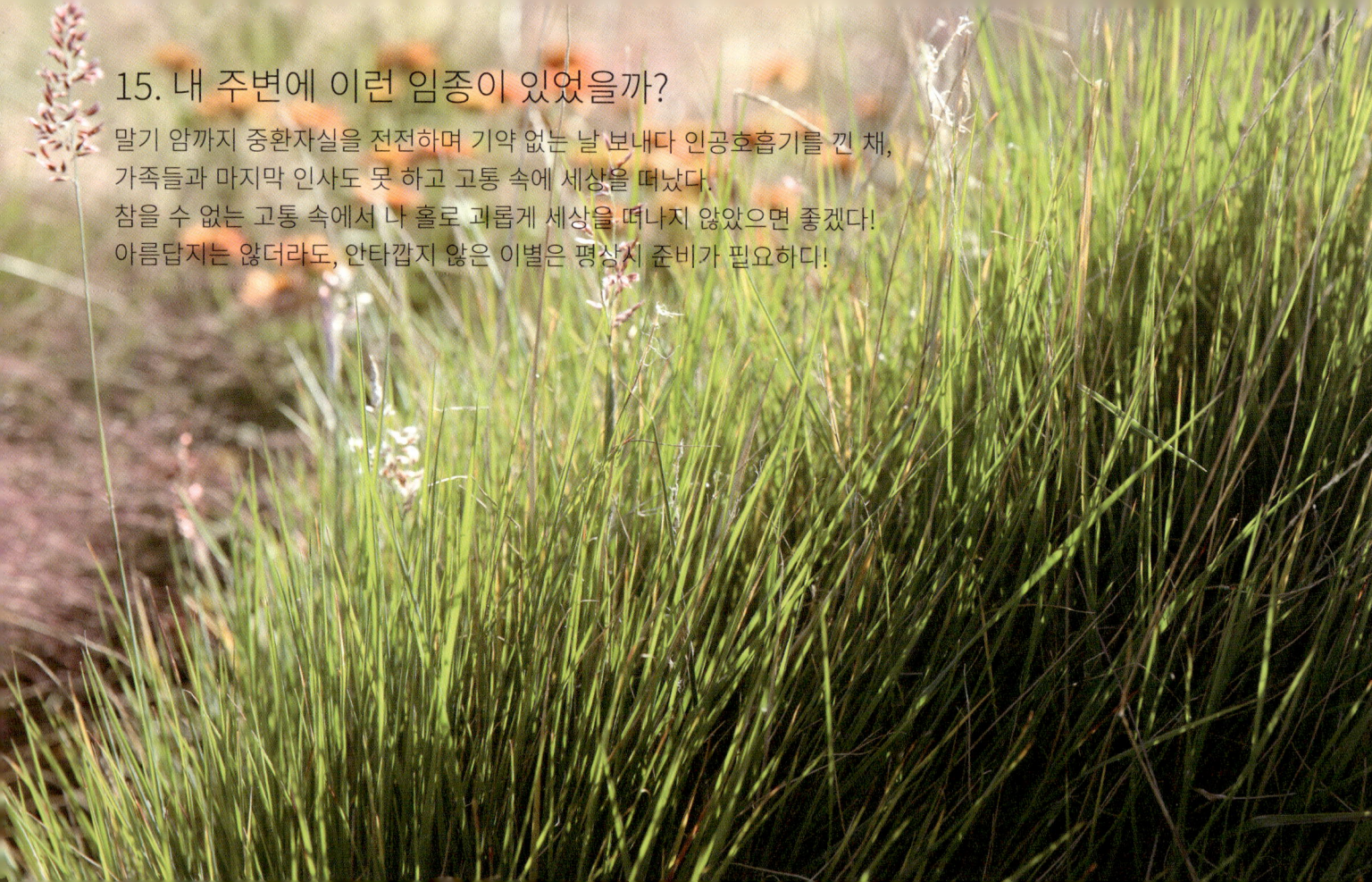

15. 내 주변에 이런 임종이 있었을까?

말기 암까지 중환자실을 전전하며 기약 없는 날 보내다 인공호흡기를 낀 채,
가족들과 마지막 인사도 못 하고 고통 속에 세상을 떠났다.
참을 수 없는 고통 속에서 나 홀로 괴롭게 세상을 떠나지 않았으면 좋겠다!
아름답지는 않더라도, 안타깝지 않은 이별은 평상시 준비가 필요하다!

260. 손흥민 선수는 어떻게 발을 관리할까?

성은 손 씨지만 발을 더 잘 관리하지 않을까? 신발과 양말도 건강을 최우선으로 선택할 것이고, 잘 씻고 잘 말려 무좀도 없을 것이고, 새끼발톱도 온전할 것이고⋯⋯. 아킬레스건은 다치지 않게 특별히 조심하지 않을까? 나는 발을 건강하게 잘 관리하고 있을까?

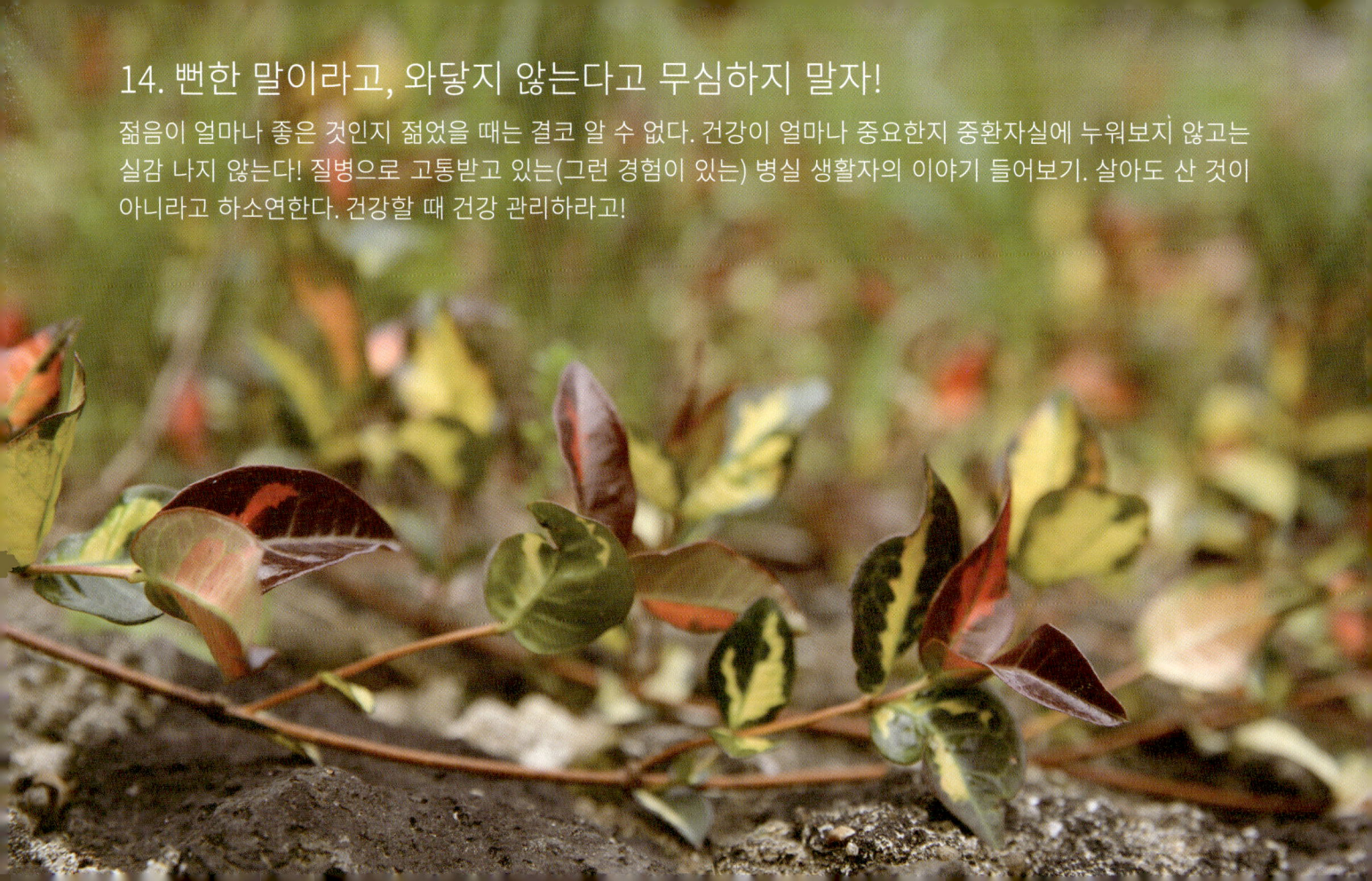

14. 뻔한 말이라고, 와닿지 않는다고 무심하지 말자!

젊음이 얼마나 좋은 것인지 젊었을 때는 결코 알 수 없다. 건강이 얼마나 중요한지 중환자실에 누워보지 않고는 실감 나지 않는다! 질병으로 고통받고 있는(그런 경험이 있는) 병실 생활자의 이야기 들어보기. 살아도 산 것이 아니라고 하소연한다. 건강할 때 건강 관리하라고!

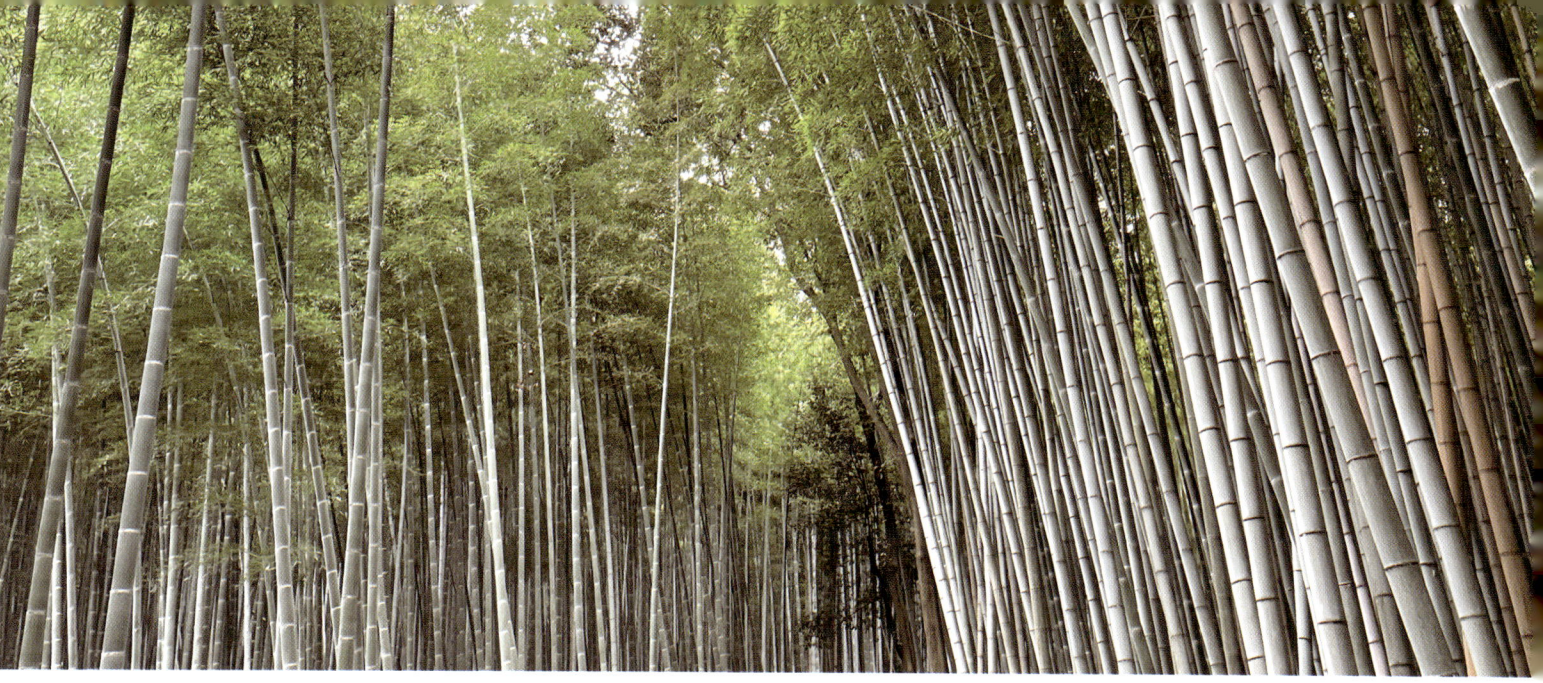

261. 사는 동안 허리 아파보지 않은 사람이 있을까?

의자·침대·스마트폰·컴퓨터·허리띠·하이힐·미니스커트·앉기·눕기·서 있기·걷기·물건 들기·세수하기···. 허리 통증 원인은 대부분 생활 속에 있다. 나는 '허리가 건강하게' 생활하고 있을까? 실제 수술해야 할 사람은 2~3%에 불과하지만, 허리 디스크 무척 아프다! #요추 추간판 탈출증

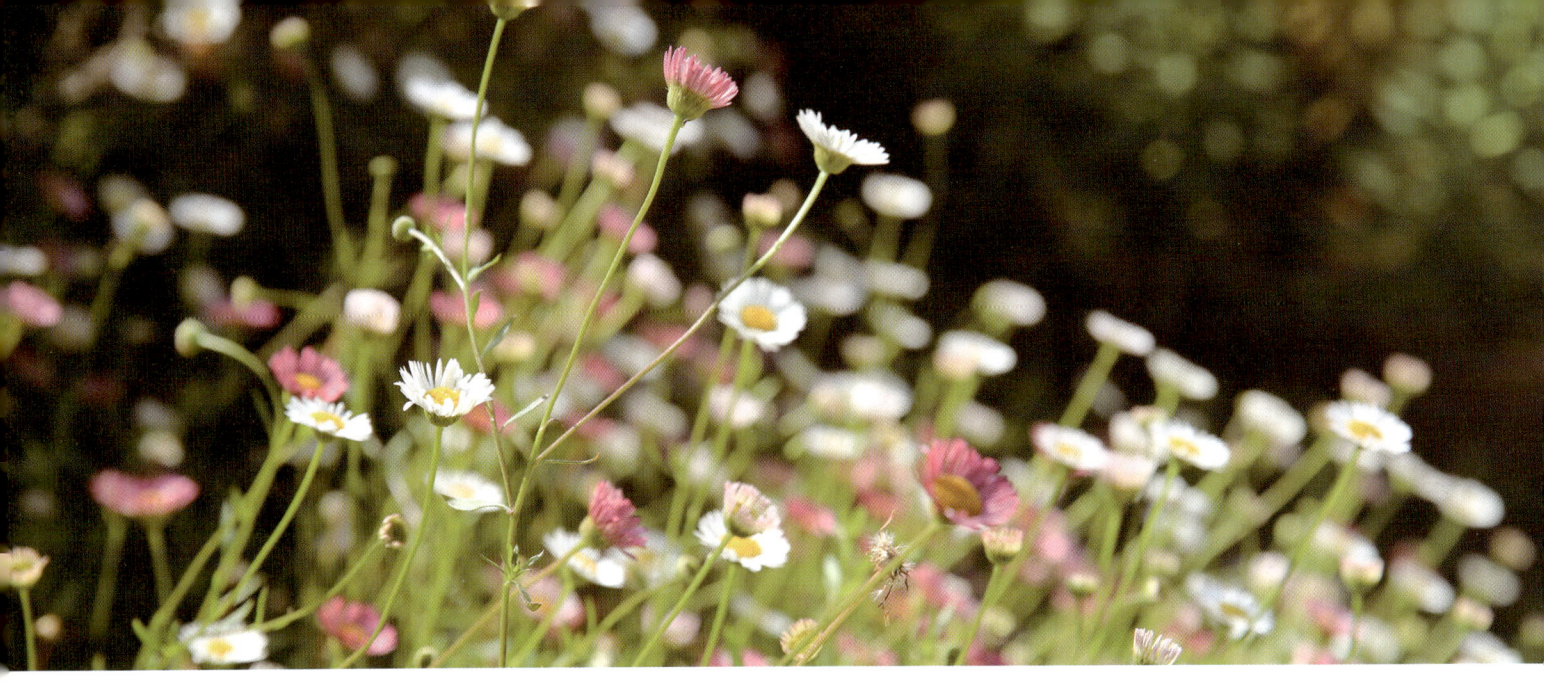

13. 독한 사람이 잘살까?

담배를 끊었다고 하면, '얼마나 오래 살려고 그러냐?' '독한 사람이네. 남자답게 짧고 굵게!' 말하는 사람이 주변에 있을까? 인생에 별 도움이 안 되는 사람이다.^^ 왜 담배를 끊고 술 줄여야 하는지 설명이 필요할까? 독한 사람, 인생의 은인(금연 권유자)이 되어 볼까!

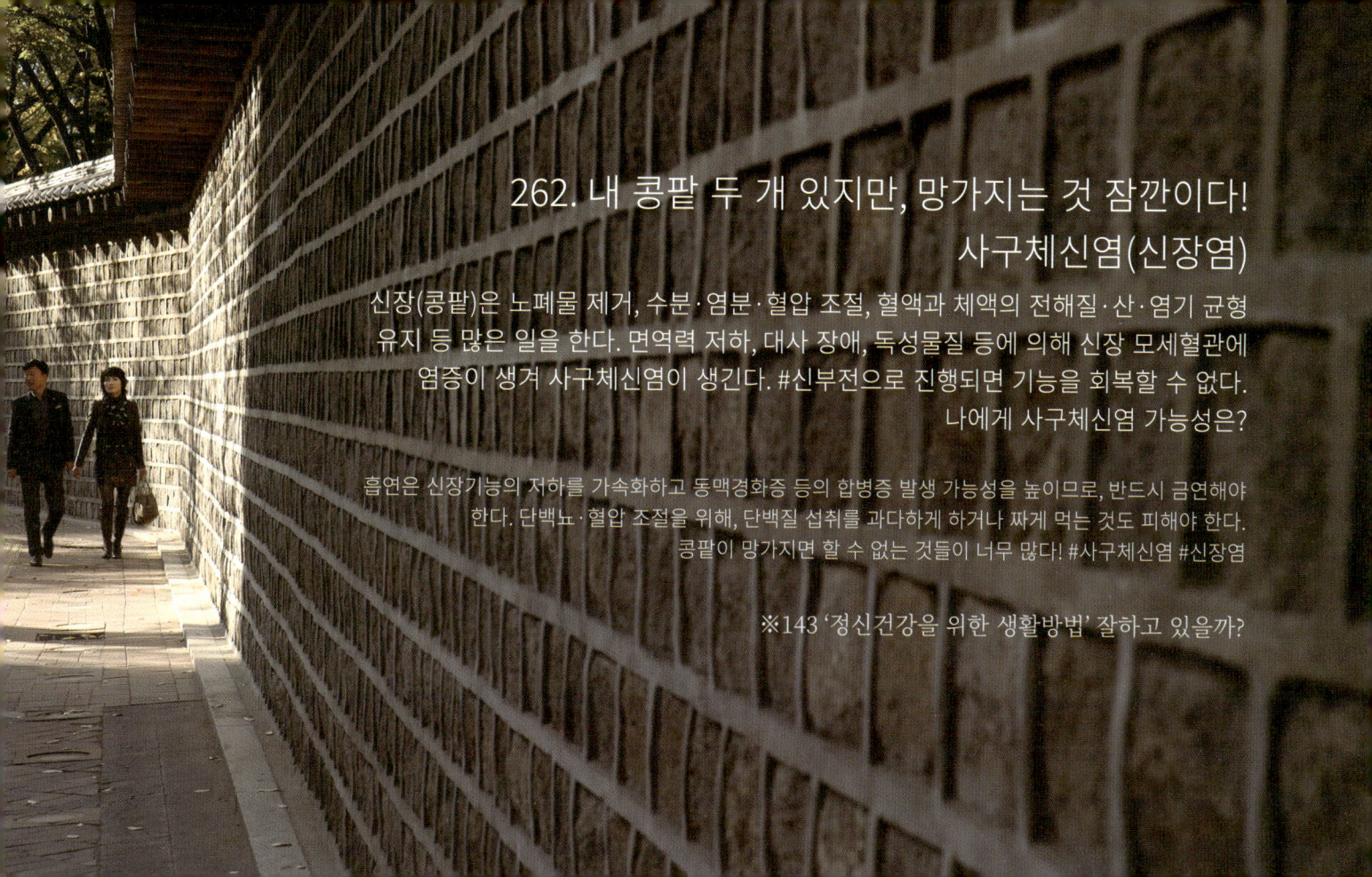

262. 내 콩팥 두 개 있지만, 망가지는 것 잠깐이다!
사구체신염(신장염)

신장(콩팥)은 노폐물 제거, 수분·염분·혈압 조절, 혈액과 체액의 전해질·산·염기 균형 유지 등 많은 일을 한다. 면역력 저하, 대사 장애, 독성물질 등에 의해 신장 모세혈관에 염증이 생겨 사구체신염이 생긴다. #신부전으로 진행되면 기능을 회복할 수 없다. 나에게 사구체신염 가능성은?

흡연은 신장기능의 저하를 가속화하고 동맥경화증 등의 합병증 발생 가능성을 높이므로, 반드시 금연해야 한다. 단백뇨·혈압 조절을 위해, 단백질 섭취를 과다하게 하거나 짜게 먹는 것도 피해야 한다. 콩팥이 망가지면 할 수 없는 것들이 너무 많다! #사구체신염 #신장염

※143 '정신건강을 위한 생활방법' 잘하고 있을까?

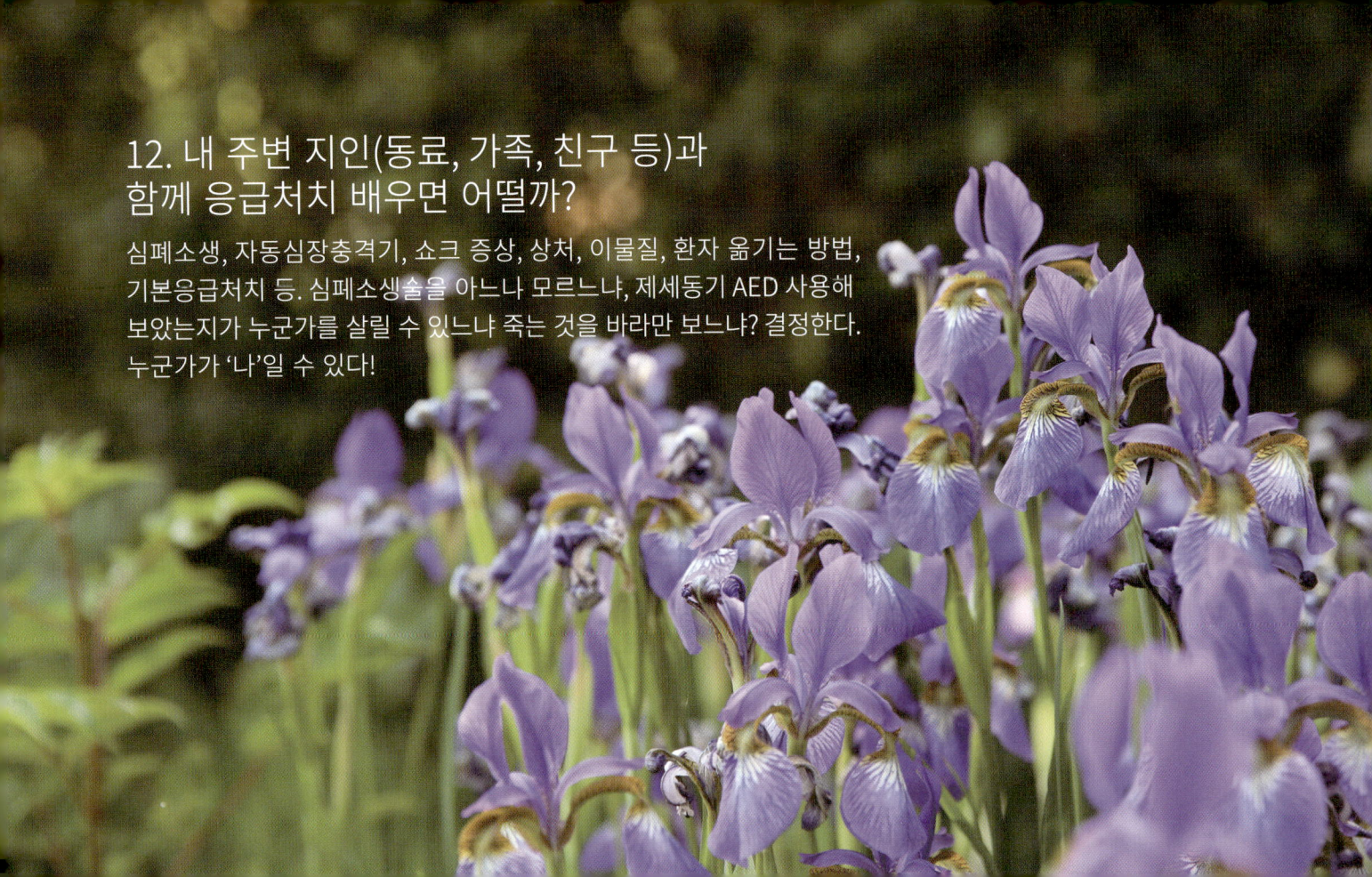

12. 내 주변 지인(동료, 가족, 친구 등)과 함께 응급처치 배우면 어떨까?

심폐소생, 자동심장충격기, 쇼크 증상, 상처, 이물질, 환자 옮기는 방법, 기본응급처치 등. 심폐소생술을 아느냐 모르느냐, 제세동기 AED 사용해 보았는지가 누군가를 살릴 수 있느냐 죽는 것을 바라만 보느냐? 결정한다. 누군가가 '나'일 수 있다!

263. 신장 투석의 번거로움, 신장 이식의 부담! 콩팥병

신장에 문제가 발생해 1분에 혈액 60mL를 여과하지 못하면 신부전증으로 분류한다. 갑자기 나빠지는 급성신부전증과 서서히 나빠지는 만성신부전증으로 나눌 수 있는데 만성신부전증은 정상 기능을 회복하지 못한다. 붉은 소변·콜라색 소변·거품뇨, 몸이 가렵고 한밤중에 소변을 자주 본다.

만성신부전 주요 원인은 당뇨병, 고혈압, 사구체신염, 고지혈증이다. 혈압과 혈당 조절이 중요한 이유다. 식이요법으로 신부전증이 개선되지는 않으나, 당뇨병 고혈압 고지혈증에 절대적이어서 식생활은 매우 중요하다! 건강한 식생활 목표는 건강! 건강이다. #신장투석 #콩팥병

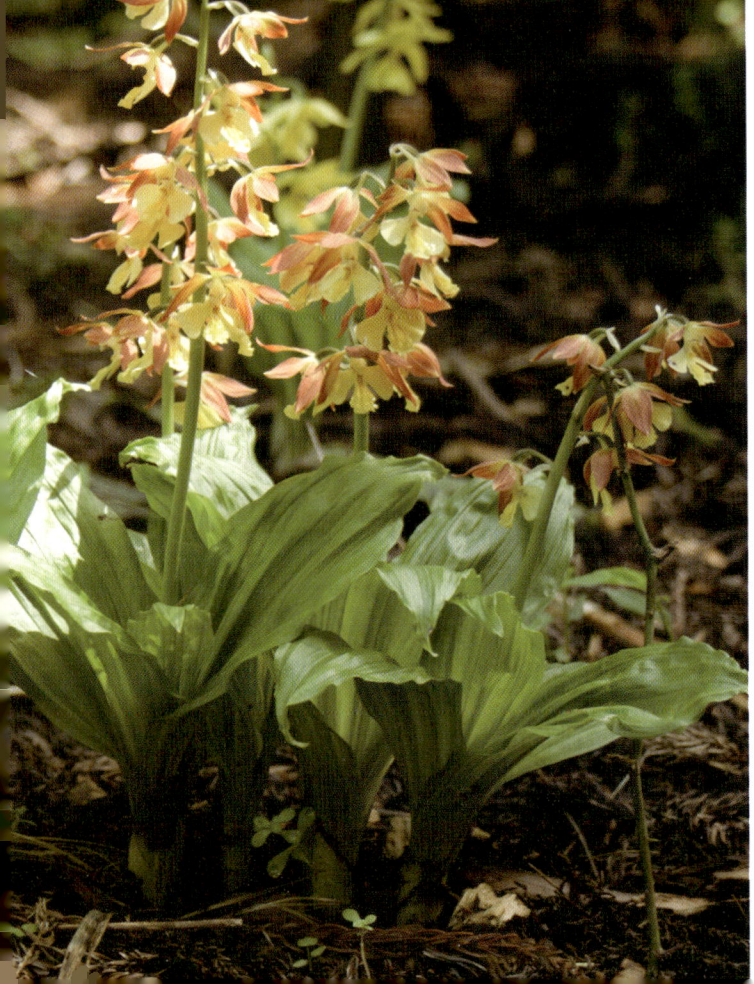

11. 오래 실천하지 못하는 이유는 뭘까?

매년 1월 초! 건강 계획을 세우고 다짐했다.
금연, 절주, 체중 줄이기, 운동, 식사····.
실천이 오래가지 못했던 이유는 무엇일까?
의지가 약해서? 구체적이지 않아서?
절박하지 않아서? 올해는 어떤 목표를 세웠더라?
이 '건강을 위한 여정' 중간에 포기하면,
내 몸 누군가에게 무거운 짐이 된다!

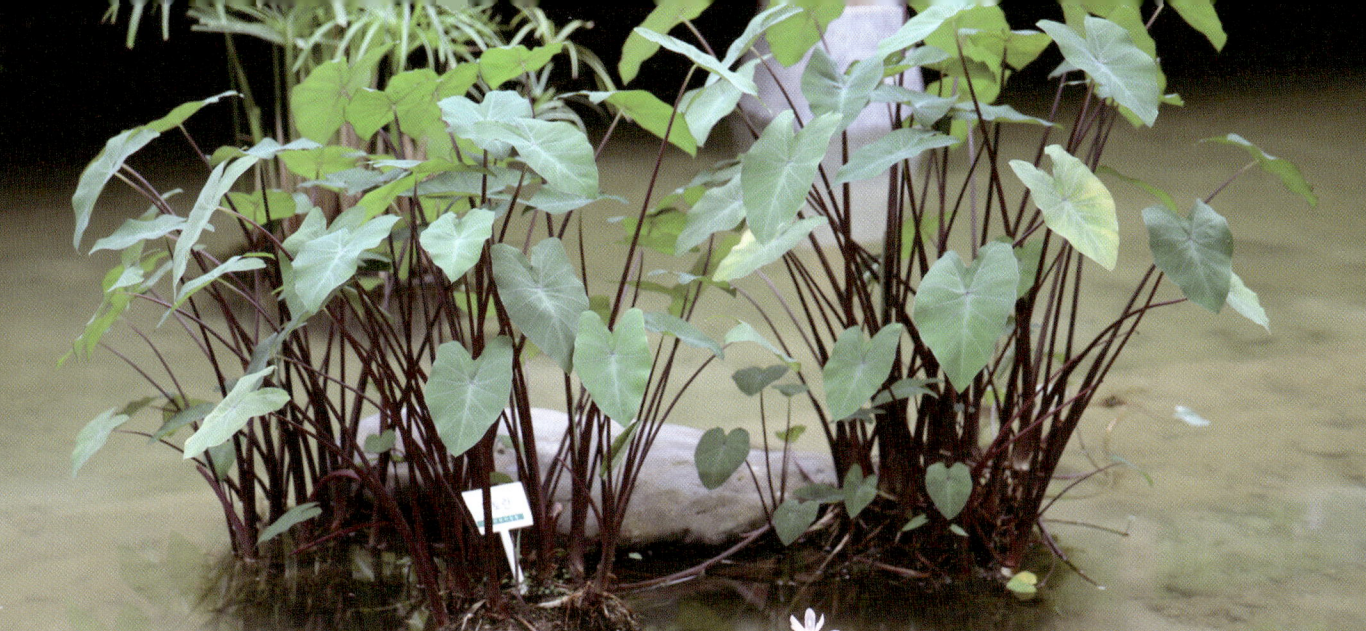

268. 내 몸은 오줌을 통해 무엇을 말하고 있을까?

거품, 투명 정도, 색, 냄새…. 신장은 몸 상태에 따라 소변을 조절하며 체액의 성분이나 양을 정확히 유지한다. 모든 거품뇨가 단백뇨는 아니지만, 거품 크기가 작고 개수가 많으며 몇 분이 지나도 거품이 꺼지지 않는다면 단백뇨를 의심해야 한다. 붉은색 오줌, 혈뇨는 반드시 검사가 필요하다.

단백뇨·혈뇨는 증상이므로 근본 원인이 더 중요하다. 신부전, 신증후군, 신결석, 당뇨병, 사구체신염…. 육류를 많이 먹거나 심한 운동 후에도 거품과 냄새는 난다. 과민성 방광과 요실금! 남 이야기가 아니다. #단백뇨 #혈뇨 #요실금 #케겔운동

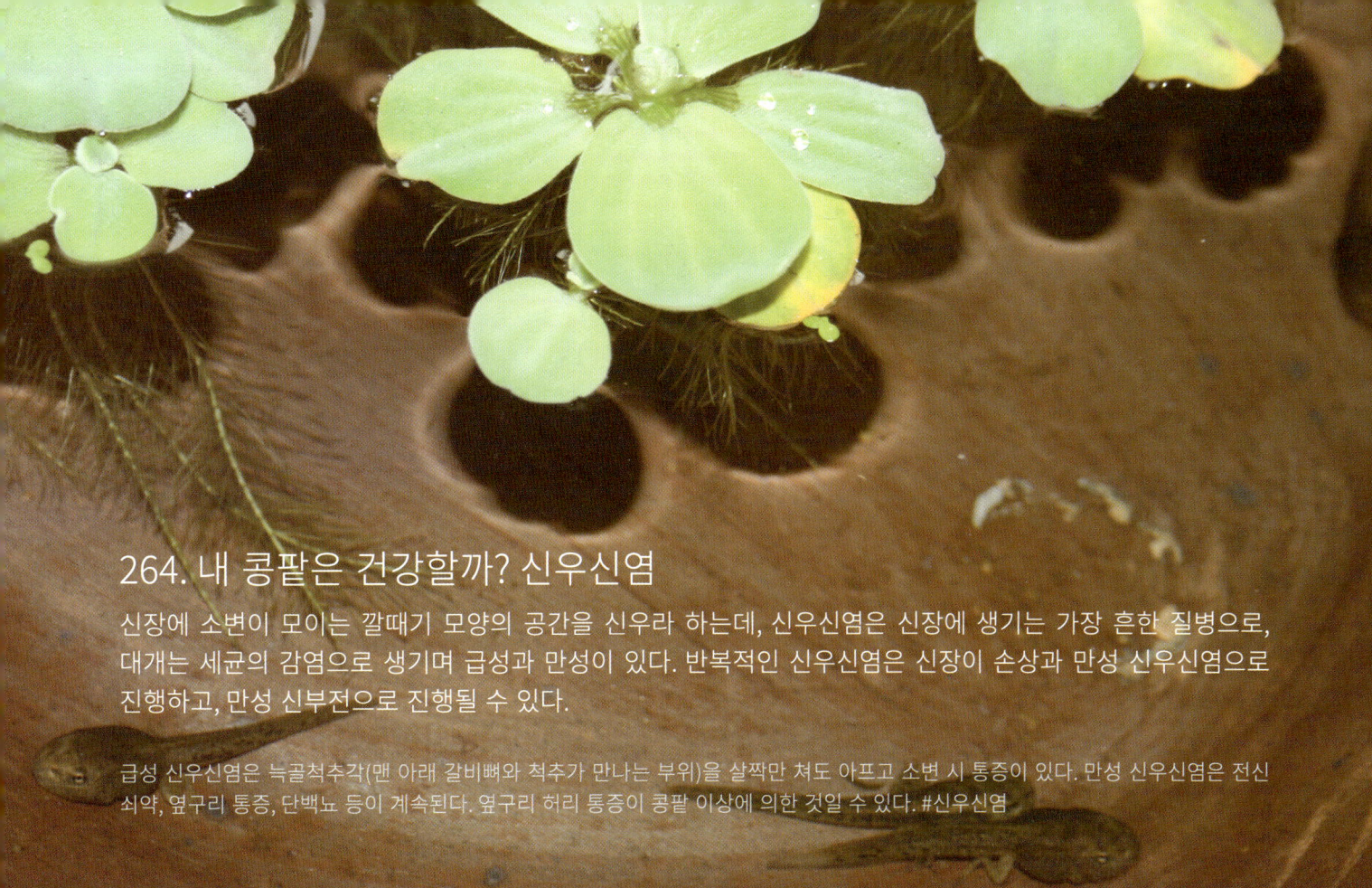

264. 내 콩팥은 건강할까? 신우신염

신장에 소변이 모이는 깔때기 모양의 공간을 신우라 하는데, 신우신염은 신장에 생기는 가장 흔한 질병으로, 대개는 세균의 감염으로 생기며 급성과 만성이 있다. 반복적인 신우신염은 신장이 손상과 만성 신우신염으로 진행하고, 만성 신부전으로 진행될 수 있다.

급성 신우신염은 늑골척추각(맨 아래 갈비뼈와 척추가 만나는 부위)을 살짝만 쳐도 아프고 소변 시 통증이 있다. 만성 신우신염은 전신 쇠약, 옆구리 통증, 단백뇨 등이 계속된다. 옆구리 허리 통증이 콩팥 이상에 의한 것일 수 있다. #신우신염

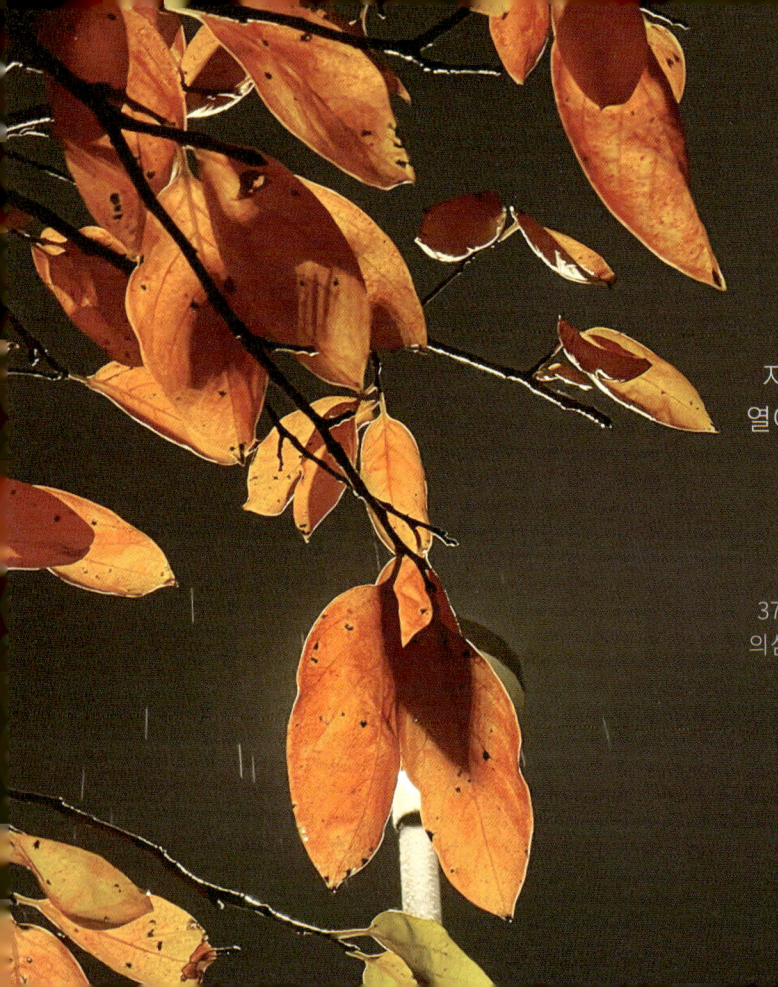

10. '아!~ 열받았다.'

건강할 때 정확한 내 체온은?
지금까지 어떤 경우 열이 났고, 체온이 얼마나 되었을까?
열이 날 때, 나는 어떻게 대처했고 그 방법은 옳은 것일까?
앞으로 어떻게 대처할까? 집에 체온계는 있던가?

정상 체온은 36.8±0.7이라고 하던데.
새벽 4시 체온이 가장 낮고 오후 6시에 가장 높다.
37.5~38°C 미열, 38~40°C 고열, 40°C 이상 초고열. 고열이 계속될 때,
의심되는 질병은 폐렴, 장티푸스, 요로감염, 브루셀라병, 발진티푸스 등

265. 내 몸에 돌이 생겼다고? 신장·요관·방광·요도 결석

결석 성분이 있는 식품을 먹으면, 오줌에 의해 딱딱한 고체(결석)가 만들어진다. 위치에 따라 신장·요관·방광·요도 결석으로 구분한다. 요관 요도에 있는 결석은 오줌과 같이 움직일 때, 옆구리 혹은 허리에 진통제 효과가 없을 정도 통증이 생긴다. 평소 물을 자주 마시는 것이 좋다. #신장결석

심할 경우 수술로 제거해야 하며, 줄넘기 등의 운동으로 빠져나오기도 한다. 저염식은 중요하며 결석이 있으면 과다한 육류, 수산이 많은 음식(시금치·초콜릿·아몬드·땅콩·브로콜리·딸기·콜라·코코아·커피·술 등)은 자주, 과량 섭취하지 않는 것이 좋다. ※53. 59. 참고

9. 건강할 때, 내 몸은 어떤 상태일까?

최적 수면시간, 음식에 대한 반응, 대소변, 몸무게, 식사시간, 식사량, 스트레스 민감도, 약 먹는 것, 알레르기, 시력, 청력, 분당 호흡·맥박수···. 건강할 때 기록해 두면 좋다. 오늘 기록해 두고, 컨디션 더 좋을 때와 비교해 보자! 믿을 수 있는 건강 관련 정보를 내 몸에 적용해 어떤지 알아두기.

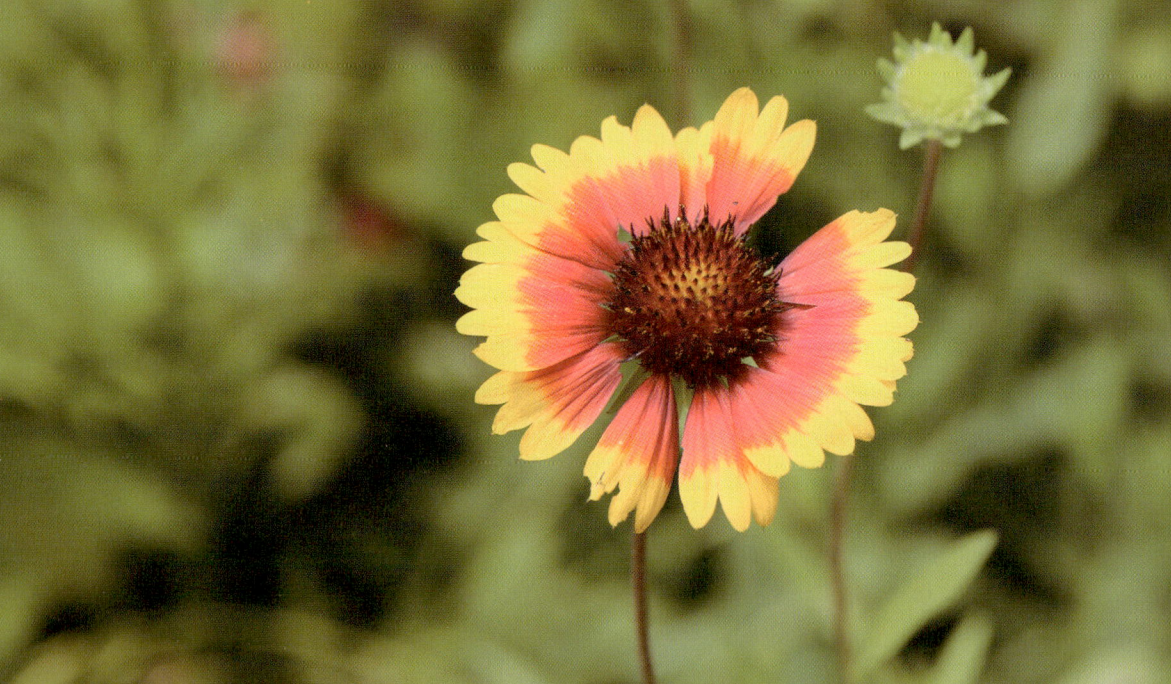

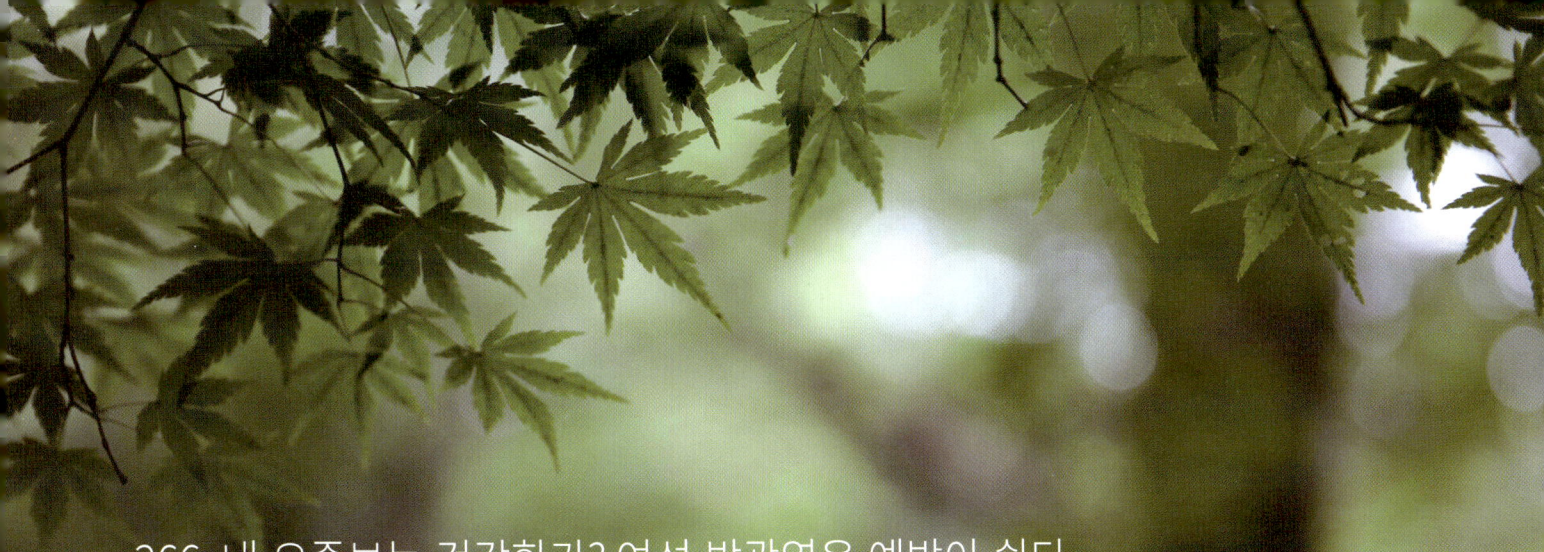

266. 내 오줌보는 건강한가? 여성 방광염은 예방이 쉽다.

방광은 소변을 저장·배설하는 기관으로 성인 용적은 350~400mL. 방광염은 방광이 감염된 것으로 여성 30% 이상이 평생 한 번 이상 겪는 질환이다. #방광암은 방광에 악성 세포가 생긴 질환이며 담배 연기, 산업 화학물질과 관련이 있다. 남성 발병이 3~4배 많으며 재발이 많다. #방광염

267. '표적 항암제, 중입자치료'보다 암에 걸리지 않아야 한다.

※233 '질병 예방을 위한 생활원칙'은 암에 걸리지 않기 위함이다!

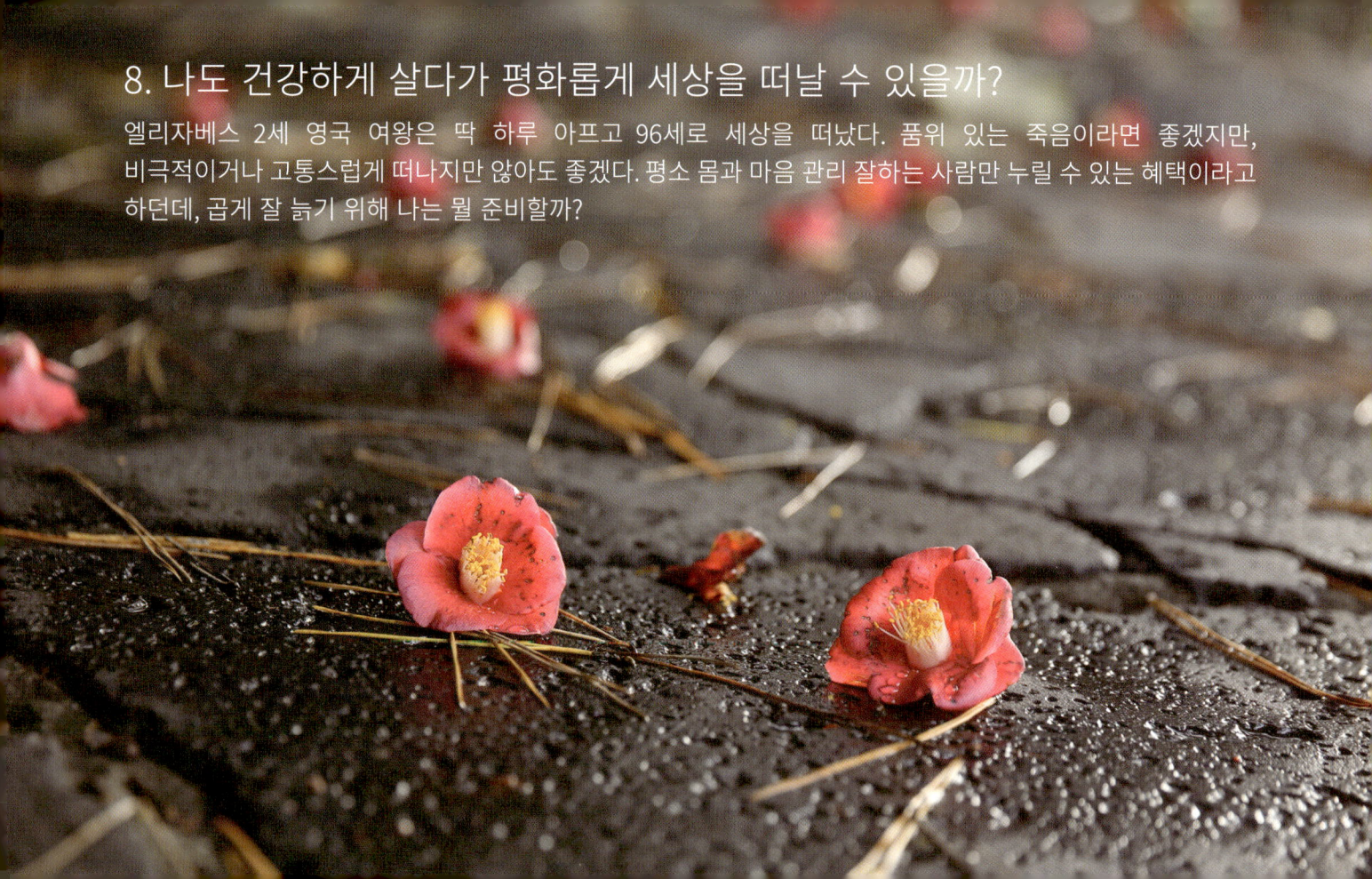

8. 나도 건강하게 살다가 평화롭게 세상을 떠날 수 있을까?

엘리자베스 2세 영국 여왕은 딱 하루 아프고 96세로 세상을 떠났다. 품위 있는 죽음이라면 좋겠지만, 비극적이거나 고통스럽게 떠나지만 않아도 좋겠다. 평소 몸과 마음 관리 잘하는 사람만 누릴 수 있는 혜택이라고 하던데, 곱게 잘 늙기 위해 나는 뭘 준비할까?

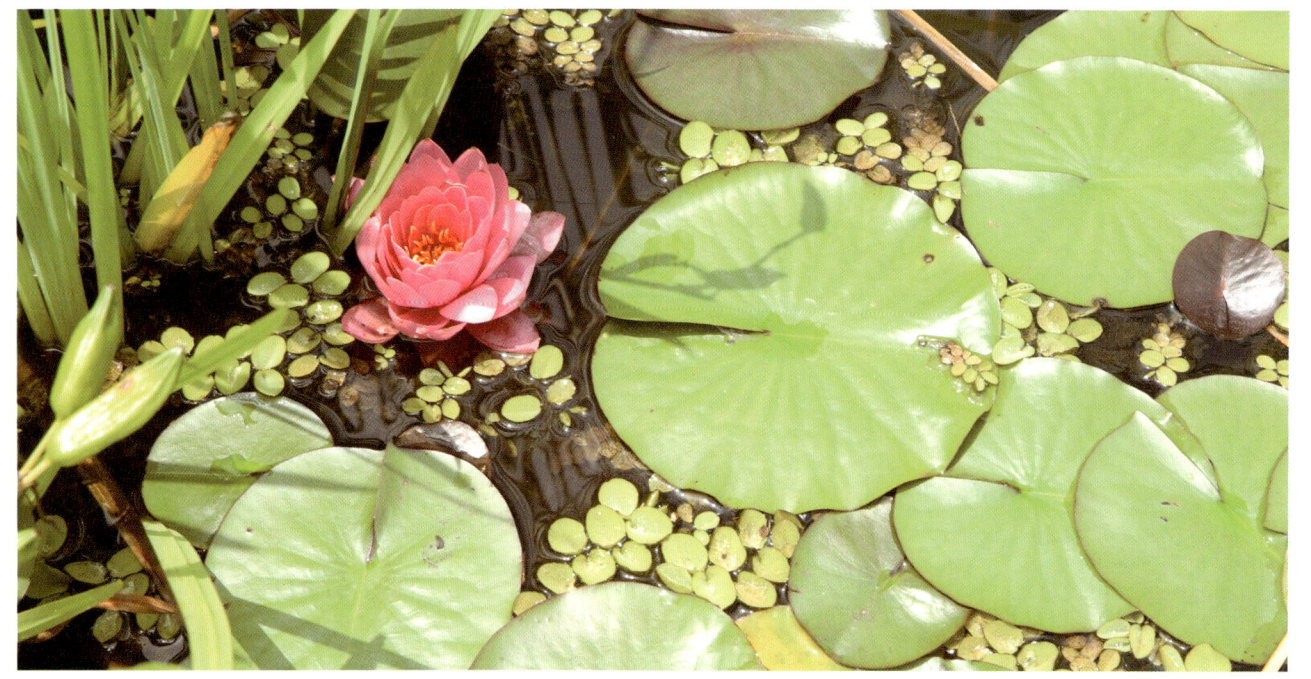

7. 앞으로 10년! 내가 건강에 지술할 돈은 얼마나 될까?

한국인 평균 생애 의료비가 1억 원이 넘었다고 한다. 기대수명은 늘어가는데 건강수명이 짧아 지고 있는 것은, 세상 떠나기 전 앓는 기간이 점점 길어지고 있다는 것이다. 돈이 문제가 아니라, 생활습관 무엇이 삶의 끝자락을 힘들 게 할까?

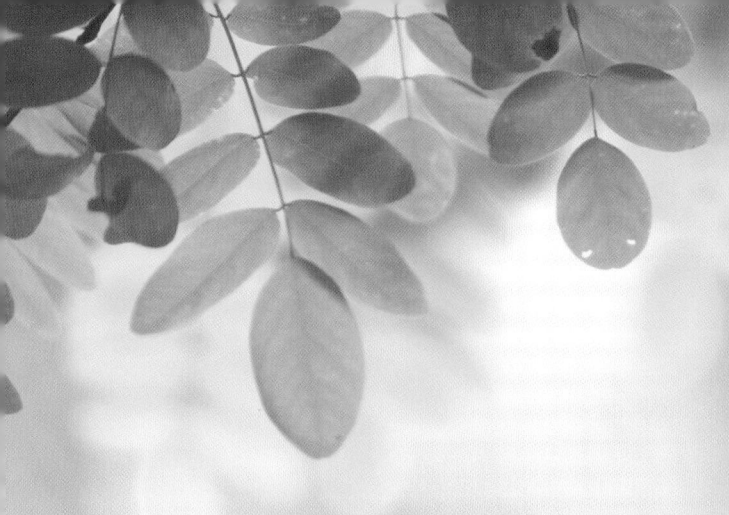

269. 아무 이상 없는 양쪽 유방을 모두 제거한 안젤리나 졸리!

아버지의 암! 비만과 고지방 식사, 특히 육식 위주의 식습관으로 전립선에 발병한 전립선암은 - 배뇨 곤란·빈뇨·잔뇨·야간 다뇨·절박뇨 등의 증상이 있으며 뼈로 쉽게 전이된다. 유방암은 다른 장기에 전이가 쉽고 재발 가능성이 크다. 정기 검진을 통해 조기에 발견하는 것이 중요하다.

유방암은 고지방·고칼로리 식생활, 비만, 늦은 출산, 수유 기피, 빠른 초경과 늦은 폐경, 음주(술은 에스트로젠 농도를 높이며, 발암물질 용매 역할), 흡연 등을 원인으로 추정하고 있다. 운동 등 올바른 생활습관이 유방암의 발생 위험도를 낮춘다. #전립선암 #유방암

6. 내가 병으로 삶을 마감한다면 어떤 병일까?

품위 있는 죽음이라면 좋겠지만, 나도 힘들고 내가 사랑하는 사람들도 힘든 시기를 오랫동안 보낸다면! 그런 불행이 내게 생기지 않기 위해 생활습관 무엇을 어떻게 바꿀까? 내게 다가올 가능성이 있는 질병 오늘 하루 깊게 생각해 보기. 아이고! 기분이 좀 그런가? 그래도···.

자동차라면 부품을 바꾸겠지만! 내 몸 모든 부분 대체 불가능하다. 관리를 잘할 수밖에 없다. 그러나 언젠가 부품은 고장 난다. 망가질 가능성이 있는 내 몸 부품을 위해, 내 생활습관 무엇을 어떻게 바꿀까? 아픈 증상이 생기면, 나는 엄살·걱정·염려가 과한가? 무덤덤한가?

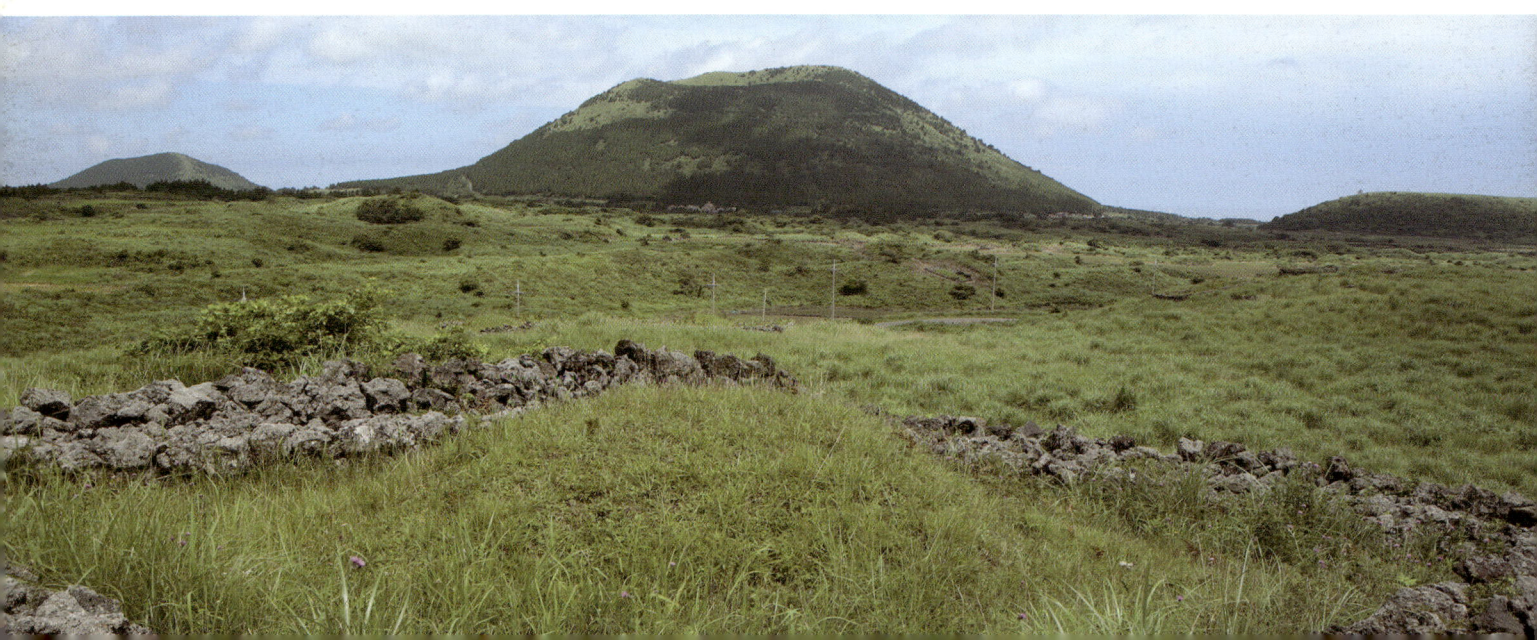

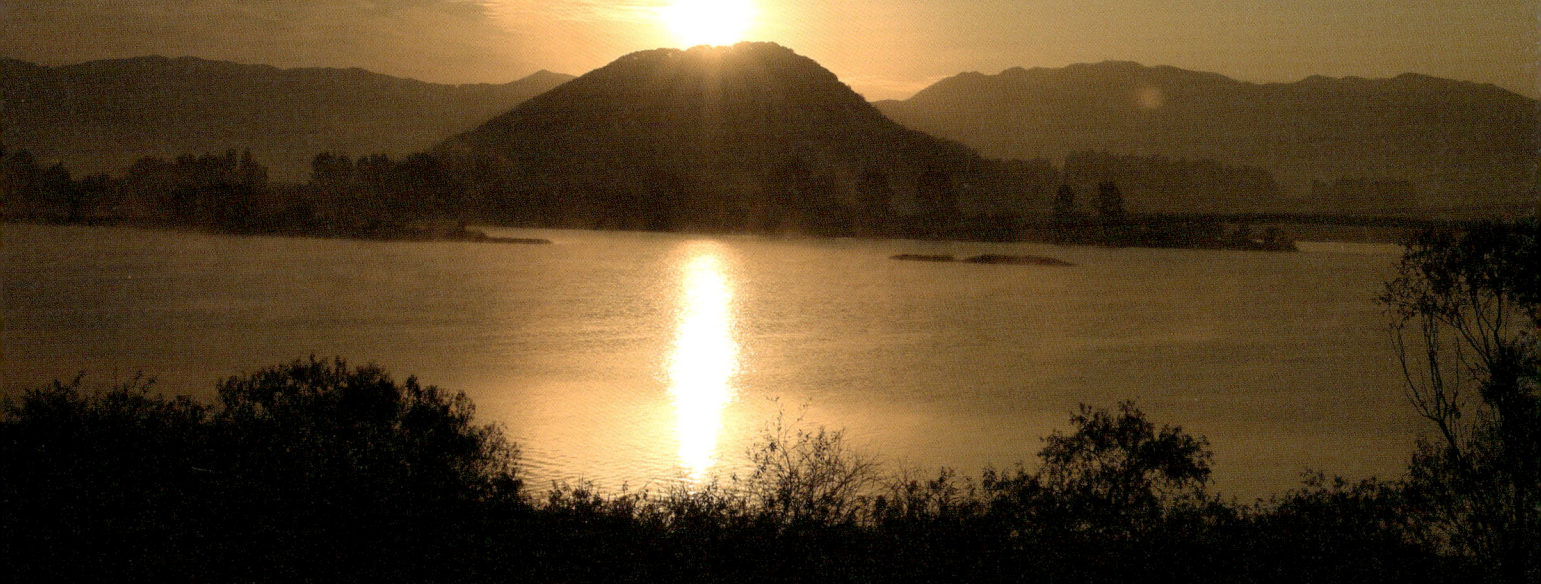

270. 오줌이 가늘어지면 늙은 것일까?

자궁경부암은 유일하게 원인이 밝혀진 암이다. 5년이 지나야 백신 효과가 나타남으로 15세 전후 백신 접종이 좋다. 자궁근종은 흔한 여성 양성종양으로 자궁암 검진 때 우연히 발견되며 30~40세에 많이 발생하지만, 폐경 이후에 새롭게 생기는 근종은 예의 주시해야 한다.

나이 들면 남자는 전립선이 비대해져 요도를 막아 오줌이 가늘어진다. 전립선비대증을 치료하지 않으면, 방광 기능 저하·상부 요로 손상·

5. 눈 뜨고 하루를 시작할 때 무엇을 가장 먼저 할까?

비몽사몽 항상 잠이 부족한가? 설레는 마음으로 날이 밝기를 기다린 날! 어떤 날이었더라? 최고의 컨디션을 위해 준비했던 날도 있었을 테고···. 하루를 기분 좋게 시작하기 위한, '눈 뜨면 바로 하는 습관' 만들기. 이불 위에서 스트레칭, 일주일에 1회 늘여가는 팔굽혀펴기는 어떨까?

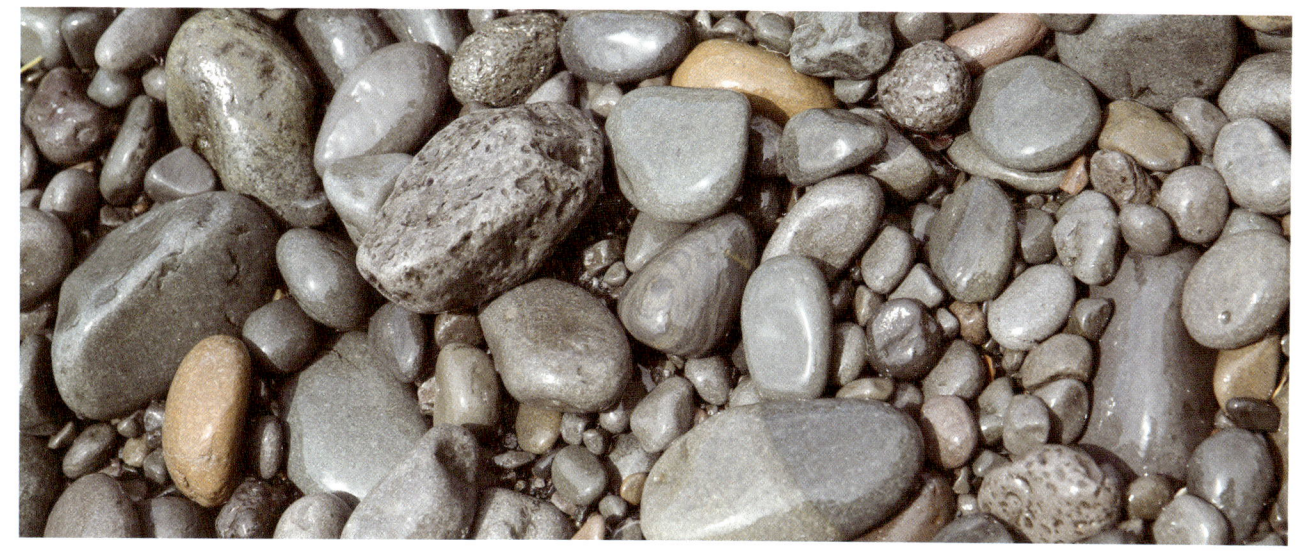

271. 혼자 끙끙 앓지 말고 적극적으로 건강하게!

고환 위쪽 정맥이 구불구불한 상태로, 고무줄이나 라면 모양의 덩어리가 만져진다. 대부분 좌측 고환에 발생하는데 남성 불임의 30% 이상이 정계정맥류가 원인이다. 세균성 질염을 치료하지 않으면 불임·만성 골반통·골반염이 생길 수 있으며 수술이 필요하다.

폐경·당뇨병, 비눗물 깨끗이 씻지 않은 남성 성기 등이 질의 산도(pH4.5)를 변화시켜 질염을 유발한다. 꽉 조이는 의류, 통기 안 되는 옷도 질염의 원인. 분비물(냉)이 많아지며 냄새가 심하고 가렵다. 비누 등 알칼리성 세정제 뒷물은 질 건강에 나쁘다. #정계정맥류 #질염

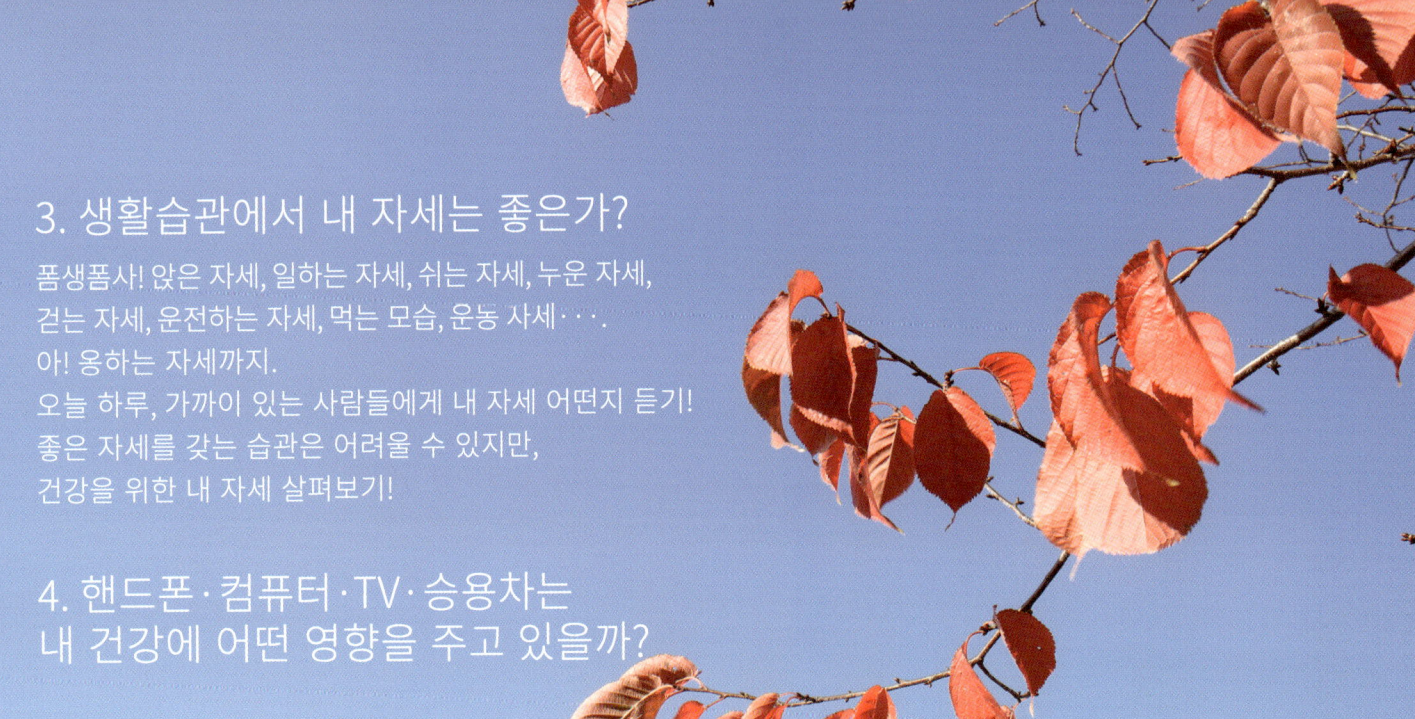

3. 생활습관에서 내 자세는 좋은가?

폼생폼사! 앉은 자세, 일하는 자세, 쉬는 자세, 누운 자세,
걷는 자세, 운전하는 자세, 먹는 모습, 운동 자세···.
아! 옹하는 자세까지.
오늘 하루, 가까이 있는 사람들에게 내 자세 어떤지 듣기!
좋은 자세를 갖는 습관은 어려울 수 있지만,
건강을 위한 내 자세 살펴보기!

4. 핸드폰·컴퓨터·TV·승용차는
내 건강에 어떤 영향을 주고 있을까?

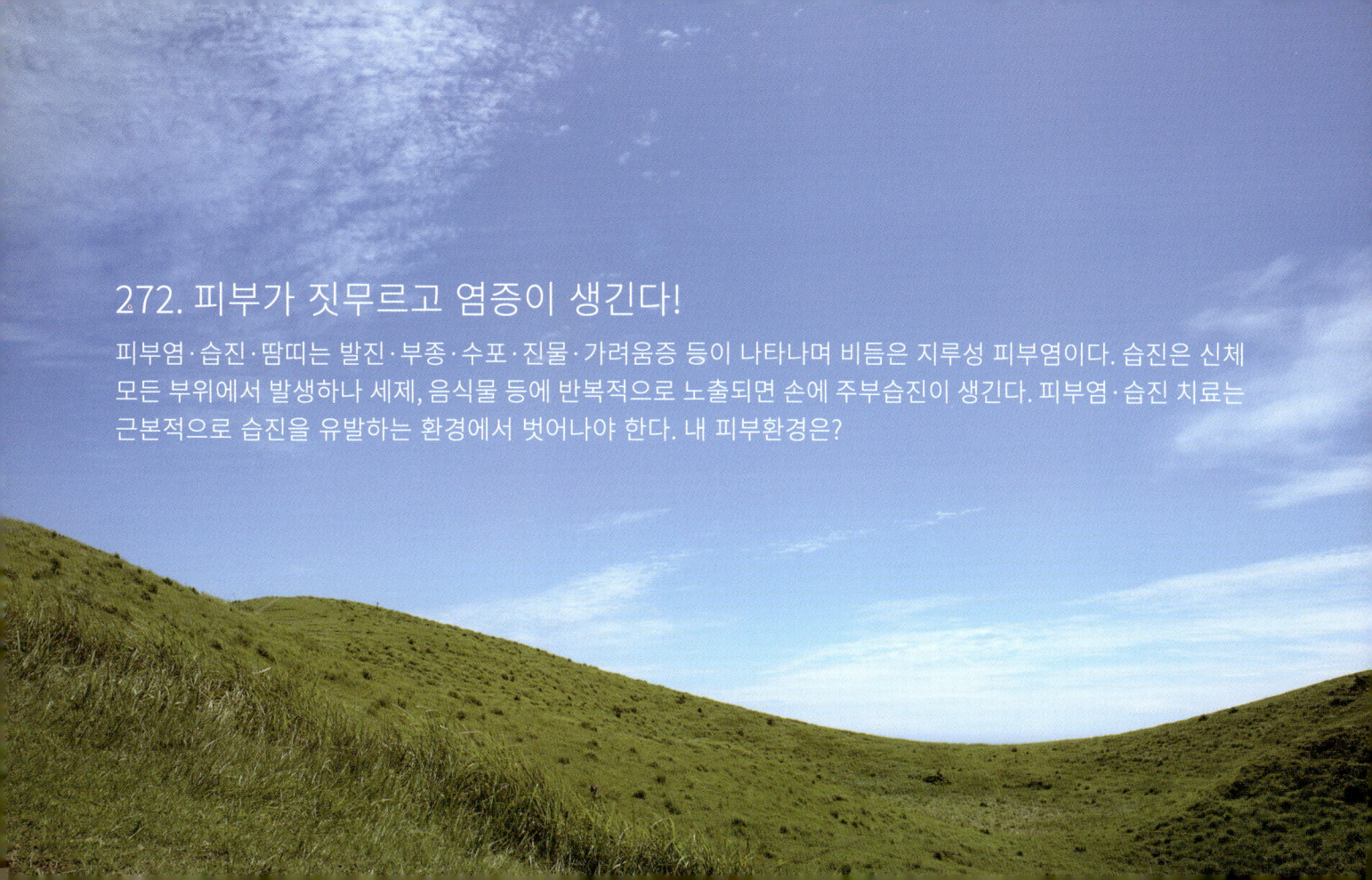

272. 피부가 짓무르고 염증이 생긴다!

피부염·습진·땀띠는 발진·부종·수포·진물·가려움증 등이 나타나며 비듬은 지루성 피부염이다. 습진은 신체 모든 부위에서 발생하나 세제, 음식물 등에 반복적으로 노출되면 손에 주부습진이 생긴다. 피부염·습진 치료는 근본적으로 습진을 유발하는 환경에서 벗어나야 한다. 내 피부환경은?

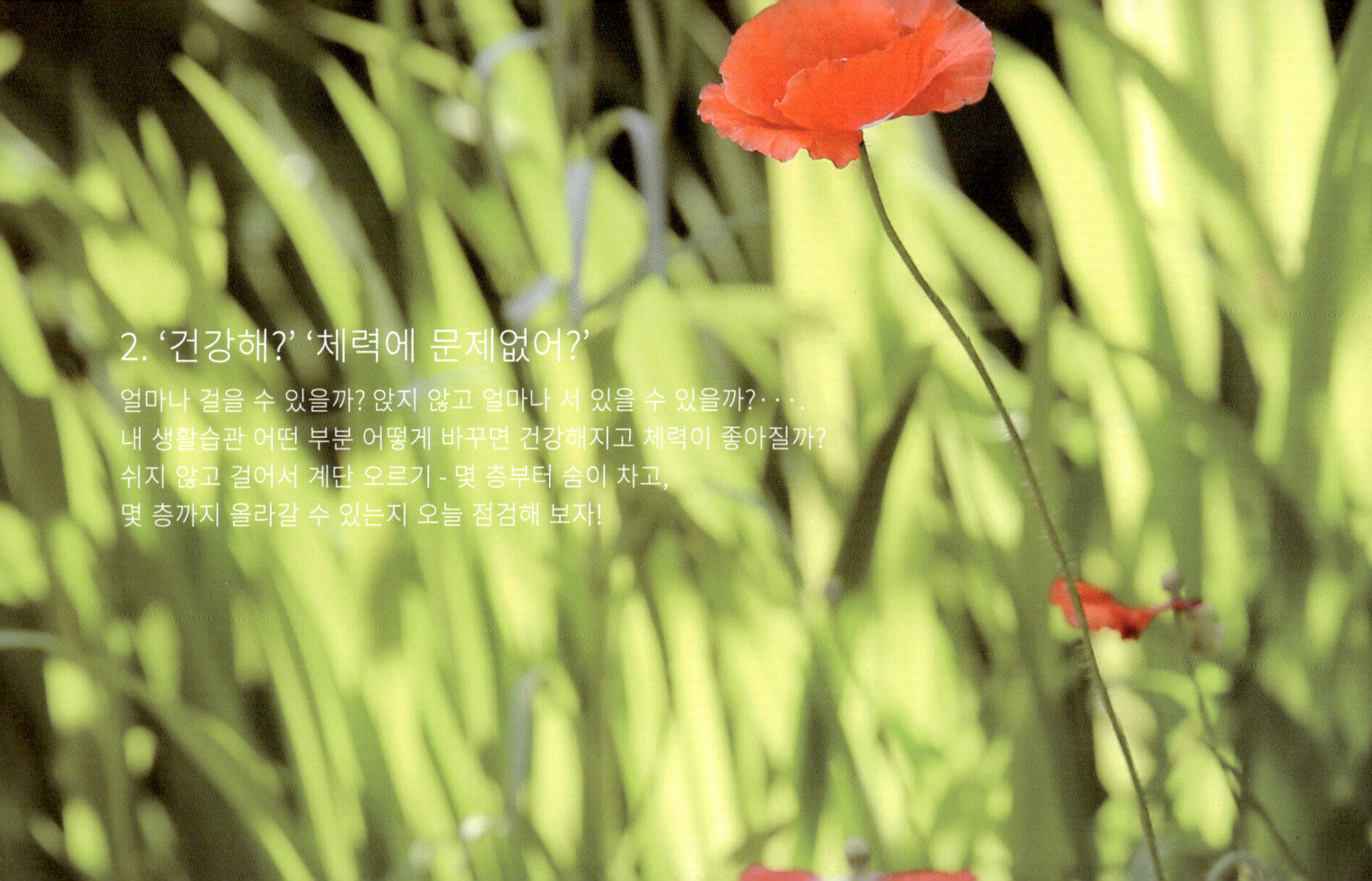

2. '건강해?' '체력에 문제없어?'

얼마나 걸을 수 있을까? 앉지 않고 얼마나 서 있을 수 있을까?‥‥
내 생활습관 어떤 부분 어떻게 바꾸면 건강해지고 체력이 좋아질까?
쉬지 않고 걸어서 계단 오르기 - 몇 층부터 숨이 차고,
몇 층까지 올라갈 수 있는지 오늘 점검해 보자!

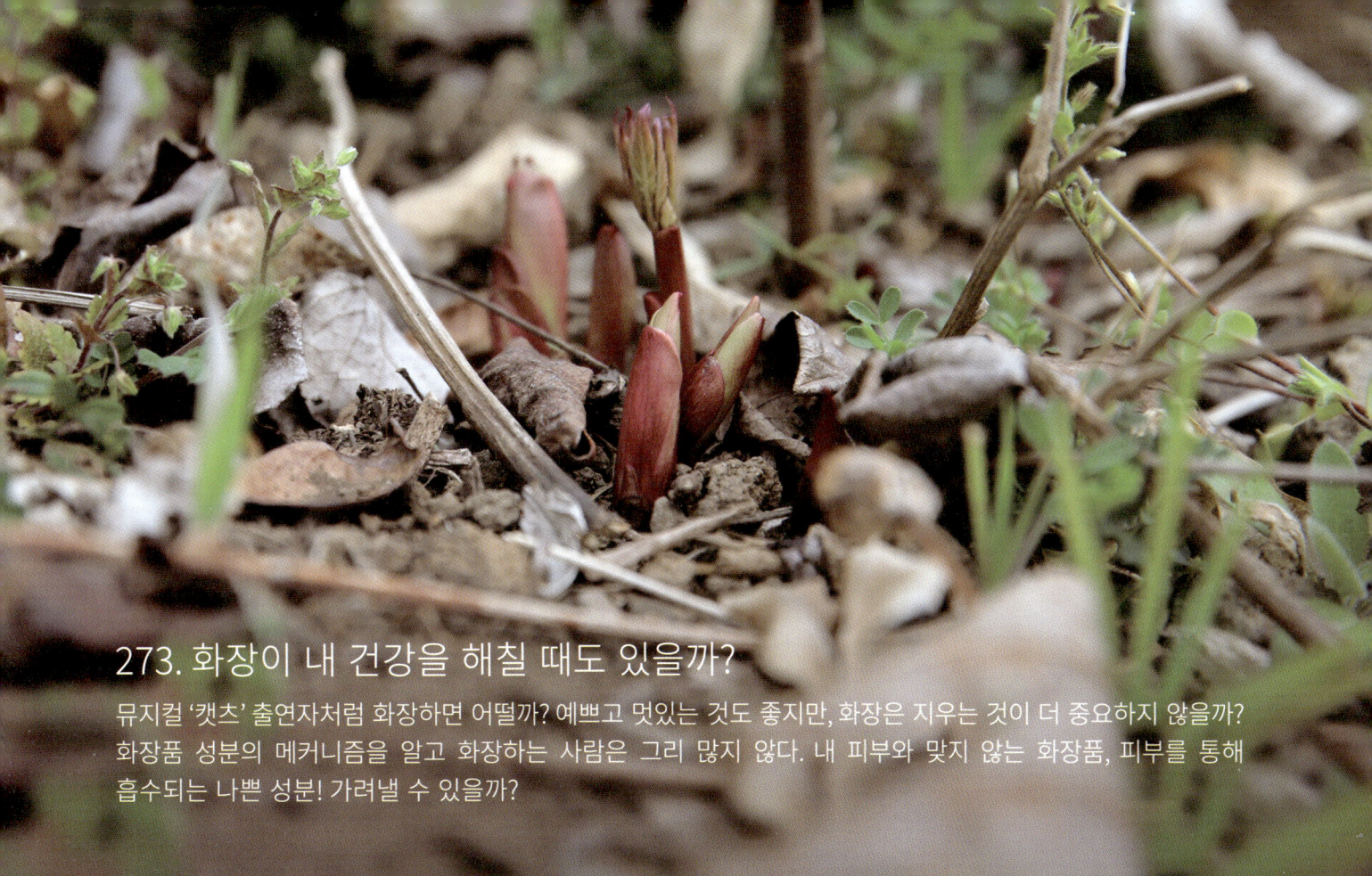

273. 화장이 내 건강을 해칠 때도 있을까?

뮤지컬 '캣츠' 출연자처럼 화장하면 어떨까? 예쁘고 멋있는 것도 좋지만, 화장은 지우는 것이 더 중요하지 않을까? 화장품 성분의 메커니즘을 알고 화장하는 사람은 그리 많지 않다. 내 피부와 맞지 않는 화장품, 피부를 통해 흡수되는 나쁜 성분! 가려낼 수 있을까?

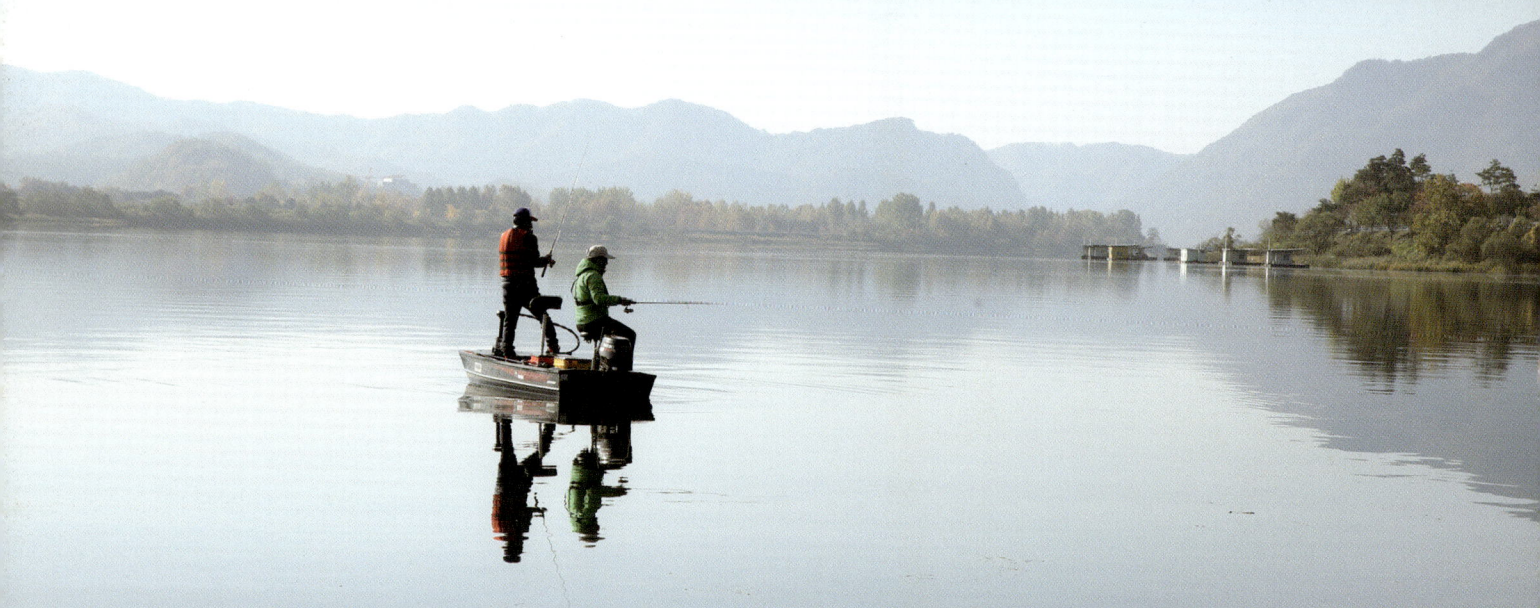

1. 내가 아플 때 '어떤 증상'이 가장 많았을까?

열·두통·기침·구토·설사·배 아픔·어지럼증·메스꺼움…. 내 몸이 보내는 이런 신호는 뭘까? 증상만 없애려 하지는 않았을까? 장차 나에게 생길 수 있는 심각한 질병은 어떤 신호를 보낼까? 예상할 수 있는 심각한 질병은 뭘까?

담낭암, 췌장암, 식도암, 위암, 담석, 뇌종양, 외상에 의한 뇌 손상, 신장결석, 백혈병, 위염, 급성 췌장염, 부비동염…. 모두 공통으로 '구토' 증상이 나타난다. 평소 내 몸을 잘 관찰하면 초기에 알 수도 있다.

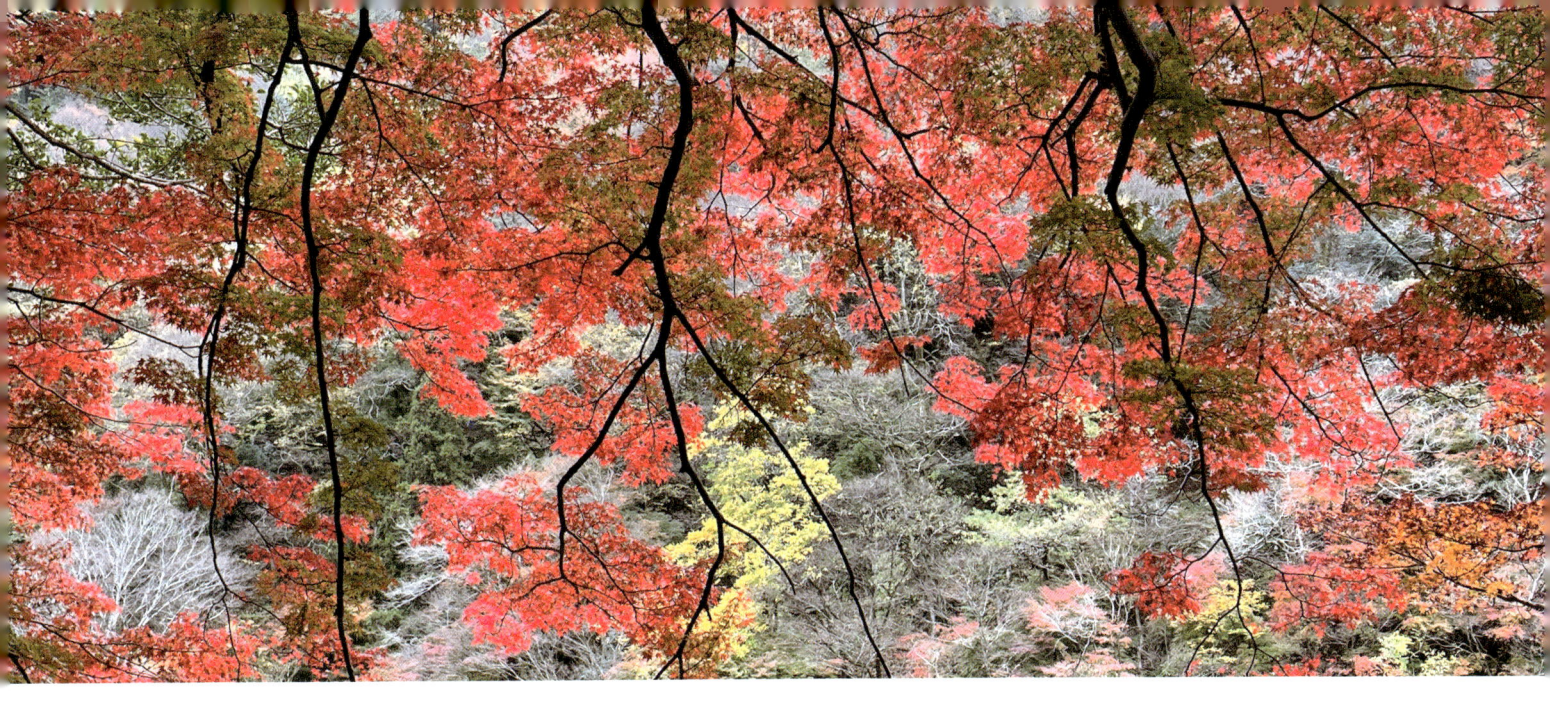

274. 이런 통증 처음이다! 비명 지를 통증!

#대상포진은 소아기의 수두·대상포진 바이러스가 - 나이 들어 면역력이 떨어질 때, 피부에 발진을 일으키며 심한 통증과 함께 나타난다. 면역력 떨어지는 환경은 다양하다. 초기 항바이러스제 투약이 효과적이며 백신으로 예방하는 수밖에 없다. 노년에 신경통으로 고생할 수 있다. 예방접종은?

사용 설명과 인사

아들 둘에게 무엇을 줄까? 오랜 시간 많은 고민을 했지요. '건강한 생활습관'이라 생각했습니다. 초중고 교과과정에 건강을 가르치는 과목이 있었다면 좋았을 텐데…. 태어나 죽을 때까지 내 몸 관리는 전적으로 '나'인데도 학교에서 아이들에게 가르치지는 않았던 것 같습니다.

성인이 된 아들을 붙잡고 '이렇다, 저렇다!' 할 수도 없고, 하루에 주제 하나를 주고 직접 알아보고 깨닫게 하는 것이 최선이라 생각했습니다. 이 콘텐츠에 기술된 내용은 의학지식, 건강정보라기보다 '건강한 생활습관 실천'을 위해 참고하라고 쓴 것입니다.

우리 몸은 기본적으로 비슷하지만, 개인에 따라 증상은 다를 것입니다. 질병의 원인이 단순한 것도 있지만, 복잡한 경우가 더 많을 것입니다. 제 생각과 경험을 일반화하는 것은 위험하며 옳지 않습니다. 하루 하나 주제를 받았다고 생각하시어 습관으로 만들면 어떨는지요? 사진은 최근 5년 촬영한 것들입니다.

다이어리나 노트를 준비해, 하루 한 주제 '건강 일기' 써보는 것도 좋을 것 같네요. #표시된 것은, 국가건강정보포털·국가암정보센터·국민건강보험공단·대학병원·학회·식품안전나라 등 공인 자료를 찾아보시기 바랍니다. 블로그, 카페, SNS의 건강정보는 믿을 게 못 됩니다. 건강하시길 기원합니다!

2022년 12월 겨울 초입에   사단법인 사람과사람들 강홍림

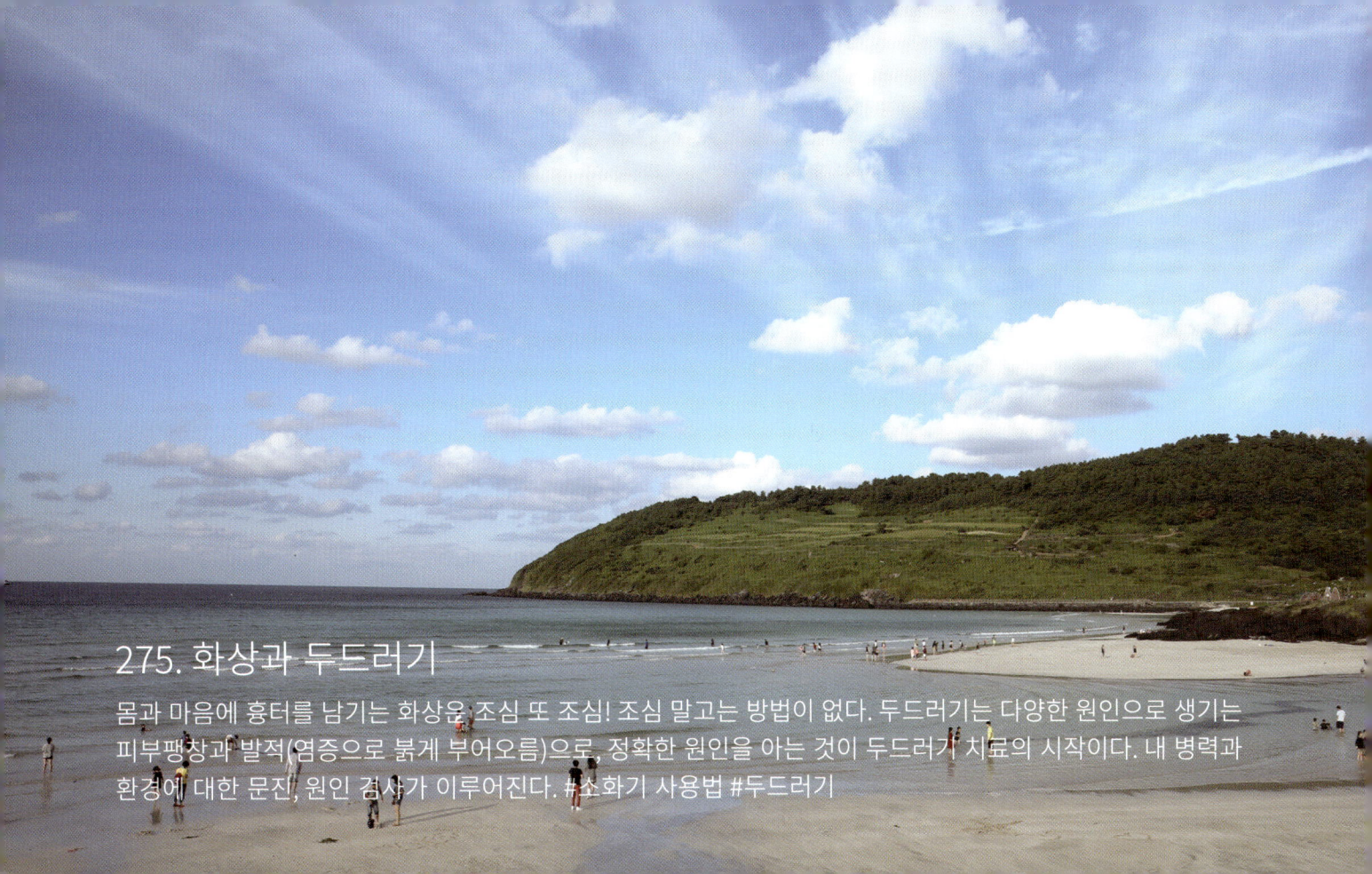

275. 화상과 두드러기

몸과 마음에 흉터를 남기는 화상은 조심 또 조심! 조심 말고는 방법이 없다. 두드러기는 다양한 원인으로 생기는 피부팽창과 발적(염증으로 붉게 부어오름)으로, 정확한 원인을 아는 것이 두드러기 치료의 시작이다. 내 병력과 환경에 대한 문진, 원인 검사가 이루어진다. #소화기 사용법 #두드러기

글쓴이 강홍림은 1964년 제주에서 태어나 성균관대학교를 졸업하고, 20여 년간 광고작업을 했다. 《부부의 꿈》,《불로초를 찾아서》,《태풍서귀》 등의 소설을 썼으며 《노는 것이 공부》,《제주섬 사랑이야기》,《병영일기》 등 문화콘텐츠를 기획했다. 2018년부터 '1인 1꿈 갖기' 캠페인을 주도하고 있다.

감수 의학박사 강지언

나는 의사다
초판 1쇄 발행일 2022년 12월 12일
글·사진 강홍림
편집출판 아름기획 / 디자인 송동수
발행인 사단법인 사람과사람들
63208 제주시 중앙로 217 608호 대표전화(064)747-7114 팩스(0303)0303-3890

값 30,000원

ISBN 979-11-968698-7-8

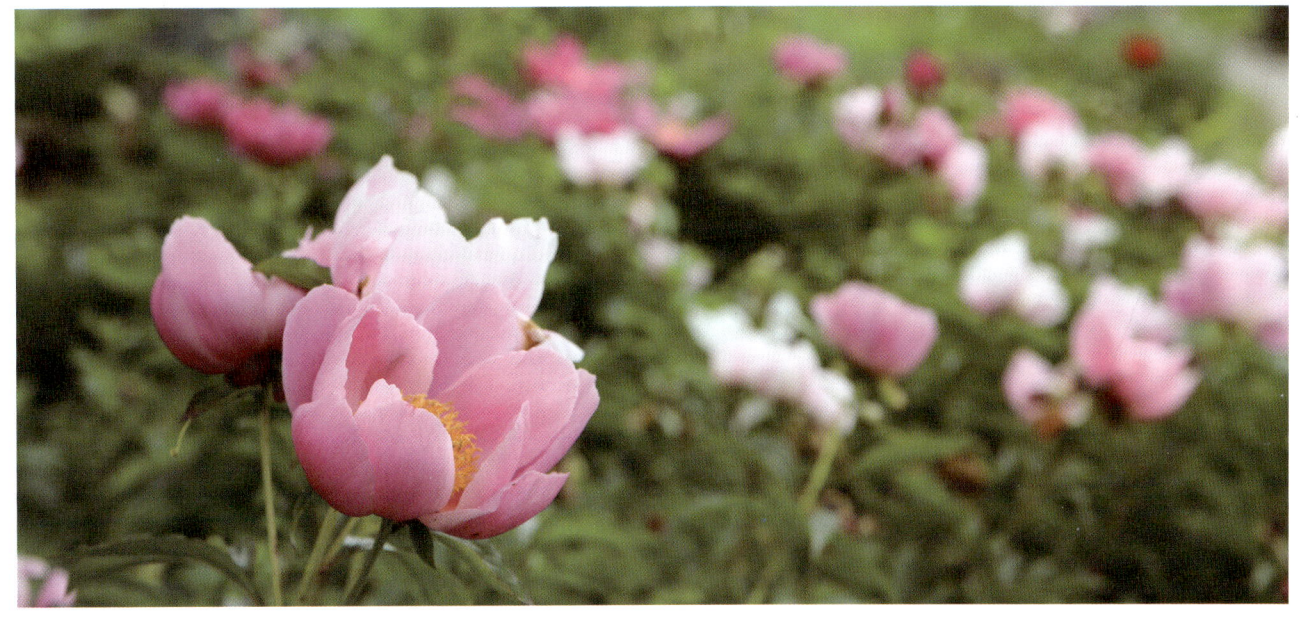

276. 내 두피는 건강할까? 탈모를 예방하자!

남자의 대머리, 여성의 갱년기 탈모! 호르몬이 원인인 경우도 많다. 두피에 뾰루지·딱지가 생긴다면 지루성 피부염이다. 인설(비듬)이 생기기도 한다. 지루성 피부염은 완치되지 않고 증상을 완화할 뿐이다. 기름진 음식, 음주, 사우나, 스트레스, 불면 등 생활습관도 크게 영향을 준다. #탈모

※ 나는 건강하다! '질병 예방을 위한 생활원칙' 잘 지킨 덕분이다! 내가 대견하다.

좋은 병원, 실력 있는 의사, 효과 뛰어난 약보다

건강한 습관으로 '아프지 않은 것'이 훨씬 낫다!

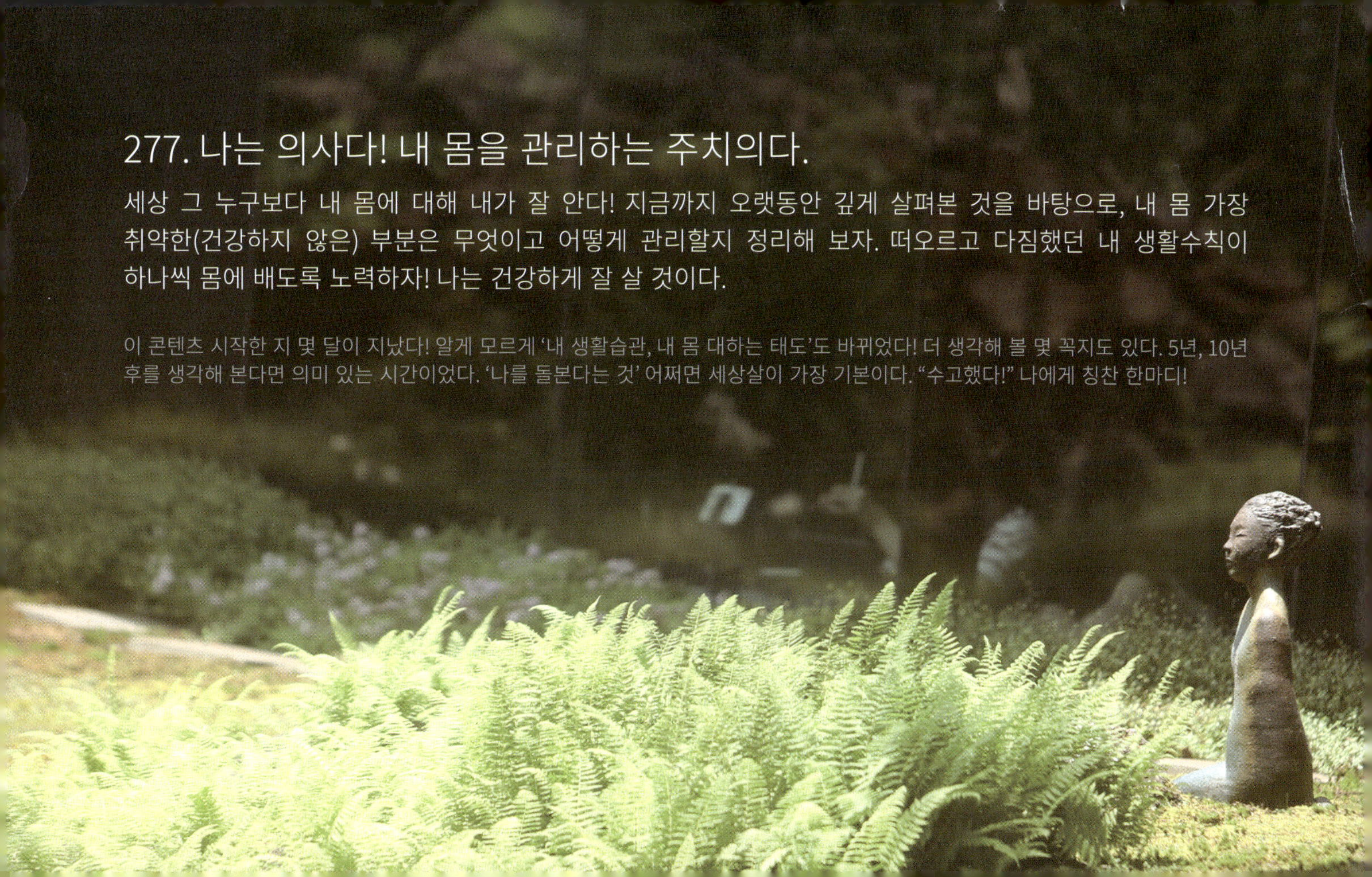

277. 나는 의사다! 내 몸을 관리하는 주치의다.

세상 그 누구보다 내 몸에 대해 내가 잘 안다! 지금까지 오랫동안 깊게 살펴본 것을 바탕으로, 내 몸 가장 취약한(건강하지 않은) 부분은 무엇이고 어떻게 관리할지 정리해 보자. 떠오르고 다짐했던 내 생활수칙이 하나씩 몸에 배도록 노력하자! 나는 건강하게 잘 살 것이다.

이 콘텐츠 시작한 지 몇 달이 지났다! 알게 모르게 '내 생활습관, 내 몸 대하는 태도'도 바뀌었다! 더 생각해 볼 몇 꼭지도 있다. 5년, 10년 후를 생각해 본다면 의미 있는 시간이었다. '나를 돌본다는 것' 어쩌면 세상살이 가장 기본이다. "수고했다!" 나에게 칭찬 한마디!

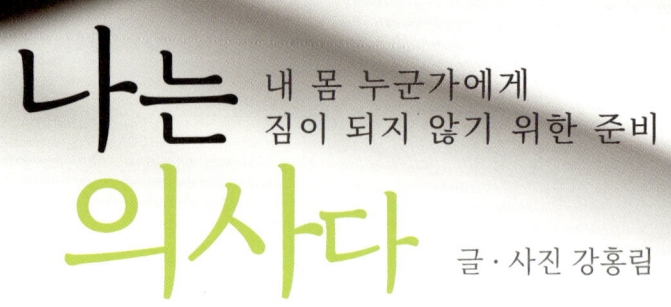

나는 의사다

내 몸 누군가에게
짐이 되지 않기 위한 준비

글·사진 강홍림

사단
법인 **사람과사람들**